Dienogest

Dienogest

Präklinik und Klinik eines Gestagens

2. Auflage

Herausgegeben von
A. T. Teichmann

Walter de Gruyter
Berlin · New York 1995

Herausgeber

Prof. Dr. med. A. T. Teichmann
Klinikum Aschaffenburg
Frauenklinik und Hebammenschule
Am Hasenkopf
63739 Aschaffenburg

Die Deutsche Bibliothek – CIP-Einheitsaufnahme

Dienogest : Präklinik und Klinik eines Gestagens / hrsg. von A. T. Teichmann. – 2. Aufl. – Berlin ; New York : de Gruyter, 1995
ISBN 3-11-015085-9
NE: Teichmann, Alexander T. [Hrsg.]

Satz und Druck: Arthur Collignon GmbH, Berlin – Buchbinderische Verarbeitung: Lüderitz & Bauer GmbH, Berlin – Umschlagentwurf: Rudolf Hübler, Berlin.
Printed in Germany.

Geleitwort zur 1. Auflage

Die Einführung neuer Substanzen stellt den letzten Schritt in der Entwicklung pharmakologisch wirksamer Verbindungen dar. Verdichtet finden sich Angaben zur Besonderheit der einzelnen Stoffe und ihrer klinischen Wirkungen in den Produktinformationen der pharmazeutischen Industrie sowie in den Beipackzetteln der Präparate. Häufig genug sind die dem niedergelassenen Gynäkologen leicht zugänglichen Informationen von einseitigen Akzentsetzungen und Deutungen der am Verkauf des Produktes interessierten pharmazeutischen Industrie geprägt. Um so wertvoller ist der Versuch, wissenschaftliche Primärinformationen, angefangen bei der Chemie über die Toxikologie hin zur Pharmakokinetik und Pharmakodynamik sowie zur Darstellung der klinischen Anwendung einer Substanz zusammenzustellen. Für den mit Methoden und Wirkungsweisen von Sexualsteroiden vertrauten Leser wird diese Offenlegung der verfügbaren Befunde und Untersuchungsergebnisse von unschätzbarem Wert sein, wenn er sich die Mühe macht, Vergleichsdaten anderer Steroide mit ähnlichem Anwendungsspektrum hinzuzuziehen. Die Notwendigkeit der Verfügbarkeit wissenschaftlicher Primärinformationen ist um so dringlicher, als eine Fülle von gefärbten und irreführenden Darstellungen nicht nur in den an Laien gerichteten Medien über Arzneimittel und deren vermeintliche Wirkungen und Nebenwirkungen verbreitet werden.

Dienogest ist ein bemerkenswerter Vertreter der 19-Norgestagene, der eine Reihe von Charakteristika biochemischer und pharmakologischer Art aufweist, welche ihn von den bisher bekannten Gestagenen dieser Stoffgruppe unterscheiden. Diese Besonderheiten verdienen Aufmerksamkeit und erlauben es, in der Anwendung gezielt Akzente zu setzen. Die Bereicherung, welche die Palette der Gestagene durch *Dienogest* erfährt, sollte nicht fehlgedeutet werden in dem Sinne, daß nun das neueste und damit beste Gestagen auf den Markt gekommen sei. Vielmehr ist dies ein anderes Gestagen mit unterschiedlichen, zum größten Teil höchst willkommenen Eigenschaften, das die Wahlmöglichkeit unter ähnlichen Substanzen aus der Gruppe der synthetischen Gestagene für den Arzt erweitert. Die in der vorliegenden Monographie zusammengetragenen Informationen sollen den Leser und interessierten Anwender dazu anregen, sich selbst ein Urteil über die besonderen Eigenschaften von *Dienogest* zu bilden und daraus eigene Schlüsse zur Anwendung dieses Steroides zu ziehen.

Der Dank des Herausgebers gebührt in allererster Linie den Autoren der Beiträge, die zum größten Teil auf eigenen Forschungsarbeiten beruhen. Bei der kritischen Durchsicht und Abstimmung der Manuskripte kommt den Herren

Professoren Drs. Herbert Hoffmann und Michael Oettel nicht nur das Verdienst zu, sich einer großen und erfolgreichen Mühe unterzogen zu haben, sondern vor allem auch, dies objektiv getan zu haben, ohne den Versuchungen wissenschaftlicher Vaterschaft zu erliegen. Herr Conradi leistete hilfreiche organisatorische Unterstützung bei der Manuskriptakquisition. Dem Verlag sei für die schnelle und komplikationslose Fertigstellung der Monographie und die gute Zusammenarbeit mit den an ihrer Entstehung beteiligten Wissenschaftlern herzlich gedankt.

Aschaffenburg im Dezember 1994
A. T. Teichmann

Vorwort zur 1. Auflage

Die Steroide gehören zu den faszinierendsten Naturstoffgruppen. Als Hormone beeinflussen sie die wichtigsten Lebensvorgänge und bilden Leitstrukturen für wertvolle Arzneimittel. Ein Leben ohne Steroide ist nicht vorstellbar. Sie sind die entscheidenden endokrinen Botenstoffe, die unter Vermittlung ihrer Rezeptoren das Geschlecht bestimmen, sie spielen eine Schlüsselrolle bei Immunreaktionen, bei der Streßbewältigung, im Fett-, Kohlenhydrat- und Eiweißstoffwechsel und schließlich bei verschiedenen Wachstums- und Differenzierungsprozessen, aber auch bei der Karzinogenese.

Die Geschichte der Steroidforschung ist ein Lehrstück für die fruchtbare interdisziplinäre Kooperation unterschiedlichster Forschungsrichtungen und -inhalte. Theoretische wie klinische Medizin verdanken der Steroidforschung wesentliche Impulse, woraus tragfähige therapeutische Konzepte entwickelt werden konnten. Die moderne Molekularbiologie ist ohne die Leistungen der Steroidforschung undenkbar, und umgekehrt befruchten gentechnologische Methoden und Techniken die Steroidforschung ganz wesentlich. Die Geschichte der Steroidforschung ist geprägt von herausragenden Persönlichkeiten. Erinnert sei an Selmar Aschheim, Adolf Butenandt, Jerome Conn, Carl Djerassi, Edward Kendall, Feodor Lynen, Russel Marker, Gregory Pincus, Tadeusz Reichstein, Leopold Ruzicka, Hans Selye, Earl Sutherland, Heinrich Wieland, Adolf Windaus und Bernhard Zondek.

Das Prinzip der hormonalen Kontrazeption geht auf Experimente von Ludwig Haberlandt zurück, dem es 1919 gelang, durch Transplantation von Ovarien trächtiger Tiere bei fertilen Tieren eine vorübergehende Unfruchtbarkeit zu erzeugen. Es wird wohl für immer ein Rätsel bleiben, warum rund 30 Jahre vergehen mußten, bis diese Erkenntnisse in die Praxis umgesetzt wurden. Die gezielte Entwicklung der „Pille“ auf der Basis von Gestagenen begann mit der Entdekkung des Progesterons durch Butenandt und seinen Assistenten Westphal im März 1934. Im Jahre 1953 zeigten Pincus und Chang, daß zugeführtes Progesteron die Ovulation bei Kaninchen verhindern kann.

Dann dehnte Pincus die Versuche auf Menschen aus, was kein Risiko darstellte, da Progesteron schon seit nahezu 20 Jahren in hohen Dosen therapeutisch verwendet worden war, allerdings hauptsächlich zur Erhaltung der Schwangerschaft. Zunächst verabreichte Pincus kontinuierlich täglich 300 mg Progesteron an junge Frauen. Obwohl der erwartete Konzeptionsschutz eintrat, drohte der Abbruch der Versuche, denn das Ausbleiben der Menstruation führte bei

Frauen, deren Männern und Untersuchern zu einer regelrechten „Amenorrhoe-Psychose" – wie Pincus es nannte. Da griff er Kaufmanns Idee auf und legte eine fünftägige Pause ein, verwendete statt Progesteron ein viel niedriger zu dosierendes synthetisches Gestagen und setzte schließlich ein Östrogen zu. So entstand die „Pille", die heute in den verschiedensten Applikations- und Dosierungsschemata zur Verfügung steht und eine Vielzahl von Gestagenen in Kombination mit Ethinylestradiol bzw. dessen Prodrug Mestranol enthalten.

Angesichts dieser langen und erfolgreichen Tradition stellt sich die Frage, ob es noch sinnvoll ist, die Entwicklung neuer Östrogene und Gestagene voranzutreiben, die aufgrund der heutigen Anforderungen enorme finanzielle und wissenschaftliche Anstrengungen erfordert. Reichen die vorhandenen Präparate nicht aus, um eine auf die individuellen Besonderheiten zugeschnittene Kontrazeption oder Substitutionstherapie zu gewährleisten? Offensichtlich nicht. Bei den oralen Kontrazeptiva wird zur Zeit die Suche nach verträglicheren – möglichst natürlichen – Östrogenen intensiviert, um den „Oldtimer" Ethinylestradiol ersetzen zu können. Bei den Gestagenen sind die Meinungen und Präferenzen geteilt: den Vorteilen der Progesteron-Derivate, die wichtige Eigenschaften des natürlichen Gestagens behalten haben, steht als angeblicher Nachteil ihre relativ hohe Dosierung gegenüber. Darüber hinaus waren und sind sie immer wieder einigen vorschnell in die Öffentlichkeit getragenen Angriffen ausgesetzt, die von unkritisch interpretierten tierexperimentellen oder In-vitro-Untersuchungen ausgehen. Erinnert sei an die fragwürdige Auslegung langzeittoxikologischer Untersuchungen mit Chlormadinonacetat, das bei Beagle-Hündinnen Mammatumoren verursachte, oder an die jüngsten gentoxikologischen Experimente mit Cyproteronacetat, deren offizielle Fehlbewertung zu Schlagzeilen führte. Den Progesteron-Derivaten stehen die Abkömmlinge des Nortestosteron gegenüber, deren moderne Vertreter Desogestrel, Gestoden und Norgestimat als Töchter des Levonorgestrel bezeichnet werden können. In dieser Gestagengruppe konnten die Dosierungen aufgrund ihrer starken antigonadotropen Wirkungen und der ausgeprägten transformatorischen Effekte am Endometrium drastisch gesenkt werden. Doch findet man einige der pharmakodynamischen Vorteile der Progesteron-Derivate bei diesen Nortestosteron-Derivaten nicht.

Im Jahre 1991 führte Jenapharm ein Kontrazeptivum ein, das mit Dienogest ein Gestagen enthält, welches zwar von der Struktur her in die Gruppe der Nortestosteron-Derivate einzuordnen ist, jedoch Eigenschaften aufweist, die man eigentlich nur bei den Progesteron-Derivaten erwartet. Dieses Gestagen wurde in Jena von Kurt Ponsold, Michael Hübner und Michael Oettel entwikkelt. Schon sehr bald wurde das Human Reproduction Programme der WHO auf Dienogest aufmerksam und initiierte zahlreiche präklinische und klinische Untersuchungen. Es waren vor allem Egon Diszfalusy, M. R. N. Prasad und

Etienne-Emile Baulieu, die diese Produkte unterstützt haben. Dazu zählten auch Untersuchungen zur hormonalen Kontrazeption des Mannes.

Die vorliegende Monographie stellt eine Sammlung ausgewählter Arbeiten zu Dienogest (Labor-Code: STS 557) dar. Dieses Steroid der Nortestosteron-Reihe besitzt chemisch einige Besonderheiten: auffallend ist vor allem die 17α-Cyanomethylgruppe anstelle einer 17α-Ethinylgruppe; daneben weist es eine 13-Methylgruppe sowie im Ring B des Steroidgerüsts eine zusätzliche Doppelbindung zwischen den C-Atomen 9 und 10 auf. Es ist anzunehmen, daß die typischen pharmakodynamischen und pharmakokinetischen Eigenschaften dieses Gestagens auf diese strukturellen Gegebenheiten zurückzuführen sind. Wie die verschiedenen Arbeiten belegen, besitzt Dienogest ausgeprägte transformatorische Wirkungen am Endometrium, während die antigonadotropen Effekte relativ schwach sind und die hepatischen Auswirkungen kaum in Erscheinung treten. Dienogest ist sehr gut verträglich und erscheint toxikologisch weitgehend unauffällig. Überraschend ist die in dieser Strukturklasse bisher unbekannte antiandrogene Wirkungsrichtung. Dienogest bindet nicht an die spezifischen Transportproteine der Sexualsteroide und besitzt eine vergleichsweise kurze Halbwertszeit im Plasma, so daß es bei täglicher Einnahme nicht im Kreislauf kumuliert. Ein großer Teil der präklinischen Befunde wurde inzwischen klinisch bestätigt. In einzelnen Fällen laufen noch weiterführende klinische Studien. Das bisher erarbeitete Wirkungsprofil läßt Dienogest für eine Reihe von Indikationen auf dem Gebiet der gynäkologischen Endokrinologie als geeignet erscheinen. Zu nennen sind beispielsweise die Kontrazeption, die Hormonsubstitution und die Behandlung der Endometriose.

Die in der Monographie dargestellten Untersuchungsergebnisse tragen dazu bei, dem interessierten Wissenschaftler die jüngste Entwicklung auf dem Gebiet der Gestagene näher zu bringen. Darüber hinaus bieten sie auch dem niedergelassenen Gynäkologen, dem Kliniker und dem Endokrinologen das notwendige Hintergrundwissen für eine adäquate Anwendung der Dienogest-haltigen Arzneimittel.

Frankfurt/M., Hamburg und Freiburg im Dezember 1994
H. Kuhl, F. Leidenberger und H. Zahradnik

Inhalt

I. Endokrinpharmakologie und Toxikologie von Dienogest

II. Klinik von Dienogest

I. Endokrinpharmakologie und Toxikologie von Dienogest

Konzeption und Chemie der 17α-CH_2X-Gonadiene

K. Ponsold, G. Teichmüller

Zusammenfassung

Die Entwicklung der Synthesen von 17α-CH_2X-substituierten 19-Norsteroiden wird aufgezeigt und eine Synthesevariante zur Herstellung von Dienogest beschrieben. Der Einfluß weiterer Strukturänderungen im Grundgerüst der substituierten 19-Norsteroide auf das Wirkprofil der Ausgangssteroide wird diskutiert.

Für die orale Aktivität einiger Gruppen von Steroidwirkstoffen ist ein Substituent in 17α-Stellung des Grundgerüstes erforderlich. Dies gilt insbesondere für Estrogene sowie die Gestagene vom Norethisteron Typ [8]. Die günstigsten Effekte wurden mit einer Ethinylgruppe in dieser Position erreicht. Wichtige Vertreter mit diesem Substituenten sind Ethinylestradiol, Norethisteron, Norgestimat Levonorgestrel, Gestoden und Desogestrel. Beim Norethisteron wird durch die Einführung der Ethinylgruppe in die Grundsubstanz 19-Nortestosteron sogar das Wirkprofil verändert; aus dem Androgen mit ausgeprägter anaboler Wirkkomponente wird ein Gestagen [8]:

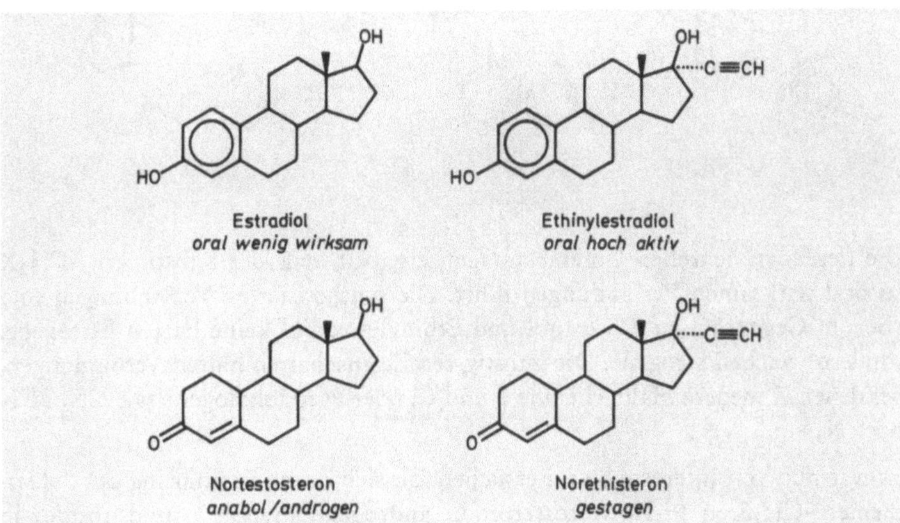

Durch Abwandlungen im Grundgerüst des Norethisterons ließ sich die gestagene Aktivität noch steigern und die Selektivität erhöhen.

Nach Einführung dieser Verbindungen in die Praxis erschienen aber auch in zunehmendem Umfang Publikationen, die für verschiedene unerwünschte Nebenwirkungen vor allem die Ethinylgruppe verantwortlich machten.

Es war daher naheliegend, Vorstellungen zu entwickeln, die typische Ethinylgruppe bei den wichtigsten Norgestagenen zu ersetzen durch andere Substituenten unter Erhalt der oralen Aktivität, aber mit verbesserten Gebrauchswerteigenschaften.

Als aussichtsreich erschien uns ein Substituent vom Typ -CH_2X in 17α-Stellung, wobei X für Halogene, Pseudohalogene sowie für O-, N- und S-Funktionen steht.

Dieser Substitutionstyp erschien uns deshalb besonders geeignet, weil sich durch die Abwandlung von X wichtige physikochemische Substanzeigenschaften wie Hydrophylie, Elektronegativität, Raumerfüllung u. a., die für die Resorption, Verteilung und Metabolisierung und damit für die Wirkintensität und das Wirkprofil bedeutungsvoll sind, in großem Umfang und in einfacher Weise variieren lassen.

Die Untersuchungen wurden in der Estrogenreihe begonnen und die Analoge des Mestranols und Ethinylestradiols hergestellt [4, 5]. Die gewünschten Verbindungen konnten aus Estron nach folgendem Syntheseprinzip dargestellt werden:

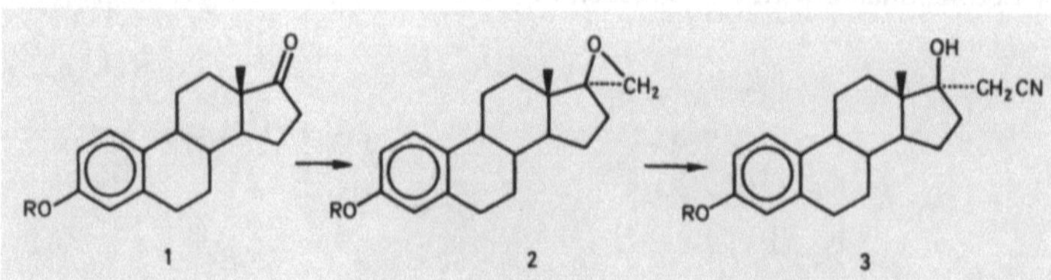

Die tierexperimentellen Untersuchungen ergaben, daß der Substituent -CH_2X zu oral wirksamen Verbindungen führt. Die synthetisierten Verbindungen sind aber im Gegensatz zu Mestranol und Ethinylestradiol keine harten Estrogene, sondern weiche Estrogene. Die günstigsten Eigenschaften hatten Verbindungen, bei denen X niedere Halogene wie F und Cl oder Pseudohalogene wie CN, SCN oder N_3 sind.

Es war nun von Interesse zu untersuchen, ob sich durch Einführung des Substituenten -CH_2X in 19-Nortestosteron die androgene/anabole Grundsubstanz in ein Gestagen umwandelt und wie sich durch Variation von X Wirkungsintensität und Wirkprofil variieren lassen [6].

Die Synthese erfolgte analog dem bereits dargestellten Prinzip:

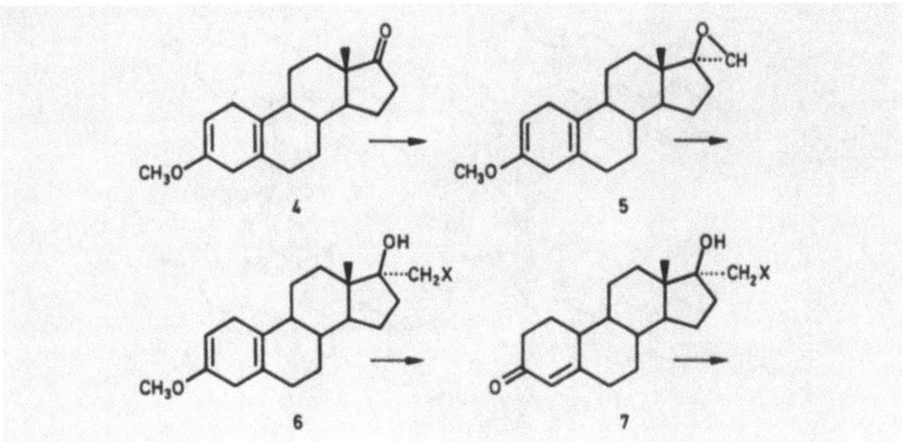

Die tierexperimentellen Untersuchungen der entwickelten Verbindungen ergaben, daß durch die Einführung des -CH_2X-Substituenten in 19-Nortestosteron Gestagene entstehen [7]. Die höchste Aktivität haben – wie auch bei den Estrogenen – die Vertreter, bei denen X niedere Halogene oder Pseudohalogene sind. Die gestagene Aktivität lag bei diesen Verbindungen in der Größenordnung von Norethisteron.

Eine wesentliche Frage war, ob der Substituent -CH_2X ein einfaches Äquivalent der Ethinylgruppe darstellt, oder ob er ein eigenes Profil besitzt. Dazu wurden zwei Strukturänderungen, die im Grundgerüst des Norethisterons zu starkem Wirkungsanstieg geführt hatten, auch bei unseren -CH_2X-Verbindungen durchgeführt.

Beim Ersatz der C-13 Methylgruppe des Norethisterons durch eine Ethylgruppe entsteht das hoch wirksame Levonorgestrel. Bei unseren CH_2X-Gestagenen führt die gleiche Strukturänderung dagegen zu Verbindungen, die in Abhängigkeit von X entweder nur geringen Wirkungsanstieg zeigen oder die schwächer wirksam sind. Dieses Ergebnis zeigt, daß die CH_2X-Gruppe kein einfaches Äquivalent der Ethinylgruppe ist, sondern ein eigenes Profil besitzt.

Eine andere Strukturänderung des Norethisterons, die zu einem Wirkungsanstieg führt, ist die Einführung einer zusätzlichen Doppelbindung in die 9(10) Position. Die Synthese derartiger CH_2X-Verbindungen kann aus dem Dienospiroepoxid (*8*) durch nucleophile Ringöffnung oder aus einem Zwischenprodukt der beschriebenen Synthese, dem Enolether (*6*), durch Enoletherspaltung und anschließende Bromierung/Dehydrobromierung erfolgen:

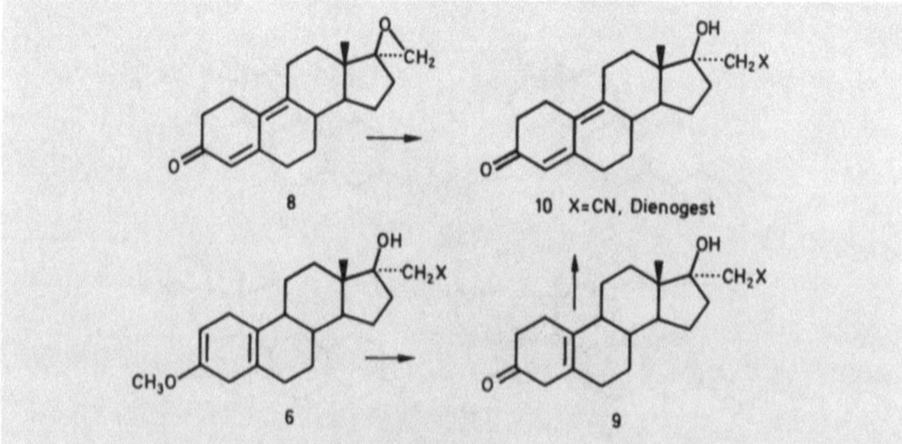

Diese Strukturänderung führte zu einem drastischen Wirkungsanstieg. Die höchste gestagene Aktivität hatte die Verbindung *10* mit X = CN. Sie war im Tierexperiment fast 10fach stärker wirksam als Levonorgestrel und erhielt die Bezeichnung Dienogest [3].

Weitere pharmakologische Untersuchungen zeigten, daß sich dieses 17α-CH_2CN-19-nor-Gestagen im Wirkprofil wesentlich von den bekannten 17α-Ethinyl-19-nor-Gestagenen unterscheidet. Nach den vorliegenden Ergebnissen konnte für dieses Gestagen keine androgene und anabole Restwirkung, dafür aber überraschenderweise eine signifikante anti-androgene Partialwirkung nachgewiesen werden. Das günstige Wirkprofil wurde mit den klinischen Ergebnissen beim Einsatz zur Kontrazeption in Kombination mit Ethinylestradiol sowie zur Hormon-Replacement-Therapie und zur Behandlung der Endometriose bestätigt.

Zur Substanzbereitstellung wurde das bereits dargestellte Syntheseprinzip (*1* → *3* bzw. *4* → *7*) optimiert. Nach dieser im Schema dargestellten ersten Synthesevariante [1] wird 3,3-Dimethoxyestr-5(10)-en-17-on (*11*) mit Trimethylsulfoniumjodid in Dimethylformamid unter Zusatz von Kalium-tert.-butylat in das 3,3-Dimethoxyestr-5(10)-en-17β-spiro-1′,2′-oxiran (*12*) überführt. Reaktion von *12* mit Natriumcyanid in Ethanol bei Raumtemperatur ergibt das 17α-Cyanomethyl-3,3-dimethoxyestr-5(10)-en-17β-ol (*13*). Nachfolgende Ketalspaltung durch Säurehydrolyse mittels verd. Schwefelsäure führt mit einer Ausbeute von 80% d. Th. zum 17α-Cyanomethyl-17β-hydroxyestr-5(10)-en-3-on (*9*). Zur Einführung der 9(10)-Doppelbindung wird *9* in Pyridinlösung mit Brom bei Temperaturen unterhalb −10°C zum 5,10-Di-bromderivat (*14*) umgesetzt, welches bei höheren Temperaturen unter Abspaltung von Bromwasserstoff in das 17α-Cyanomethyl-17β-hydroxyestra-4,9-dien-3-on (*10*) übergeht.

Die Ausbeute beträgt 80−85% d. Th. Nachfolgende Umkristallisation ergibt das reine Produkt in einer Ausbeute von 75 bis 80% d. Th.:

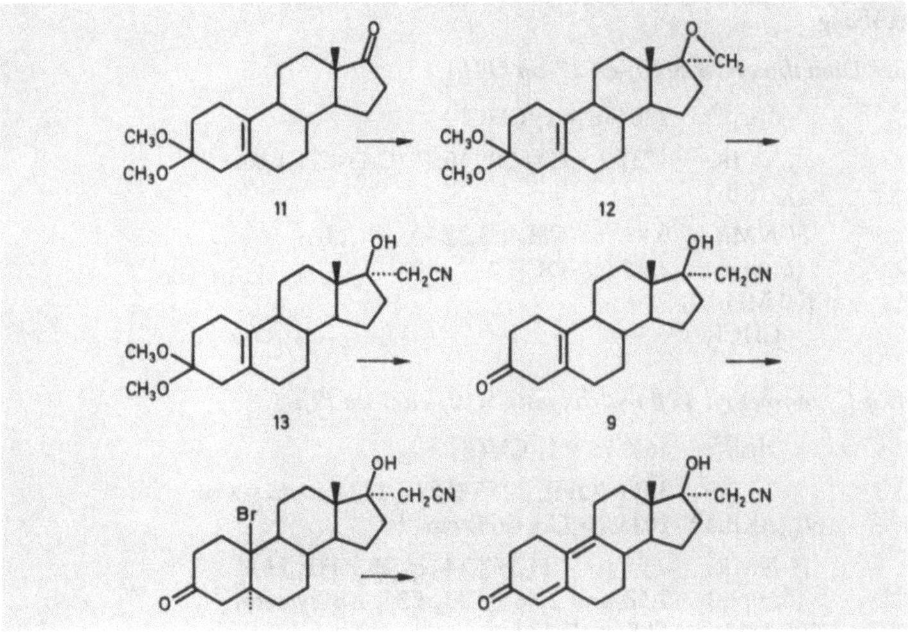

Diese, in allen Synthesestufen mit hohen Ausbeuten verlaufende Synthese, führt jedoch durch die Verarbeitung von Trimethylsulfoniumjodid und Natriumcyanid zu hohen Abluft- und Abwasserbelastungen. Zur Vermeidung dieser Umweltbelastungen sind hier aufwendige Abluft- und Abwasserentsorgungen erforderlich, die höhere Kosten als die eigentliche Synthese verursachen.

Für die technische Durchführung der Synthese wurde deshalb eine effektivere Synthesevariante entwickelt [2], nach der das Ausgangssteroid *11* mit Lithiumacetonitril in einem Eintopfverfahren zum Produkt *13* umgesetzt und ohne Zwischenisolierung durch Säurehydrolyse in die Verbindung *9* überführt wird. Mit der Einführung der 9(10)-Doppelbindung nach der oben angeführten Methode der Bromierung/Dehydrobromierung zum Dienogest wird diese zweistufige Synthesevariante abgeschlossen.

Die Darstellung des Produktes *9* aus *11* nach der beschriebenen Synthese, der direkten Cyanomethylierung, erfordert die Anwendung von Tieftemperaturtechnik.

Die Gesamtausbeute der Synthese von *9* aus *11* beträgt 90 bis 95% d. Th.

Der Gesamtaufwand für diesen Prozeß (Material- und Arbeitszeitkosten) ist im Vergleich zur ersten Synthesevariante wesentlich geringer. Besonders vorteilhaft wirkt sich hier aus, daß für diese Synthesevariante keine kostenaufwendigen Entsorgungsstufen erforderlich sind.

Anhang

3,3-Dimethoxyestr-5(10)-en-17-on (11):

$[\alpha]_D^{20}$:	280° (c = 1, $CHCl_3$)
IR: ν_{max} (KBr)	1737 (> C = O); 1057 (C-O-CH_3) cm^{-1}
^{1}H-NMR: (δ, ppm) 300 MHz, $CDCl_3$	0,89 (s, -CH_3); 3,22 (s, -OCH_3); 3,25 (s, -OCH_3)

17α-Cyanomethyl-17β-hydroxyestr-5(10)-en-3-on (9):

$[\alpha]_D^{20}$:	163° (c = 1, $CHCl_3$)
IR: ν_{max}(KBr)	3511 (OH); 2255 (CN); 1721 (> C = O); 1035 (> CH-OH) cm^{-1}
^{1}H-NMR: (δ, ppm) 300 MHz, $CDCl_3$	0,95 (s, -CH_3); 2,74 (q, 20,7 Hz, H-4); 2,58 und 2,46 (-CH_2-CN, AB-System, JAB = 17,2 Hz)

17α-Cyanomethyl-17β-hydroxyestra-4,9-dien-3-on (10):

$[\alpha]_D^{20}$:	−314,8° (c = 1, $CHCl_3$)
UV: λ(max) = 304 nm	$[E]_{1\,cm}^{1\%} = 665$
IR: ν_{max} (KBr)	3355 (-OH); 2860−2980 (CH); 2240 (CN); 1630 (> C = O); 1586 (> C = C >)
^{1}H-NMR: (δ, ppm) 300 MHz, $CDCl_3$	1,07 (s, 3H, 18-CH_3); 2,46 (4-H, 1-CH_2, 2-CH_2); 2,56 (d, 17α-CH_2-CN, J = 17,95 Hz); 2,44 (d, 17α-CH_2-CN, J = 17,95 Hz); 5,69 (s, 1H, H-4)

Literatur

[1] Ponsold, K., M. Hübner, M. Oettel et al.: DD160418.

[2] Teichmüller, G., G. Müller et al.: DD 296494 und DD 296495.

[3] Ponsold, K.: Zur Entwicklung eines neuen hochwirksamen Progestagens, STS 557. Pharmazie 34 (1979) 312.

[4] Ponsold, K., M. Hübner et al.: Steroidhormonanaloga mit einem 17α-CH_2X-Substituenten. Z. Chem. 11 (1970) 106.

[5] Ponsold, K., M. Hübner et al.: Synthese und uterotrope Wirkung neuartiger gebremster Estrogene vom Typ 17α-substituierter Derivate des Estradiol-3-methylethers. Arzneimittelforschung/Drug Res. 24 (1974) 896.

[6] Ponsold, K., M. Hübner et al.: 17α-CH_2X-Substituierte Androstan- und 19-Norandrostanderivate. Z. Chem. 18 (1978) 259.

[7] Ponsold, K., M. Hübner et al.: Progestagene vom Typ 17α-CH_2X-substituierter 19-Norandrostanderivate. Pharmazie 33 (1978) 792.

[8] Timmerman, H.: Pharmacochemistry Library In: F. J. Zeelen (Hrsg.): Medicinal Chemistry of Steroids, Bd. 15. Elsevier, Amsterdam–Oxford–New York–Tokyo 1990.

Experimentelle Endokrinpharmakologie von Dienogest

M. Oettel, W. Elger, M. Ernst, R. Freund, A. Kurischko, B. Schneider, W. Stölzner

Zusammenfassung

Mit Hilfe verschiedener tierexperimenteller Modelle wurde das endokrinpharmakologische Profil von Dienogest bestimmt. Es kann als ein Gestagen mit sehr starken transformatorischen Aktivitäten am Endometrium und mit schwachen antigonadotropen Effekten charakterisiert werden. Die Wirkspezifität ist sehr ausgeprägt. Es sind nur unerhebliche östrogene und keine antiöstrogene oder androgene Wirkungsrichtungen bestimmbar. Dienogest besitzt jedoch sehr deutliche antiandrogene Aktivitäten. Bei der ovarektomierten Ratte konnte für das Gestagen eine Knochenwirksamkeit belegt werden.

Einleitung

Die tierexperimentelle Prüfung von oralen Kontrazeptiva (OC) muß sich u. a. mit dem Problem beschäftigen, daß es sich – mit Ausnahme der relativ selten angewendeten Gestagen-Monopräparate – um Kombinationen von Östrogenen (hauptsächlich Ethinylestradiol) und sehr verschiedenen Gestagenen handelt. Das endokrinpharmakologische Profil von Ethinylestradiol differiert grundsätzlich von dem der Gestagene, die ihrerseits eine heterogene Gruppe sehr unterschiedlich wirkender Steroide darstellen. Andererseits ist eine Gestagenwirkung grundsätzlich von einer vorangehenden bzw. simultanen Östrogenaktivität abhängig.

Eine simultane in-vivo-Prüfung von Ethinylestradiol mit dem jeweiligen Gestagen in dem im OC vorgesehenen Mengenverhältnis erscheint nicht sinnvoll, da z. B. bei Ratte und Maus grundsätzlich andere Östrogen-Gestagen-Relationen als beim Menschen anzusetzen sind [4]. Daraus ergibt sich zwangsläufig, daß die endokrinpharmakologische Bewertung der Einzelkomponenten doch zweckmäßiger ist. Da Ethinylestradiol gut charakterisiert ist, konzentriert sich das Interesse hauptsächlich auf die umfassende Charakterisierung und Bewertung der verschiedenen Gestagene. Daraus folgt nun, daß das optimale Östrogen-Gestagen-Verhältnis erst im Rahmen klinischer Studien ermittelt werden kann.

Tabelle 1 Vergleich der biologischen Effekte von Gestagenen bei Labortieren und beim Menschen [2]

Gestagen	Wirkung									
	Gestagen		Estrogen		Androgen		Antiestrogen		Glukokortikoid	
	Labortier	Mensch	Labortier	Mensch	Labortier	Mensch	Labortier	Mensch	Labortier	Mensch
Progesteron	+	+	–	–	–	–	+	+	?	?
Norethisteron	+	+	+	–	+	+	+	+	–	–
Norethisteronacetat	+	+			+	+				
Ethynodioldiacetat	+	+	+	+	+	+	+	+		
Norgestrel	+	+	–	–	+	+	+	+	–	–
Norethynodrel	+	+	+	+	–	–	–	–	–	–
Medroxyprogestronacetat	+	+	–	–	+	–	+		+	+
Chlormadinonacetat	+	+	–	–	–	–	+	+		
Cyproteronacetat	+	+	–	–	–	–	+			

Die heute zur Verfügung stehenden Bioassays für Sexualsteroide besitzen hinsichtlich der qualitativen und – in bestimmten Grenzen – auch der quantitativen Anzeige hormoneller Grundwirkungen eine erstaunlich gute Übereinstimmung mit den Verhältnissen beim Menschen [5]. In der Tabelle 1 sind die biologischen Effekte verschiedener Gestagene bei Labortieren und beim Mensch vergleichend dargestellt. Es wird die außergewöhnlich gute Kongruenz der Befunde deutlich [2].

Nachfolgend werden eigene, ausgewählte tierexperimentelle Befunde mit Dienogest vorgestellt und diskutiert, soweit sie für ein besseres Verständnis der speziellen klinischen Sachverhalte notwendig sind. Es handelt sich um eine Auswahl aus einer ganzen Batterie vielfältiger endokrinpharmakologischer Untersuchungen, die Bestandteil der entsprechenden Dokumentationen der Jenapharm GmbH sind.

Gestagene Wirkung

Die durch Gestagene bewirkte endometriale glanduläre Proliferation wurde an Östrogen-vorbehandelten, juvenilen weiblichen Kaninchen festgestellt (Clauberg-McPhail-Assay). Wir verwendeten die Rasse „Weiße Neuseeländer". Die Tiere erhielten vom 1. bis 4. Versuchstag einmal täglich und am 5. Versuchstag zweimal täglich 0,005 mg Estradiolbenzoat s.c. Vom 8. bis 11. Versuchstag erfolgte die orale oder subkutane Gabe von Dienogest oder von Standard-Gestagenen in unterschiedlicher Dosierung. Als Parameter der gestagenen Aktivität galt die Stärke der sekretorischen Umwandlung des Endometriums am Versuchstag 12 (histologische Bewertung der HE-gefärbten Uterussegmente). Die Beurteilung erfolgte nach McPhail in den Stufen von 0 bis 4 auf 0,5 Einheiten genau sowie histomorphometrisch.

Aus der Tabelle 2 [8] und den Abb. 1 und 2 wird ersichtlich, daß Dienogest signifikant stärker gestagen wirksam als Levonorgestrel ist. Obwohl Dienogest chemisch den 19-Norgestagenen zuzuordnen ist, wirkt es am Kaninchenendometrium etwa gleich stark wie das C_{21}-Gestagen Chlormadinonacetat. Als Schwellenwert für die Auslösung einer transformatorischen Umwandlung wurden 0,004 mg/kg Körpermasse/d ermittelt. In einem zusätzlichen Versuch wurde das Gestagen lokal per Laparotomie in einzelne Uterussegmente appliziert. Nach dieser topischen Gabe betrug der Schwellenwert am Endometrium 0,001 mg/kg Körpermasse.

Bei ovarektomierten Kaninchen konnte mit Dienogest und Levonorgestrel p.o. sowie mit Progesteron s.c. die Frühgravidität erhalten werden (Tagesdosen von 0,2 bis 2,0 mg/Tier). Dies konnte bei ovarektomierten Ratten nach Dienogest-

Tabelle 2 Progestagene Wirksamkeit von Gestagenen am Estrogen-vorbehandelten Endometrium infantiler weiblicher Kaninchen (Clauberg-Test)

Gestagen	Anzahl der Tiere	ED 50 [mg/kg b. w.] (Konfidenz-Intervall)
Subkutan		
Norethisteronazetat	10	0,70 (0,53–0,98)*°
Levonorgestrel	15	0,45 (0,32–0,75)*°
Dienogest	10	0,08 (0,06–0,10)°
Chlormadinonacetat	18	0,06 (0,05–0,08)°
Oral		
Levonorgestrel	15	0,50 (3,38–0,72)*
Dienogest	16	0,11 (0,08–0,17)°
Chlormadinonacetat	17	0,09 (0,06–0,15)°

* Signifikant verschieden zu Dienogest;
° Signifikant verschieden zu Levonorgestrel ($p < 0{,}05$; Mann-Whitney-Test)

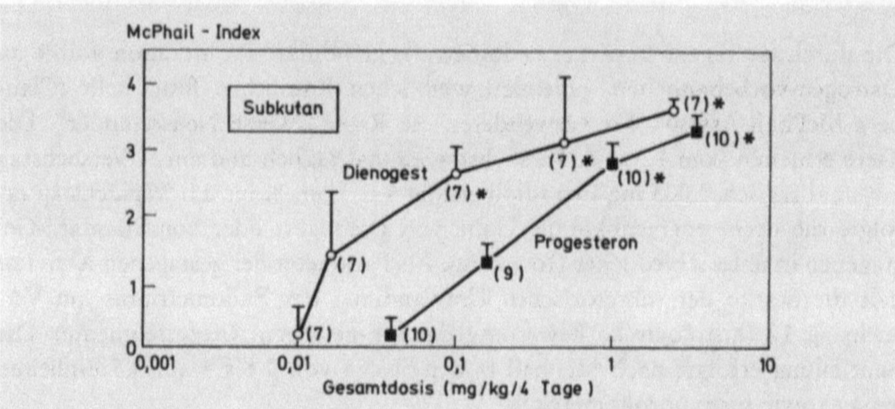

Abb. 1 Transformatorische Wirksamkeit von Dienogest s.c. im Vergleich zu Progesteron s.c. am Östrogen-vorbehandelten Endometrium infantiler weiblicher Kaninchen (Clauberg/McPhail-Assay; der McPhail-Index reflektiert das Ausmaß der Transformation des Endometriums).

Behandlung infolge biphasischer Dosis-Wirkungsbeziehungen nur im engen Dosierungsbereich von 1,0 mg/Tier/d beobachtet werden. Im Gegensatz dazu war Dienogest allein nach einmaliger s.c. Applikation an ovarektomierte Mäuse (1 bzw. 10 mg/Tier als wäßrige Suspension verabreicht) überhaupt nicht in der Lage, die Gravidität aufrecht zu erhalten. Dies gelang jedoch mit Levonorgestrel.

Wurde jedoch Dienogest (0,001 bis 1,0 mg/Tier/d, Applikation d 8–d 11 der Gravidität) ovarektomierten Mäusen s.c. als echte Lösung in Kombination mit

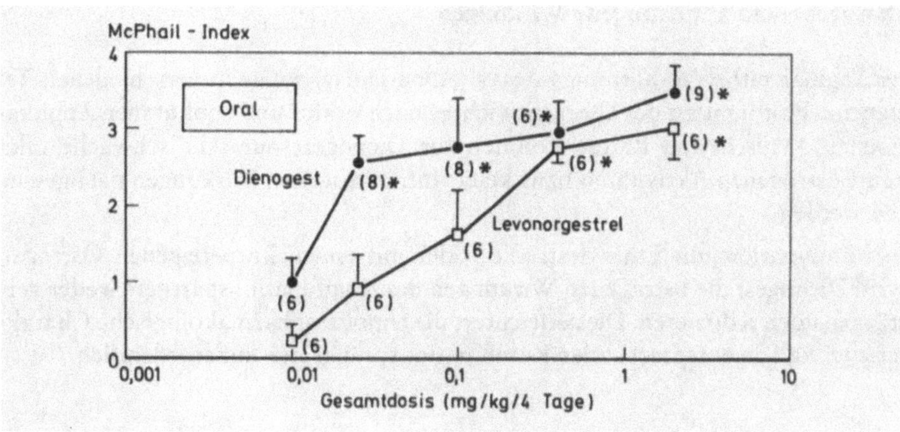

Abb. 2 Transformatorische Wirksamkeit von Dienogest p. o. im Vergleich zu Levonorgestel p. o. im Östrogen-vorbehandelten Endometrium infantiler weiblicher Kaninchen (Clauberg/McPhail-Assay).

0,03 µg Estron s.c. appliziert, konnte eine vollständige graviditätserhaltende Wirkung nach der hohen Dosierung nachgewiesen werden (Tabelle 3). Die zum Sektionszeitpunkt bei den Tieren bestimmten Dienogestserumkonzentrationen zeigen darüber hinaus, daß Dienogest bei ovarektomierten Mäusen die Gravidität erhält, wenn mittlere Blut-Konzentrationen von 30 ng/ml nicht unterschritten werden und simultan ein Estrogen appliziert wird.

Zusammenfassend kann gesagt werden, daß Dienogest ein oral und parenteral außerordentlich potentes Gestagen darstellt.

Tabelle 3 Graviditätserhaltende Wirkung von Dienogest und Dienogest-Blutspiegel bei ovarektomierten Mäusen

Dosis in mg/T/d s. c.	Rate erhaltener Nidationsstellen/ Muttertiere	DNG-Konzentration im Serum (ng/ml) bei der Autopsie x ± s
1,0	6/6[1]	32,5 ± 14,5
0,1	0/5[2]	7,48 ± 2,6
0,01	0/3	0,59 ± 0,35
0,001	0/4	0,29 ± 0,07[3]
Schein-OP Kontrolle	6/7	0,42 ± 0,17[3]

[1] normale Nidationsstellen + in der Größe reduzierte nicht blutende Nidationsstellen

[2] bei n = 3 z. T. erhaltene, blutende Nidationsstellen

[3] unter der Nachweisgrenze

Östrogene und antiöstrogene Wirkungen

Im Vaginalepithel-Verhornungs-Assay (Allen-Doisy) sowie in verschiedenen Testen zur Bestimmung des Uterusgewichtes nach oraler und subkutaner Applikation an Mäusen und Ratten konnten für Dienogest nur sehr schwache oder keine östrogenen Aktivitäten bzw. keine anti-östrogenen Wirkungen nachgewiesen werden.

In Kombination mit Ethinylestradiol oder mit einem körpereigenen Östrogen wird Dienogest die östrogenen Wirkungen des Kombinationspartners weder verstärken noch reduzieren. Dies erleichtert die endokrinpharmakologische Charakterisierung von entsprechenden Kombinationspräparaten außerordentlich.

Antigonadotrope Wirkungen

Die Hemmung des Hodengewichtes infantiler Rattenböcke gilt als Maß einer Gonadotropinhemmung der jeweiligen Prüfsubstanz. Nach subkutaner Gabe zeigte Dienogest nur etwa 4% der Wirkung des Levonorgestrels. Dies steht in Übereinstimmung mit der relativ schwachen LH-Hemmung von Dienogest bei Ratten (Abb. 3) [6].

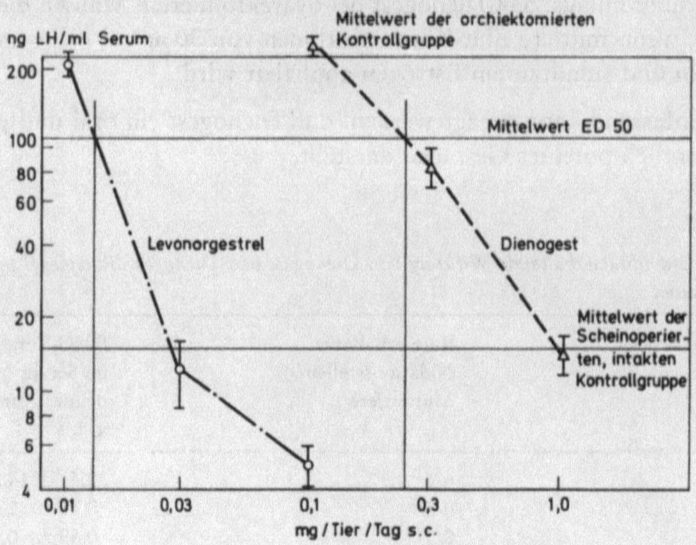

Abb. 3 LH-Serumkonzentrationen bei infantilen, orchiektomierten Ratten, die mit verschiedenen Dienogest- oder Levonorgestrel-Dosierungen täglich über 14 Tage post operationem s.c. behandelt wurden. Die obere horizontale Linie präsentiert den Mittelwert der unbehandelten, orchiektomierten Kontrollgruppe. Die untere horizontale Linie zeigt die Mittelwerte der scheinoperierten, intakten und unbehandelten Kontrollgruppe. Jeder Punkt entspricht dem jeweiligen Mittelwert (± Standardfehler).

Androgene und antiandrogene Wirkungen

Eines der Hauptprobleme beim klinischen Einsatz von OC's bezieht sich auf die androgene Partialwirkung der modernen 19-Norgestagene (HDL-Senkung, Akne, Stimm- und Gewichtsveränderungen usw.). Aus diesem Grund wurde Dienogest sehr gründlich auf androgene und anti-androgene Partialwirkungen geprüft. Gestagene vom 17α-Hydroxyprogesteron-Typ besitzen keinerlei androgene Partialwirkungen, diese Verbindungen zeigen jedoch in hoher Dosierung unerwünschte glukokortikoide bzw. mineralokortikoide Aktivitäten [2].

Das Gewichtsverhalten der Prostata gilt bei infantilen kastrierten Rattenböcken als sicherer Parameter einer Androgenität [3]. Andererseits ist eine Gewichtszunahme der Samenblasen nicht ausreichend spezifisch, da damit auch eine Östrogenwirkung angezeigt werden kann.

Aus der Abb. 4 [9] kann entnommen werden, daß Dienogest wie Chlormadinonacetat über keine androgenen Partialwirkungen verfügt. Es kommt nicht zum Gewichtsanstieg der Prostatae (im Gegensatz zu Testosteronpropionat, Levonorgestrel und Norethisteronacetat).

Werden nun kastrierte Rattenböcke mit Testosteronpropionat substituiert (1 mg/Tier/7 d s.c.), so kommt es zum deutlichen Gewichtsanstieg der Prostata. Diese Gewichtszunahme wird nun dosisabhängig von Dienogest verhindert (Abb. 5) [9]. Damit kann Dienogest als ein Antiandrogen charakterisiert werden. Dies ist insofern originell und überraschend, da bisher keine Substanz mit antiandrogenen Eigenschaften unter den 19-Norgestagenen aufgefunden werden konnte. Hinsichtlich seiner antiandrogenen Effekte ist Dienogest zwischen Cyproteronacetat und Chlormadinonacetat liegend einzustufen.

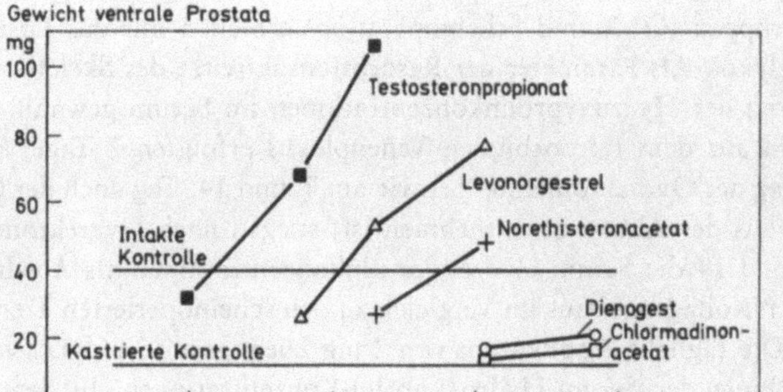

Abb. 4 Androgene Effekte von verschiedenen Gestagenen bei infantilen, kastrierten männlichen Ratten (Hershberger-Test). Mittelwerte.

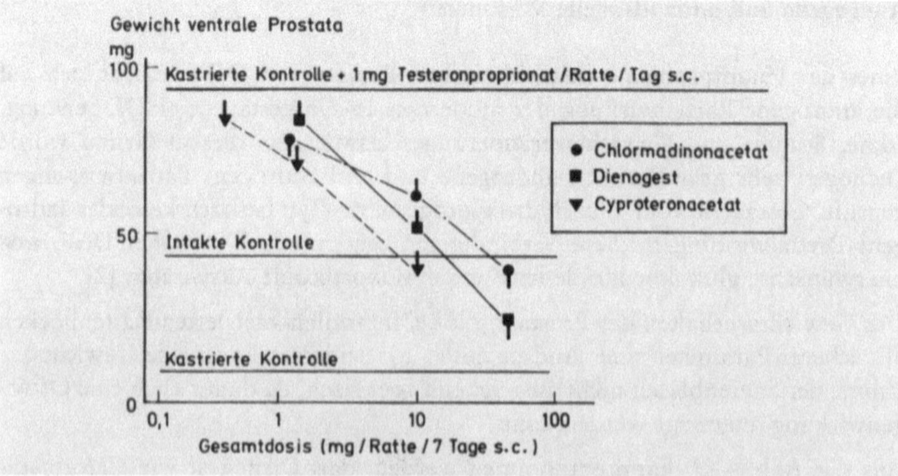

Abb. 5 Antiandrogene Effekte von Dienogest, Cyproteronacetat und Chlormadinonacetat bei infantilen, kastrierten, männlichen Ratten (Test nach Hershberger). Mittelwerte mit Standardfehler.

Knochenwirksamkeit

Die ovarektomierte Ratte ist ein verläßliches Modell, um den Einfluß von Wirkstoffen auf den Östrogenmangel-bedingten Knochenverlust erfassen zu können [1, 10].

Weibliche Wistarratten wurden im Alter von 11 bis 11 Wochen ovarektomiert (Körpergewicht: ca. 220 g) und erhielten am gleichen Tag (d 0) die erste s.c. Wirkstoffapplikation (1 mg Dienogest/Tier/d, in Propylenglykol; Applikationsvolumen: 0,2 ml/Tier/d). Die Applikationsdauer betrug 14 Tage. Die beiden Kontrollgruppen (OVX und Scheinoperation) erhielten nur das Lösungsmittel Propylenglykol. Als Parameter der Resorptionsaktivität des Skeletts wurde die Bestimmung der Hydroxyprolinkonzentrationen im Serum gewählt. Die Blutentnahmen aus dem retroorbitalen Venenplexus erfolgten 7 Tage vor (d – 7) und am Tag der Ovarektomie (d 0) sowie am 7. und 14. Tag nach der Ovarektomie. Wie aus der Abb. 6 zu entnehmen ist, stiegen nach Ovarektomie an den Tagen 7 und 14 die Serum-Hydroxyprolinkonzentrationen als Ausdruck eines vermehrten Kollagenabbaus im Vergleich zu den scheinoperierten Tieren signifikant an. Die tägliche Applikation von 1 mg Dienogest/Tier/d s.c. verhinderte eine Erhöhung der Serum-Hydroxyprolin-Konzentrationen. In den histologischen Tibiakopf-Schnitten kam es unter Dienogest zu einer starken Osteoidvermehrung. Diese Befunde belegen die deutliche Knochenwirksamkeit von Dienogest im Sinne einer Resorptionshemmung und einer Osteoidbildung nach Ovarektomie [7].

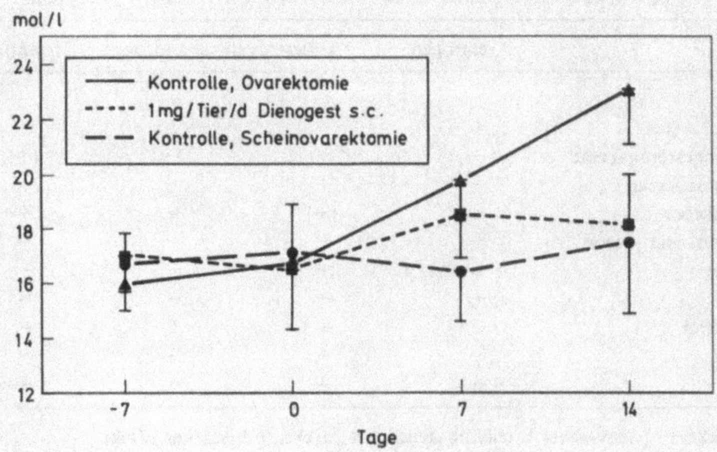

Abb. 6 Prävention des durch Ovarektomie ausgelösten Kollagenabbaus durch Dienogest; Veränderungen des Hydroxyprolingehaltes im Serum von Ratten. Mittelwerte mit Standardfehler.

In einer Interaktionsstudie mit Dienogest und Estriol wurden dissoziierte Wirkungsrichtungen des Gestagens und des Estrogens nachgewiesen: Durch Dienogest kam es zu einer Potenzierung der Estriolwirkung auf den Serum-Hydroxyprolinspiegel (stärkere Senkung der Hydroxyprolinkonzentrationen), gleichzeitig wurden jedoch die Estrioleffekte auf das Trabekel- und Osteoidvolumen eher abgeschwächt bzw. nicht beeinflußt.

Diskussion

Die hier dargestellten tierexperimentellen Befunde mit Dienogest belegen die hohe gestagene Wirkung von Dienogest. Östrogene und anti-östrogene Aktivitäten sind zu vernachlässigen. Bemerkenswert bleibt, daß die antigonadotrope Wirkungsrichtung nur verhältnismäßig schwach ausgeprägt ist.

Für ein Gestagen vom 19-Nor-Typ ist völlig überraschend, daß keine androgenen, jedoch sehr deutliche anti-androgene Aktivitäten belegt werden konnten. In der Tabelle 4 werden die endokrinpharmakologischen Befunde mit Dienogest mit denen anderer Gestagene verglichen. Sehr deutlich wird die ausgesprochene Wirkungsspezifität von Dienogest erkennbar. Neben der gestagenen und der antiandrogenen Wirkungsrichtung können keine weiteren hormonellen Nebenwirkungen erfaßt werden.

Darüber hinaus wird für Dienogest am Skelett ovarektomierter Ratten eine starke Resorptionshemmung (Senkung der erhöhten Hydroxyprolin-Serumkon-

Tabelle 4 Endokrinopharmakologisches Profil (präklinisch) verschiedener Gestagene

Gestagen	estrogen	antiestrogen	androgen	antiandrogen
Progesteron	–	+	–	–
Ethynodioldiacetat	+	+	(+)	–
Medroxyprogesteronacetat	–	+	–	(+)
Chlormadinonacetat	–	+	–	+
Cyproteronacetat	–	(+)	–	++
Norethisteron und -acetat	+	+	+	–
Norgestimat	–	+	+	–
Lynestrenol	+	+	+	–
Levonorgestrel	–	++	+	–
Desogestrel	–	+	–	–
Dienogest	–	–	–	+/++

– Kein Effekt; (+) schwacher Effekt; + deutlicher Effekt; ++ starker Effekt

zentrationen), sowie eine Stimulierung der Osteoidbildung (Vorstufe der Knochenneubildung) nachgewiesen. Diese Effekte sind spezifisch, können von einer Östrogenwirkung getrennt und mit einer androgenen Nebenwirkung nicht in Verbindung gebracht werden, da Dienogest keinerlei androgen-anabole Wirkungen besitzt.

Damit ist das endokrine Wirkungsprofil von Dienogest im Vergleich zu anderen Gestagenen einmalig und bietet damit für die klinische Prüfung sehr origineller Ansätze.

Literatur

[1] Barengolts, E. I., H. F. Gajardo, T. J. Rosol et al.: Effects of progesterone on postovariectomy bone loss in aged rats. J. Bone Min. Res. 5 (1990) 1143–1147.

[2] Edgren, R. A.: Issues in Animal Pharmacology. In: J. W. Goldzieher, K. Fotherby (Hrsg.): Pharmacology of the contraceptive steroids. Raven Press, New York 1994.

[3] Hershberger, L. G., E. G. Shipley, R. K. Meyer: Myotrophic activity of 19-nortestosterone and other steroids determined by modified levator ani muscle method. Proc. Soc. Exp. Biol. Med. 83 (1963) 175.

[4] Neumann, F., W. Elger: Kritische Überlegungen zu den biologischen Grundlagen von Toxizitätsstudien mit Steroid-(Sexual-)hormonen. In: E. J. Plotz, J. Haller (Hrsg.): Methodik der Steroidtoxikologie. Thieme, Stuttgart 1971.

[5] Neumann, F., W. Elger, Y. Nishino et al.: Arzneim. Forsch./Drug Res. 27 (1977) 296–318.

[6] Oettel, M., H. Tkocz, O. Löw et al.: Effects of levonorgestrel and STS 557 on testis in rodents. Endokrinologie 76 (1980) 13–22.

[7] Schneider, B., W. Elger, M. Ernst: Assessment of gestagen effects on bone metabolism in the rat. Exp. Clin. Endocrinol. 101 (Suppl. 1) (1993) 71.

[8] Stölzner, W., A. Kurischo, H. Freund et al.: Progestenic and antigonadotrophic activities of STS 557. Exper. Clin. Endocrinol. 81 (1983) 115–121.

[9] Stölzner, W., A. Kurischko, R. Freund et al.: Tierexperimentell-endokrinologische Charakterisierung des Gestagens Dienogest (STS 557). II. Antigonadotrope, gestagene, androgene und antiandrogene Wirkungen. In: III. Jenaer Symposium zur hormonalen Kontrazeption, Wissenschaftl. Beiträge der Friedrich-Schiller-Universität Jena 1985, 165–182.

[10] Wronski, T. J., C. F. Yen: The ovariectomized rat as an animal model for postmenopausal bone loss. Cells and Materials (Suppl. 1) (1991) 69.

Untersuchung hormoneller Wirkungen von Dienogest in zellulären Testsystemen

L. Sobek, W. Römer, D. Di Lorenzo, M. Oettel

Zusammenfassung

Für das synthetische Gestagen Dienogest (STS 557; 17α-Cyanomethyl-17β-hydroxy-estra-4,9(10)-dien-3-on) wurden in unterschiedlichen zellulären Testsystemen Genaktivierungsexperimente und Enzyminduktionen zur Bestimmung gestagener, antigestagener, glucocorticoider und antiglucocorticoider Eigenschaften durchgeführt.

In der humanen Brustkrebszellinie T47D induziert Dienogest in zellphysiologischen Konzentrationen die für Gestagene selektive De-novo-Synthese der Alkalischen Phosphatase (ALP). Im Vergleich zu Progesteron wird für Dienogest jedoch nur eine etwa dreifach geringere gestagene Aktivität gefunden, was im Einklang mit der niedrigen Bindungsaffinität gegenüber dem Progesteronrezeptor aus Humanuterus steht. Im verwendeten Modellsystem zeigt Dienogest keine nachweisbare antigestagene Aktivität.

Befunde zu einer schwachen Wechselwirkung mit dem Glucocorticoidrezeptor initiierten die Testung glucocorticoider und antiglucocorticoider Wirkungen in drei verschiedenen zellulären Testsystemen. In der Rattenhepatomzellinie H4-II-E zeigt Dienogest im Vergleich mit dem Antigestagen RU486 eine um zwei Zehnerpotenzen schwächere antiglucocorticoide Aktivität bezüglich der durch 10 nM Dexamethason induzierten TAT-Induktion. Eine antiglucocorticoide Aktivität wurde auch in der humanen Mammakarzinomzellinie ZR75/763-AGP-CAT und der mit GRE-tk-CAT transient transfektierten humanen Cervixkarzinomzellinie HeLa gemessen. Neben den nur schwachen antiglucocorticoiden Aktivitäten wurden in allen drei etablierten Testsystemen keine glucocorticoiden Aktivitäten für Dienogest gefunden.

Einleitung

Einen entscheidenden Beitrag bei der Beurteilung agonistischer und antagonistischer Eigenschaften steroidaler Substanzen leisten zunehmend In-vitro-Systeme auf Zellkulturbasis, in denen mit biochemischen und molekularbiologischen Methoden geeignete Parameter der Hormonwirkung bestimmt werden [12, 16].

Die intrazellulären Rezeptoren von Steroidhormonen sind durch Liganden regulierte, an die DNA bindende Transkriptionsfaktoren. Die Genregulation durch Steroidhormone umfaßt einen komplexen Ablauf von Interaktionen der Hormonrezeptoren mit den Hormon-responsiblen Elementen (HRE) der DNA und verschiedenen anderen Proteinen [11, 19].

Durch den Einsatz von Krebszellkulturen bei der Beurteilung hormoneller Aktivitäten kann zudem die Zahl der notwendigen Tierversuche bei einer Substanzentwicklung auf das unbedingt nötige Maß vermindert werden. So besitzt die humane Brustkrebszellinie T47D einen hohen Titer an Progesteronrezeptoren und ist sehr sensitiv gegenüber Gestagenwirkungen, was sich in einer De-novo-Synthese von Alkalischer Phosphatase nachweisen läßt [4, 5]. Diese Eigenschaft wurde zur Entwicklung eines Screeningsystems auf gestagene Aktivitäten ausgenutzt [17].

Unter der Vielzahl verfügbarer Gestagene interessierte in der vorliegenden Studie vor allem die In-vitro-Aktivität von Dienogest (STS 557, 17α-Cyanomethyl-17β-hydroxy-estra-4,9(10)-dien-3-on) in diesem neu etablierten Screeningsystem im Vergleich mit Progesteron und weiteren synthetischen Gestagenen.

Die Übereinstimmung der Nukleotidsequenzen des Progesteron-response Elementes (PRE) der DNA mit dem Glucocorticoid-response Element (GRE) veranlaßte auch zur Prüfung auf glucocorticoide und antiglucocorticoide Wirkung in unterschiedlichen zellulären Testsystemen. Alpha-1-saures Glykoprotein (AGP) der Ratte besitzt ein GRE zwischen den Basen −121 und −107 [21]. Mit der humanen stabil transfektierten Brustkrebszellinie ZR75/-763AGP-CAT nutzten wir ein neu etabliertes Screeningsystem für glucocorticoide und antiglucocorticoide Aktivitäten zur Messung dieser Wirkungen [17]. Diese Messungen wurden parallel in der Rattenhepatomzellinie H4-II-E als konventionelles Testsystem für Glucocorticoide vorgenommen. In der H-4-II-E Zellinie wird die Beeinflussung der Tyrosinaminotransferaseaktivität als geeigneter Meßparameter erfaßt [3].

Mit der transient transfektierten humanen Cervixkarzinomzellinie HeLa wurde unter Verwendung geeigneter Reportergene und Expressionsvektoren ein im Vergleich zu stabil transfektierten Brustkrebszellinien alternatives molekularbiologisches Screeningsystem zur Charakterisierung und Bewertung von Dienogest herangezogen [20, 7].

Material und Methoden

Material

R 5020 wurde von DuPont—New England Nuclear (Dreieich, Deutschland) bezogen. Das Antiprogestin RU 486 wurde freundlicherweise von Roussel-UCLAF (Romainsville, Frankreich) zur Verfügung gestellt. Das Reportergen GRE-tk-

CAT (identisch mit PRE/GRE-tk-CAT) sowie die Expressionsvektoren hPR1 für den Wildtyp PR und HGO für den Wildtyp GR wurden dankenswerterweise von Prof. P. Chambon und Prof. H. Gronemeyer (Strasbourg, Frankreich) zur Verfügung gestellt. Das Kontrollplasmid pCH110 wurde von der Fa. Pharmacia (Uppsala, Schweden) geliefert. Die anderen Steroide und Chemikalien wurden entweder aus eigener Produktion zur Verfügung gestellt oder von der Fa. Serva (Heidelberg, Deutschland) bzw. der Fa. Sigma Chemicals (Deisenhofen, Deutschland) bezogen. Medien, Materialien und Reagenzien für die Zellkultur sind von der Fa. Seromed (Berlin, Deutschland) bzw. der Fa. Gibco (Berlin, Deutschland) geliefert worden.

Zellkultur

Die humane Brustkrebszellinie T47D stammt von Dr. I. Keydar (Tel Aviv, Israel). Sie wurde subkloniert und der Klon B2 für die Induktion der ALP eingesetzt. Die Mammakarzinomzellen ZR75-1 stammen aus dem Labor von Dr. Di Lorenzo (Universität Brescia, Italien). Die Rattenhepatomlinie H4-II-E wurde uns von Dr. Münzel (Universität Tübingen, Deutschland) zur Verfügung gestellt. Die Zellinien T47D und ZR75/-763AGP-CAT sind unter Routinebedingungen im Medium RPMI 1640 kultiviert worden, welches mit 10% fetalem Kälberserum (FKS), 5 mM L-Glutamin, Penicillin (100 Einheiten/ml) und Streptomycin (100 μg/ml) versetzt wurde.

Für die stabil transfektierte Zellinie ZR75/-763 AGP-CAT wurde zusätzlich Geneticin G 418 (0,8 mg/ml) im Kulturmedium eingesetzt. Die H4-II-E Zellen wurden im Zellkulturmedium DMEM gezüchtet, welches mit 10% FKS und den gleichen Konzentrationen Penicillin und Streptomycin versetzt war. Alle Zellen wurden bei 37°C in einer Atmosphäre mit nahezu 100%iger relativer Luftfeuchtigkeit und einem Anteil an CO_2 von 5 Vol.% in der Luft kultiviert. Zur Durchführung der Enzyminduktionen sind die Zellen in Mikrotiterplatten mit 96 Vertiefungen (Zellinie T47D), Multischalen mit 24 Vertiefungen (Zellinie H4-II-E) oder 60 × 15 mm Zellkulturschalen (Zellinie ZR75/-763AGP-CAT) im Wachstumsmedium mit 10% FKS ausgesät worden. Für die Enzyminduktionsexperimente wurde das Medium durch ein Versuchsmedium mit 5% FKS ersetzt, welches durch Behandlung mit Dextran-gesättigtem Charcoal von endogenen Steroiden befreit worden war. Der Hormonzusatz erfolgte in Ethanol (maximal 0,1–0,2% Endvolumen). Die Kontrollen enthielten gleiche Anteile an Vehikel.

Die humane Cervixkarzinomzellinie HeLa wurde von Prof. Lindl (Institut für Zellkultivierung, München) zur Verfügung gestellt. Für die Kultivierung der transient transfektierten Cervixkarzinomzellinie HeLa wurde DMEM verwendet, das mit 5 mM L-Glutamin und 10% FKS supplementiert wurde. Alle In-vitro-Zellkulturuntersuchungen mit HeLa-Zellen wurden ohne Antibiotikazusatz durchgeführt.

DNA-Transfektionen und CAT-Assays

Das Einbringen von Plasmid-DNA in ZR75-1 Zellen erfolgte durch Lipofektion [6]. Das Konstrukt AGP-CAT enthält die Region −763 bis +1 des AGP-Gens der Ratte stromabwärts vom bakteriellen Reportergen CAT. Zur Selektion stabil transfektierter Zellen wurde das Plasmid pSV2Neo eingeführt. Durch Zugabe von 0,8 mg/ml G 418 zum Kulturmedium wurden die Zellen selektiert. CAT wurde in den Zellen durch Zugabe von 1−100 nM Dexamethason allein oder gemeinsam mit dem potentiellen Glucocorticoidantagonisten induziert. Die stimulierten Zellen wurden 16 Stunden später geerntet. Der ELISA für CAT wurde entsprechend der Vorschrift von Boehringer (Mannheim, Deutschland) nach Lyse der Zellen mit hypotonischem Lysispuffer durchgeführt.

Die Transfektion der DNA-Komponenten (Reportergen, Expressionsvektor, Kontrollplasmid) erfolgte mit der Calciumphosphat-DNA-Präzipitationsmethode [10]. Die Präparation des DNA-Präzipitates wurde im sogenannten TE-Puffer, der 10 mM Tris-HCl (pH 7,5) und 1 mM EDTA enthält, vorgenommen. Neben dem Kontrollplasmid pCH110 (2 µg), Rinderserumalbumin (10,5 µg) und den Expressionsvektoren hPR1 (0,5 µg) bzw. HGO (0,56 µg) wurden pro Versuchsansatz 2 µg Reportergen GRE-tk-CAT mit 60 µl 2 M $CaCl_2$-Lösung bei anschließender Zugabe von PBS präzipitiert. Nach dem Einbringen des DNA-Präzipitates in die HeLa-Zellen und nach einer 24stündigen Einwirkungszeit wurden die im Vehikel Ethanol gelösten Steroide (Agonisten, Antagonisten) zu den Zellkulturschalen (6 ml Finalvolumen) für 24 Std. zugegeben. Anschließend erfolgte unter Kühlung eine zweiminütige Ultraschallhomogenisation der mittels Zentrifugation (800 × g) präzipitierten und wiederaufgenommenen HeLa-Zellen. Chloramphenicol-Acetyl-Transferase (CAT) im Reportergen wurde mit dem Substrat ^{14}C-Chloramphenicol in Anwesenheit des Cofaktors Acetyl-Coenzym A inkubiert und als CAT-Aktivität in Form des monoacetylierten Chloramphenicols dünnschichtchromatographisch entwickelt und quantifiziert.

Aktivität der Tyrosinaminotransferase (TAT)

Die Induktion der konfluenten Hepatomzellen H4-II-E wurde mit 10^{-8} M Dexamethason allein oder gemeinsam mit dem potentiellen Glucocorticoidantagonisten für 16−18 Stunden durchgeführt. Dann wurden die Zellen zweimal mit PBS (Phosphat-gepufferte Salzlösung) gewaschen. Nach einer manuellen Zellernte in Assaypuffer (100 mM Kaliumphosphatpuffer, pH 7,6) wurden die Zellen mit einem Ultraschallgerät (LABSONIC U, Braun) zerstört. Die Aktivität der TAT wurde nach Diamondstone [2] bestimmt. L-Tyrosin in Anwesenheit von TAT und alpha-Ketoglutarat ergibt para-Hydroxyphenylpyruvat (PHPP), welches bei Zugabe von 10 N KOH in para-Hydroxybenzaldehyd umgewandelt wird. Pyridoxalphosphat ist der Cofaktor, der für die enzymatische Aktivität benötigt wird. Die Absorption des Endprodukts wurde bei 331 nm gegenüber einem Blank photometrisch ausgewertet. Die auf Protein normierte TAT-Aktivität (µmol PHPP/min/mg Protein) wurde zur Berechnung der maximalen TAT-Induktion zum Vergleich mehrerer Versuche herangezogen.

Aktivität der Alkalischen Phosphatase (ALP)

T47D-Zellen wurden in 96er Mikrotiterplatten bis kurz vor der Konfluenz angezüchtet und dann entweder mit 0,1% Ethanol allein (Kontrolle) oder dem potentiellen Agonisten in ethanolischer Lösung für zwei Tage behandelt. Im Fall der Testung auf antagonistische Aktivität wurde 1 nM R5020 als Induktor gemeinsam mit der potentiellen antigestagenen Verbindung inkubiert. Die Substanzinkubation wurde durch vorsichtiges Absaugen des Mediums beendet. Die Zellen sind mit 3,7% Formaldehyd in PBS für 15 Minuten bei Raumtemperatur fixiert worden, wurden dann mit 200 µl PBS gewaschen und sofort bei −90°C schockgefroren aufbewahrt. Nach dem Auftauen wurde jede Vertiefung der Mikrotiterplatte mit 100 µl p-Nitrophenylphosphat (1 mg pNPP/ml) in DEAM (1 M Diethanolamin, pH 9,8 mit 0,5 mM $MgCl_2$ und 20 µM $ZnSO_4$) versetzt. Die Enzymreaktion wurde in der Dunkelheit bei 37°C durchgeführt und die Bildung von p-Nitrophenol bei 405 nm zu verschiedenen Zeiten in einem Mikrotiterplattenreader (Modell Biomek 1000, Beckman Instruments, Inc.) gemessen. In jeder Mikrotiterplatte wurden Leerwerte, p-Nitrophenol und Standards der ALP mitgeführt. Die Gestagenkonzentrationen, die der halbmaximalen Steigerung der Aktivität der ALP entsprechen (EC_{50}), wurden mittels Analysensoftware EIA/RIA (Beckmann Instruments, Inc.) berechnet.

Proteinbestimmung

Der Proteingehalt wurde nach Bradford [1] unter Verwendung von Rinderserumalbumin (BSA) als Standard bestimmt. Für T47D-Zellen wurde zusätzlich eine spezielle Variante der Proteinbestimmung eingesetzt. Hier erfolgte die Messung des Proteingehaltes direkt in den Mikrotiterplatten nach Durchführung der Bestimmung der Aktivität der ALP [17].

Ergebnisse und Diskussion

Bestimmung gestagener und antigestagener Aktivitäten

Mit 1 nM R5020 als Induktor der ALP in der Zellinie T47D fanden wir für Dienogest keine nachweisbare antigestagene Aktivität im Bereich von 0,5 nM−1000 nM.

Dagegen zeigt Dienogest in diesem etablierten Screeningsystem mit T47D-Zellen für die De-novo-Synthese von ALP durch Gestagene eine selektive Aktivität in zellphysiologischen Konzentrationsbereichen. Im Vergleich zu Progesteron wurde mit einem EC_{50} für die ALP-Induktion von 4,4 nM eine ca. dreifach schwächere Aktivität gefunden (Abb. 1, Tab. 1). Dieser Befund steht von der Tendenz her im Einklang mit der etwa zehnfach schwächeren Bindungsaktivität zum Progesteronrezeptor von humanen und Kaninchenuteri [9]. Gegenüber Desogestrel wirkt Dienogest etwa doppelt so stark (EC_{50} = 8,8 nM). Desogestrel

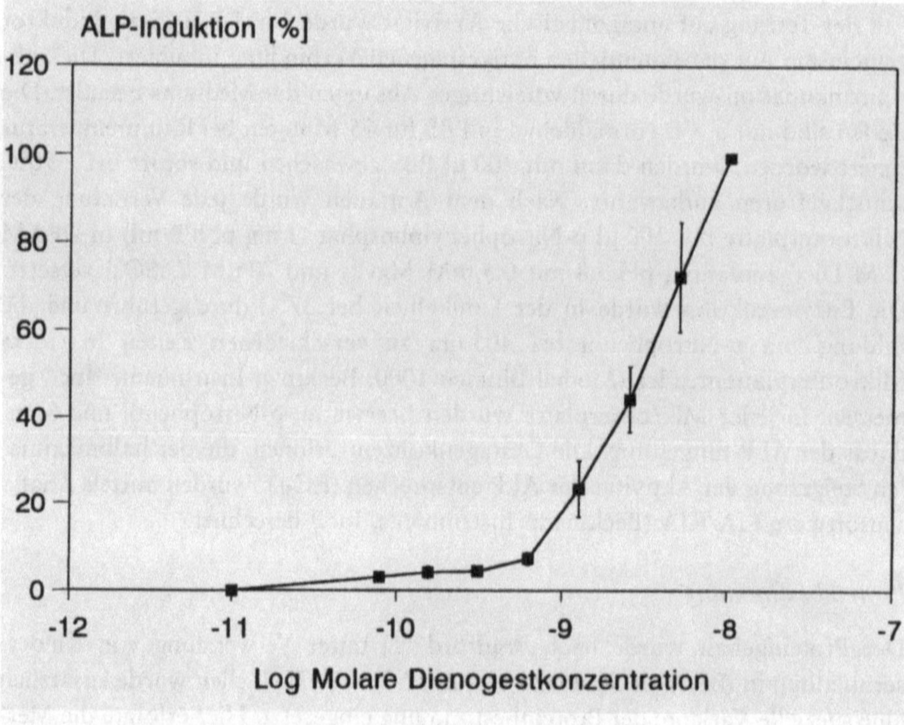

Abb. 1 Konzentrationsabhängige Induktion der Alkalischen Phosphatase (ALP) durch Dienogest in der humanen Brustkrebszellinie T47D.

Tabelle 1 Effektive Konzentration zur Erzielung des halbmaximalen Effektes (EC_{50}) hinsichtlich der Stimulierung der Alkalischen Phosphatase in der humanen Mammakarzinomlinie T47D für Dienogest im Vergleich mit Progesteron und Desogestrel

Verbindung	EC_{50} (Mittelwert ± S. E. M.)	Anzahl der Versuche
Progesteron	1,39 ± 0,45 10^{-9} M	21
Dienogest	4,40 ± 2,20 10^{-9} M	8
Desogestrel	8,80 ± 1,60 10^{-9} M	3

ist jedoch ein Prodrug und wird unter In-vivo-Bedingungen in 3-Ketodesogestrel umgewandelt [8]. Für 3-Ketodesogestrel und andere synthetische gestagene Verbindungen (R5020, Gestoden, Levonorgestrel, Norethisteronacetat, Chlormadinonacetat) fanden wir für die Induktion der ALP in T47D-Zellen EC_{50}-Werte im subnanomolaren Bereich [17].

Im Vergleich mit R5020 konnte unter Bedingungen der transienten Transkription bei Verwendung des Reportergens GRE-tk-CAT und des Expressionsvektors hPR1 für Dienogest bei den verwendeten Konzentrationen 1 bzw. 10 nM schwach induzierte Transkriptionsaktivitäten (bis zu 20%) nachgewiesen werden. Es wird geschlußfolgert, daß Dienogest in dem Konzentrationsbereich 1 bis 10 nM eine gegenüber R5020 schwache gestagene Wirkung besitzt.

Im Clauberg/McPhail-Assay am juvenilen Kaninchen zeigt Dienogest bei oraler und subkutaner Applikation eine sehr hohe gestagene Aktivität, die die des Levonorgestrels erreicht [13]. Die Diskrepanz zwischen hoher biologischer Wirkung in vivo und niedriger Rezeptorbindungsaktivität bzw. Wirkaktivität in T47D-Zellen kann nach bisher vorliegenden Studien nicht mit aktiven Metaboliten von Dienogest bzw. einem Prodrugcharakter von Dienogest erklärt werden [14]. Die In-vivo-Effektivität des oral wirksamen Dienogest dürfte vielmehr von der fehlenden Bindung an SHBG und CBG im Gegensatz zu anderen Gestagenen vom Nortestosteron-Typ kommen [9].

Bestimmung glucocorticoider und antiglucocorticoider Aktivitäten

Dienogest zeigt in der Zellinie H4-II-E im Bereich von 0,1 nM bis 1000 nM bezüglich der TAT-Induktion und in der Zellinie ZR75/-763-AGP-CAT bei der Aktivierung des Reportergens CAT von 100 nM bis 1000 nM keine glucocorticoide Aktivität.

Es wurde gefunden, daß 10 nanomolare Dienogest-Konzentrationen im transient transfektierten Transkriptionsassay keine Aktivierung des Reportergens GRE-tk-CAT in Gegenwart des Expressionsvektors HGO induzieren und somit zumindest im HeLa-Zellsystem keine glucocorticoide Wirkung hervorrufen. Demgegenüber kann aus Erstuntersuchungen geschlußfolgert werden, daß die durch das synthetische Glucocorticoid Dexamethason (10 und 100 nM) induzierte Transkriptionsaktivität um ca. 30% verringert wird.

Als Vergleichsverbindung zur Testung auf antiglucocorticoide Aktivität diente das Antigestagen RU 486 [17β-Hydroxy-11β-(4-dimethylaminophenyl)-17α-(1-propinyl)-estra-4,9-dien-3-on)] mit nachgewiesener antiglucocorticoider Wirkung [18]. Die volle Hemmung der TAT-Induktion durch RU 486 wird im Bereich von 100 nM in H4-II-E Zellen und die Hemmung der CAT-Induktion bei 10 nM in der stabil transfektierten Brustkrebszellinie ZR75/-763-AGP-CAT mit

10 nM Dexamethason als Induktor erreicht. Die entsprechenden IC_{50}-Werte liegen gleichfalls für dieses Antigestagen um eine Zehnerpotenz verschoben in der H4-II-E Zellinie bei 10 nM (Abb. 2) bzw. in der Zellinie ZR75/-763-AGP-CAT im nanomolaren Bereich (Abb. 3).

Mit 10 nM Dexamethason als Induktor zeigt Dienogest mit einer IC_{50} von ca. 1000 nM in beiden für antiglucocorticoide Aktivitäten verwendeten Zellsystemen gegenüber RU 486 einen deutlich geringeren IC_{50}-Wert. Das entspricht bei H-4-II-E zwei Zehnerpotenzen (Abb. 2) und bei ZR75/-763-AGP-CAT einem Tausendstel (Abb. 3).

In H-4-II-E Zellen zeigt Progesteron unter diesen Versuchsbedingungen keine antagonistische Aktivität bezüglich der TAT-Induktion bei 10^{-6} M. Einige synthetische Gestagene (R5020, Chlormadinonacetat, Norethisteronacetat, Ketodesogestrel, Levonorgestrel) haben in ersten vergleichenden Versuchen einen gleichwertigen bzw. sogar stärkeren antiglucocorticoiden Effekt als Dienogest in unseren Modellsystemen (Sobek et al., Publikation in Vorbereitung). Die hier

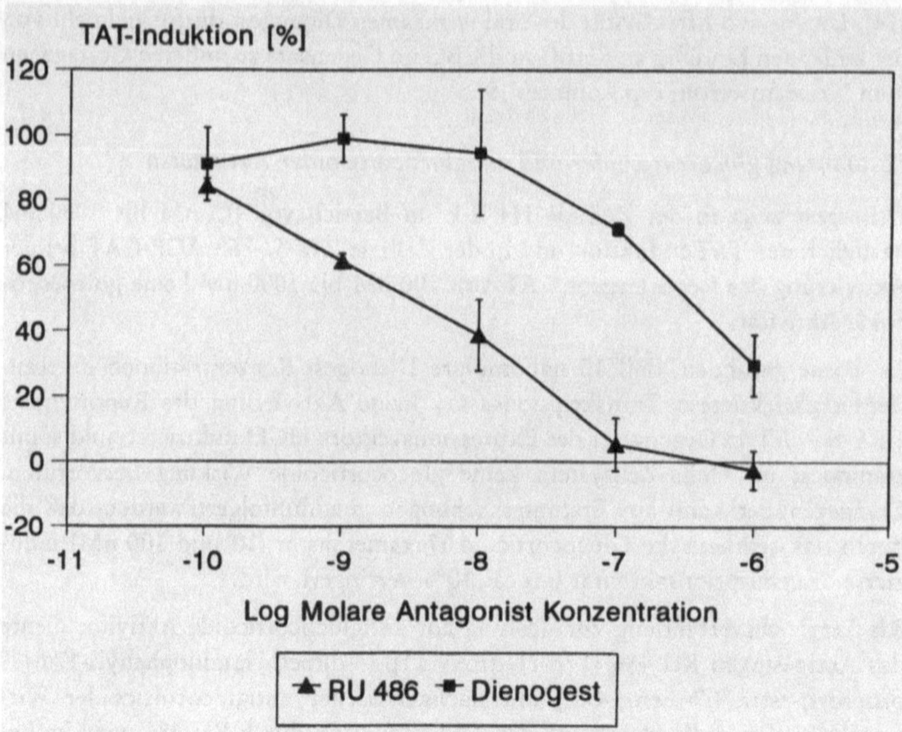

Abb. 2 Antiglucocorticoider Effekt von Dienogest im Vergleich mit RU 486 in der Rattenhepatomlinie H4-II-E. Inhibierung der durch 10^{-8} M Dexamethason (= 100%) bewirkten TAT-Induktion.

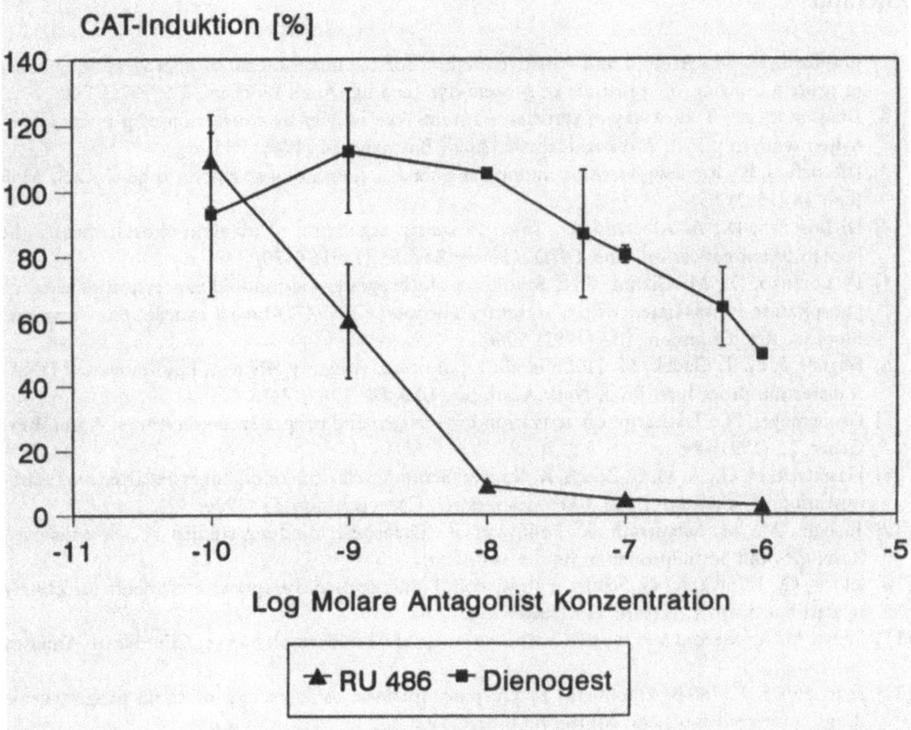

Abb. 3 Antiglucocorticoider Effekt von Dienogest im Vergleich mit RU 486 in der stabil transfektierten humanen Brustkrebszellinie ZR75/-763-AGP-CAT. Inhibierung der durch 10^{-8} M Dexamethason (= 100%) bewirkten CAT-Induktion.

vorgestellten ersten Befunde stehen im Einklang mit Publikationen zu antiglucocorticoiden Wirkungen von Gestagenen in zellulären Systemen [22, 15]. So fanden Poulin et al. [15] antiglucocorticoide Effekte sowohl für 17-Hydroxyprogesteronderivate (Chlormadinonacetat, Cyproteronacetat, Megestrolacetat) und das 19-Nortestosteronderivat Norgestrel auf Proliferationsparameter von humanen ZR-75-1 Brustkrebszellen.

Die fehlende glucocorticoide Wirkung von Dienogest in den hier vorgestellten Testsystemen und die nur schwache antiglucocorticoide Wirkung stimmt mit den niedrigen RBA-Werten zum Glucocorticoidrezeptor der Rattenleber (0,95% des Referenzsteroids Dexamethason) überein. Die Differenzen in den antiglucocorticoiden Wirkungen in unterschiedlichen zellulären Systemen stellen interessante Ansatzpunkte für gewebespezifische Wirkspezifitäten dar und sollten im Vergleich mit anderen synthetischen, klinisch bedeutsamen Gestagenen Gegenstand weiterer Untersuchungen bilden.

Literatur

[1] Bradford, M. M.: A rapid and sensitive method for the quantitation of microgram quantities of protein utilizing the principle of protein-dye binding. Anal. Biochem. 72 (1976) 248.

[2] Diamondstone, T. I.: Assay of tyrosine transaminase activity by conversion of p-hydroxyphenylpyruvate to p-hydroxybenzaldehyde. Anal. Biochem. 16 (1966) 395.

[3] Dietrich, J. B.: Review: Tyrosine aminotransferase a transaminase among others? Cell. Mol. Biol. 38 (1992) 95.

[4] Di Lorenzo, D., A. Albertini, D. Zava: Progestin regulation of alkaline phosphatase in the human breast cancer cell line T47D. Cancer Res. 51 (1991) 4470.

[5] Di Lorenzo, D., M. Gianni, G. F. Savoldi et al.: Progesterone induced expression of alkaline phosphatase is associated with a secretory phenotype in T47D-breast cancer cells. Biochem. Biophys. Res. Commun. 192 (1993) 1066.

[6] Felgner, P. L., T. Gadek, M. Holm et al.: Lipofection: A highly efficient, lipid-mediated DNA-transfection procedure. Proc. Natl. Acad. Sci. USA 84 (1987) 7413.

[7] Gronemeyer, H.: Transcription activation by estrogen and progesterone receptors. Annu. Rev. Genet. 25 (1991) 89.

[8] Hasenack, H. G., A. M. G. Bosch, K. Kaeaer: Serum levels of 3-ketodesogestrel after oral administration of desogestrel and 3-ketodesogestrel. Contraception 33 (1986) 391.

[9] Juchem, M., M. Schaffrath, K. Pollow et al.: Dienogest: Bindungsstudien an verschiedenen Rezeptor- und Serumproteinen (in diesem Buch).

[10] Klock, G., U. Strähle, G. Schütz: Estrogen and glucocorticoid responsive elements are closely related but distinct. Nature 329 (1987) 734.

[11] Lazar, M. A.: Steroid and thyroid hormone receptors. Endocrinol. Metab. Clin. North America 20 (1992) 681.

[12] Marciewicz, L., R. B. Hochberg, E. Gurpide: Intrinsic estrogenicity of some progestagenic drugs. J. Steroid Biochem. Molec. Biol. 41 (1992) 53.

[13] Oettel, M., A. Kurischko: STS 557, A new orally active progestin with antiprogestational and contragestational properties in rabbits. Contraception 21 (1980) 61.

[14] Oettel, M., G. Kaufmann, A. Kurischko: The endocrinological profile of metabolites of the progestin Dienogest. Pharmazie. 48 (1993) 541.

[15] Poulin, R., D. Baker, D. Poirier et al.: Multiple actions of synthetic 'progestins' on the growth of ZR-75-1 human breast cancer cells: An in vitro model for the simultaneous assay of androgen, progestin, estrogen, and glucocorticoid agonistic and antagonistic activities of steroids. Breast Cancer Res. Treat. 17 (1990) 197.

[16] Sartorius, C. A., L. Tung, G. S. Takimoto et al.: Antagonist-occupied human progesterone receptors bound to DNA are functionally switched to transcriptional agonists by cAMP. J. Biol. Chem. 268 (1993) 9262.

[17] Sobek, L., D. Di Lorenzo, M. Oettel et al.: Normal and stable transfected cancer cell lines – tools for a screening of progestogenic, antiprogestogenic and antiglucocorticoid substances. Meth. Find. Exp. Clin. Pharmacol. (1994) (submitted).

[18] Spitz, I. M., C. W. Bardin: Clinical pharmacology of RU486 – an antiprogestin and antiglucocorticoid. Contraception. 48 (1993) 403.

[19] Truss, M., M. Beato: Steroid hormone receptors: Interaction with deoxyribonucleic acid and transcription factors. Endocrine Reviews 14 (1993) 459.

[20] Turcotte, B., M.-E. Meyer, M. Bellard et al.: Control of transcription of the chicken progesterone receptor gene. In vitro and in vivo studies. J. Biol. Chem. 266 (1991) 2582.

[21] Williams, P., T. Ratajczak, S. C. Lee et al.: AGP/EBP(LAP) expressed in rat hepatoma cells interacts with multiple promoter sites and is necessary for maximal glucocorticoid induction of the rat alpha-1 acid glycoprotein gene. Mol. Cell. Biol. 11 (1991) 4959.

[22] Xu, X. F., J. Hoebeke, P. Bjorntorp: Progestin binds to the glucocorticoid receptor and mediates antiglucocorticoid effect in rat adipose precursor cells. J. steroid Biochem. 36 (1990) 465.

Zur Pharmakokinetik und Biotransformation von Dienogest bei verschiedenen Tierspezies

G. Hobe, H. G. Hillesheim, R. Schön, W. Schade, G. Frankenberg, N. P. Goncharov, G. Kaufmann, P. Ritter, W. Schumann, K. Wehrberger, H. Wagner, J. Römer

Zusammenfassung

Nach oraler und i.v. Verabfolgung von 14α,15α-^{3}H-Dienogest (17α-Cyanomethyl-17β-hydroxy-4,9-estradien-3-on) bei Ratte, Kaninchen, Hund und Pavian wurden aus dem Plasmaspiegelverlauf sowie aus der Ausscheidung im Urin und mit den Faeces pharmakokinetische Grundparameter der Substanz abgeleitet. Bei Verabfolgung äquivalenter Dosen von Dienogest zeigen sich bei den Spezies signifikante Unterschiede in der Größe der Fläche unter der Plasmakonzentrationskurve in der Reihenfolge Hund > Pavian > Kaninchen > Ratte. Außer beim Kaninchen wird Dienogest mit Halbwertszeiten < 10 h relativ rasch aus dem Plasmakompartiment eliminiert. Dienogest liegt im Plasma zu etwa 10% in nichtproteingebundener Form vor. Die Dienogest-Metaboliten werden bei allen Spezies, einschließlich der Ratte, bevorzugt mit dem Urin ausgeschieden.

Zur Charakterisierung der Biotransformation wurden Metabolitenmuster durch Auftrennung von Extrakten aus Plasma, Galle und Urin dargestellt. Aus Urin von Kaninchen, Ratte und Hund wurden Dienogest-Metaboliten isoliert und durch die Ultraviolett-, Infrarot-, Kernresonanz- und hochauflösende Massenspektrometrie charakterisiert. Die folgenden Biotransformationsreaktionen im Dienogest-Molekül wurden nachgewiesen bzw. wahrscheinlich gemacht:

- *Hydroxylierung in 11-Stellung; 1-, 2- und 12-Stellung wahrscheinlich*
- *Reduktion der 3-Oxo-Gruppe*
- *Hydrierung einer Doppelbindung*
- *Aromatisierung von Ring A + Einführung von Δ9(11)*
- *Umwandlung von 17α-CH_2CN → 17α-CH_2OH*
- *Verseifung von 17α-CH_2-CN zu 17α-CH_2COOH bei gleichzeitiger Lactonbildung mit einer OH-Gruppe im Ring D*
- *Gleichzeitige Hydroxylierung und Hydrierung des Dienogest-Moleküls*
- *Verschiebung der 4,9-Doppelbindung zu Δ5(10),9(11) bei gleichzeitiger Reduktion der 3-Oxogruppe und Hydroxylierung.*

Einleitung

Bei der Entwicklung von Steroidwirkstoffen werden synthetisierte Verbindungen auf ihre Wirkung am Versuchstier geprüft. Die Untersuchungen sind die Grundlage für die Entscheidung, eine entwickelte Substanz am Menschen zu prüfen. Die Problematik der Übertragbarkeit tierexperimenteller Befunde auf den Menschen ist hinlänglich bekannt. Unterschiede in der Pharmakokinetik und Biotransformation – bei Steroiden sind auch Unterschiede in der Empfindlichkeit der Zielorgane in Betracht zu ziehen – lassen eine unmittelbare Extrapolation der Versuchsergebnisse auf den Menschen nicht zu.

Trotz intensiver, teilweise erfolgreicher Bemühungen, tierexperimentelle Untersuchungen von synthetisierten Wirkstoffen durch In-vitro-Untersuchungen zu ersetzen bzw. zu ergänzen, wird bei der Prüfung von Steroidwirkstoffen das Versuchstier weiterhin einen vorrangigen Platz einnehmen. Es bleibt daher die Aufgabe, die tierexperimentellen Untersuchungsergebnisse hinsichtlich ihrer Aussagekraft allgemein und in ihrer Relevanz für den Menschen kritisch zu prüfen und ihre Interpretation zu verbessern. Dazu können Kenntnisse über Faktoren, die die Arzneistoffwirkung kontrollieren, wie Resorption, Verteilung, Elimination und Ausscheidung, einen wesentlichen Beitrag liefern.

In der vorliegenden Arbeit werden Ergebnisse von Untersuchungen zur Pharmakokinetik und Biotransformation des Gestagens Dienogest (17α-Cyanomethyl-17β-hydroxy-4,9-estradien-3-on) bei den Spezies Ratte, Kaninchen, Hund und Pavian dargestellt. Ratte und Hund sind Spezies, die für Toxizitätsprüfungen von Dienogest eingesetzt wurden. Beim Kaninchen zeigt Dienogest eine hohe progestagene Wirkung, die im McPhail-Clauberg-Test bei oraler Verabfolgung die anderer eingeführter synthetischer Progestagene, wie Levonorgestrel oder Norethisteronacetat, um ein Mehrfaches übertrifft [21]. Am Pavian wurden Studien zur interzeptiven, d. h. postcoital fertilitätshemmenden Wirkung durchgeführt [17, 20].

Für die Untersuchungen wurde die tritiummarkierte Verbindung eingesetzt. Die radioaktive Markierung erlaubt eine rationelle und genaue quantitative Bestimmung in allen biologischen Materialien, wie Blut, Plasma, Urin, Faeces oder Gewebe, und durch die Markierung unterscheidet sich die Substanz und die von ihr abgeleiteten Metaboliten von den anderen Begleitstoffen, die in den biologischen Materialien enthalten sind. Die Suche nach Metaboliten wird dadurch wesentlich erleichtert.

Material und Methoden

^{3}H-Dienogest

Als Tracer wurde die 14α,15α-tritiummarkierte Verbindung eingesetzt. Die Herstellung erfolgte in einer mehrstufigen Synthese im ehemaligen Zentralinstitut für Kernforschung in Rossendorf durch Wagner und Römer [27]. Die Substanz wurde durch Dünnschichtchromatographie auf Kieselgel im System Benzen/Aceton 2 : 1 gereinigt. Die radiochemische Reinheit war >95%.

Substanzapplikation

Die orale Applikation erfolgte bei Ratte und Kaninchen mittels Schlundsonde in Ethanol/1,2-Propylenglykol/0,5% wäßrige Tylose-Lösung 1 : 1 : 6 bzw. in einer Hartgelatinekapsel mit 100 mg Lactose/Stärke 3 : 1 bei Hund und Pavian. Die i.v. Verabfolgung wurde in Ethanol/1,2-Propylenglykol/25% wäßrige Sorbitlösung 1 : 2 : 2 in die V. femoralis bei der Ratte in die marginale Ohrvene beim Kaninchen, in die V. jugularis beim Hund und in die V. cubitalis beim Pavian durchgeführt. In Tabelle 1 sind die Art und Herkunft der Versuchstiere und die Applikationsdosen zusammengestellt.

Tabelle 1 Für pharmakokinetische Untersuchungen von Dienogest eingesetzte Versuchstiere und Applikationsdosen

Spezies	Ratte	Kaninchen	Hund	Pavian
Herkunft	Wistar Fa. Kühne Leipzig	New Zealand Albinos LPG Mihla Bischofsroda	Beagle Jenapharm Jena	Papio hamadryas IEPT Suchumi/Abchasien
Geschlecht	♀	♀	♂	♀
Gewicht (kg)	0,18–0,25	2–4	14–21 (2 Jahre)	11–14 (7–12 Jahre)
Gruppengröße	6	5	5	5–7
Dosis oral (mg/kg)	1 0,1	0,1	0,1	0,1
Dosis i. v. (mg/kg)	1	0,1	0,1	0,1
^{3}H-Dosis (MBq)	0,7–0,9	5,5–9,2	12,9–14,8	11,1–14,8

Während der Untersuchungen wurden die Tiere in Stoffwechselkäfigen gehalten, die ein getrenntes Sammeln von Urin und Faeces ermöglichen.

Blutentnahme, Urin- und Faeces-Sammlung, Radioaktivitätsmessung

Blut wurde mit heparinisierten Spritzen aus der marginalen V. auricularis (Kaninchen), V. saphena (Hund), V. cubitalis (Pavian) bzw. mit Glaskanülen aus dem retroorbitalen Venenplexus bei der Ratte zu verschiedenen Zeiten nach der Applikation entnommen, und durch Zentrifugation wurde Plasma gewonnen.

Urin und Faeces wurden in Tagesportionen gesammelt. Im Plasma und Urin wurde die Radioaktivität direkt, in den Faeces nach Verbrennung der gemischten und zerkleinerten Proben im automatischen Probenoxydationsgerät Oxymat (Intertechnique) durch Flüssigkeitsszintillationsmessung in einem Gerät LKB Wallace 81 000 gemessen [10].

Bestimmung von Dienogest im Plasma

Die Plasmaproben wurden mit Ether extrahiert, und der Extrakt wurde mit nichtmarkiertem Dienogest als innerer Standard auf Kieselgel GF_{254} dünnschichtchromatographiert. Die im UV-Licht lokalisierte Dienogest-Zone wurde eluiert und deren Radioaktivität unter Berücksichtigung der Verlustrate bei der Chromatographie gemessen. Beim Kaninchen wurde anstelle von Dienogest die Fraktion der toluenextrahierbaren Radioaktivität bestimmt.

Bestimmung des nichtproteingebundenen Dienogest

Die Bestimmung dieser Fraktion im Plasma wurde mittels Zentrifugalultrafiltration mit dem Centrifree-Mikrotrennsystem der Fa. Amicon durchgeführt [15].

Berechnung pharmakokinetischer Parameter

Die Plasmakonzentrationsverläufe von Dienogest bzw. der toluenextrahierbaren Fraktion und der Gesamtradioaktivität wurden auf der Basis der kleinsten Summe der Fehlerquadrate zusammengesetzten Exponentialfunktionen angepaßt, und es wurden unter Vorgabe von 2- bzw. 3-Kompartimentsystemen die folgenden Parameter berechnet [3, 24, 29]:

$t_{1/2}(\alpha)$, $t_{1/2}(\beta)$ = Eliminationshalbwertszeiten der ersten bzw. zweiten Dispositionsphase; $AUC_0^{24(\infty)}$ = Fläche unter der Plasmakonzentrationskurve im Zeitbereich von 0 bis 24 h p.a. bzw. bis ∞; Vdss = Verteilungsvolumen im steady state; Cl_{tot} = Gesamt-Plasmaclearance; RP 24 = Anteil von Dienogest an der Plasma-Gesamtradioaktivität in den ersten 24 h p.a. (AUC_0^{24} Dienogest: AUC_0^{24} GA); MRT = Mittlere Verweildauer; c_{max}, t_{max} = Konzentration und Zeitpunkt des Blutspiegelmaximums bei oraler Verabfolgung; k_1 = Absorptionskonstante; BV = Bioverfügbarkeit bei oraler Applikation; $t_{1/2}$ren = Halbwertszeit der renalen Elimination nach der ARE-Methode [16].

Untersuchungen zur Biotransformation

Zur Darstellung von Metabolitenmustern durch HPLC-Trennung von Steroidextrakten sowie für die Isolierung von Dienogest-Metaboliten wurde der Sammelurin vom 1. und 2. Tage nach oraler Verabfolgung bzw. Galle von Tieren mit einem Polyethylenkatheter im Gallengang eingesetzt [5, 28]. Für die Extraktion von Dienogest-Metaboliten aus den Untersuchungsmaterialien fand der nachstehende Aufarbeitungsgang Anwendung:

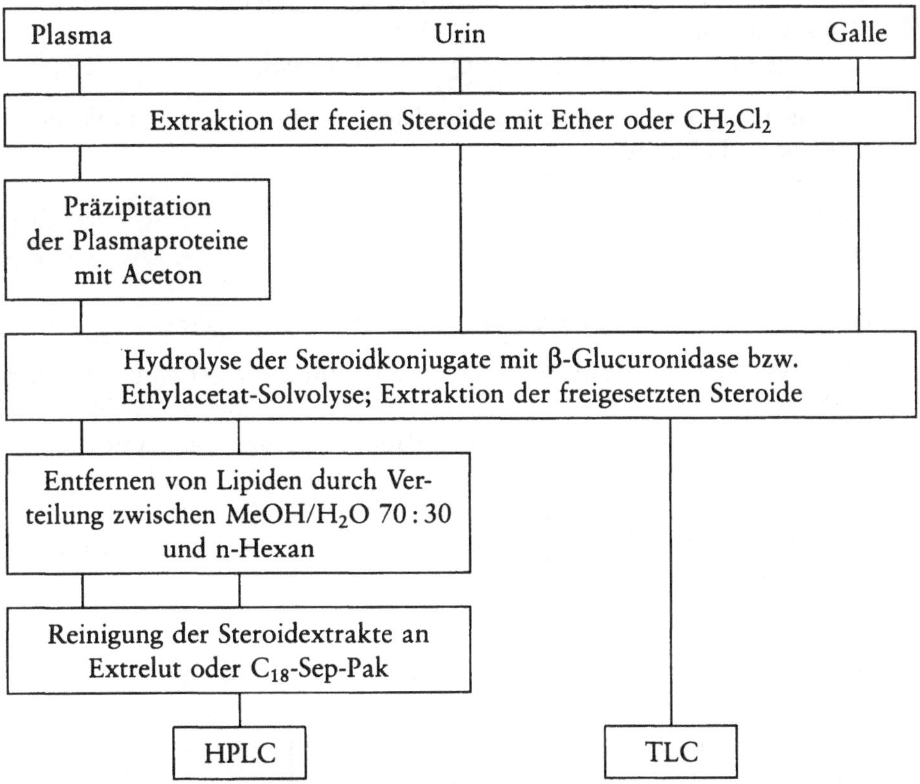

HPLC-Trennung der Extrakte

Die Trennungen wurden mit einem System der Fa. Knauer an einer Lichrosorb RP 18-Säule (250 × 4,6 mm, 10 µm Partikelgröße) durchgeführt; die Hauptsäule war mit einer Vorsäule (40 × 4,6 mm; Perisorb RP 18, 30–40 µm Teilchengröße) verbunden. Die mobile Phase bestand aus CH_3OH/H_2O 55 : 45 v/v [28]. Die Bedingungen der Auftrennung der Metabolitenextrakte sind an anderer Stelle [28] ausführlich dargestellt.

Isolierung von Metaboliten mittels Dünnschichtchromatographie

Bei der Auftrennung der Metabolitengemische an Kieselgel GF 254 fanden die folgenden Lösungsmittelsysteme Anwendung:

A:	$CHCl_3$/Ether	8 : 2	B:	$CHCl_3$/Aceton	9 : 1
D:	$CHCl_3$/Aceton	8 : 2	E:	$CHCl_3$/Cyclohexan/EtOH	46 : 46 : 8
F:	$CHCl_3$/EtOAc/EtOH	10 : 4 : 2	G:	Ether/Cyclohexan	8 : 2

H: Benzen/Aceton	3:1	J: Benzen/Aceton	1:1
K: Benzen/Ether	3:1	L: Benzen/EtOAc	2:8
L*: Benzen/EtOAc	1:1	M: $CHCl_3/CH_3OH$	95:5
N: Benzen/CH_3OH	9:1	O: Ether	
P: $CHCl_3$/EtOH	98:2	Q: Benzen/Aceton	2:1

Die Chromatographie wurde in verschiedenen Systemen bis zur radiochemischen Reinheit durchgeführt.

Ergebnisse

Plasmakonzentrationsverlauf nach Verabfolgung von Dienogest

Die Plasma-Gesamtradioaktivität (GA) nach Verabfolgung der tritiummarkierten Verbindung setzt sich aus Dienogest und Metaboliten zusammen. Die Größe der Metabolitenfraktion erhält man durch Differenzbildung von GA und Dienogest. In Abb. 1 sind die Plasmakonzentrations-Zeitkurven der Gesamtradioaktivität und von Dienogest bzw. der toluenextrahierbaren Fraktion (beim Kaninchen) nach oraler Verabfolgung von ^{3}H-Dienogest bei Ratte, Kaninchen, Hund und Pavian im Vergleich zum Menschen dargestellt.

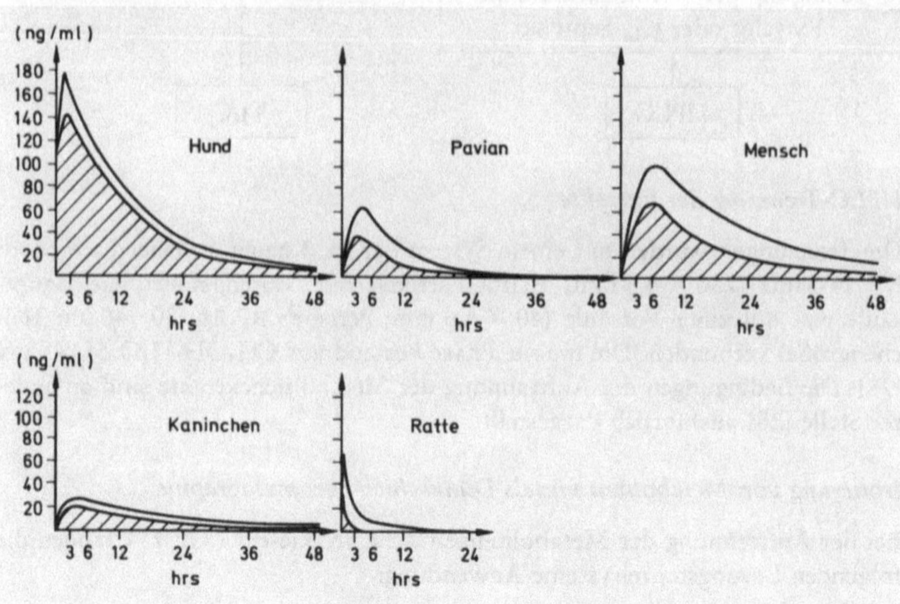

Abb. 1 Mittlerer Plasmakonzentrationsverlauf der Gesamtradioaktivität (Dienogest + Metaboliten) und von Dienogest (dunkle Fläche) nach oraler Applikation von 0,1 mg/kg KM 14α,15α-^{3}H-Dienogest bei Ratte, Kaninchen, Hund und Pavian im Vergleich zu weiblichen Probanden.

In Tabelle 2 und 3 sind für Dienogest charakteristische Daten zusammengestellt, die aus den Plasmakonzentrationsverläufen nach oraler und i.v. Verabfolgung von ^{3}H-Dienogest bei den verschiedenen Spezies abgeleitet wurden.

Tabelle 2 Mittelwerte von Parametern, abgeleitet aus dem Plasma-Konzentrationsverlauf der Gesamtradioaktivität (GA) und von Dienogest nach oraler Verabfolgung von 0,1 mg/kg KM ^{3}H-Dienogest

Spezies	Daten abgeleitet von	t_{max} [h]	c_{max} [ng/ml]	AUC_0^{48} [ng/ml x h]	BV	RP 24
Ratte	GA	0,5	71	265	0,8	0,24
	Dienogest		35	63	0,7	
Pavian	GA	2–6	73	934	0,7	0,57
	Dienogest		45	509	0,7	
Hund	GA	2–5	169	2809	0,9	0,84
	Dienogest		151	2303	0,9	
Kaninchen	GA	4–6	31	602	1,0	0,73
	TEF		24	407	1,0	

Es bedeuten: t_{max}, C_{max} = Zeit und Konzentration des Plasmaspiegelmaximums; AUC_0^{48}= Fläche unter der Plasmakonzentrationskurve von 0–48 h p. a.; BV = Bioverfügbarkeit bei oraler Applikation; RP 24 = mittlerer Anteil von Dienogest an der Plasma-GA in den ersten 24 h nach der Applikation; TEF = Toluen-extrahierbare Fraktion.

Tabelle 3 Parameter der Verteilung und Elimination, abgeleitet aus dem Plasma-Konzentrationsverlauf der Gesamtradioaktivität (GA) und von Dienogest nach i. v. Verabfolgung von ^{3}H-Dienogest

Spezies	Daten abgeleitet von	Vdss [l]	Δ' [l/kg]	Cl_{tot} [l/h]	MCR [l/d/kg]	$t_{1/2}(\alpha)$ [h]	$t_{1/2}(\beta)$ [h]	MRT [h]
Ratte	GA	0,37	1,71	0,06		0,9	17	6,2
	Dienogest	0,15	0.67	0,21	22,8	0.4	5,9	0,7
Pavian	GA	13,4	0,83	1,47		1,6	7,9	9,3
	Dienogest	15,4	0,95	2,58	3,8	0,9	5,1	6,0
Hund	GA	8,2	0,49	0,60			9,5*	13,7
	Dienogest	9,4	0,56	0,79	1,1		8,5	11,9
Kaninchen	GA	12,3	3,7	0,35		6,6	50	36,3
	TEF	10,6	3,2	0,74	5,4	6,3	33	14,3

* Elimination nach 1-Kompartimentmodell

Es bedeuten: Vdss = Verteilungsvolumen im steady state (= $Cl_{tot} \times$ MRT); Δ' = Distributionskoeffizient (Vdss/kg KM); Cl_{tot} = Plasma-Gesamtclearance (D/AUC_0^{∞}); MCR = Metabol. Clearance Rate; $t_{1/2}(\alpha)$, $t_{1/2}(\beta)$ = Halbwertszeit der ersten bzw. zweiten Dispositionsphase im 2-Kompartimentmodell; MRT = mittlere Verweildauer; TEF = Toluen-extrahierbare Fraktion.

Aus Untersuchungen am Menschen ist bekannt [8, 15, 22], daß Dienogest nicht an SHBG gebunden wird und im Vergleich zu anderen Progestagenen [4] zu einem relativ hohen Anteil im Plasma in nichtproteingebundener Form vorliegt. In einer orientierenden Untersuchung wurde bei Ratte, Kaninchen und Hund mit der Methode der Zentrifugalultrafiltration der Anteil des nichtproteingebundenen Dienogest im Plasma wie folgt bestimmt:
Ratte (♂, ♀): 12,4 ± 1,2% (n = 12); Kaninchen (♀): 11,1 ± 0,4% (n = 8); Hund (♂): 8,2 ± 1,1% (n = 18).

Ausscheidung von Dienogest-Metaboliten

In Tabelle 4 sind Daten der Radioaktivitätsausscheidung im Urin und mit den Faeces bei den 4 Tierspezies zusammengestellt. Aus dem Vergleich der nach i.v. Verabfolgung und oraler Applikation (hier nicht dargestellt) im Urin ausgeschiedenen Radioaktivitätsmengen leitet sich ab, daß Dienogest bei oraler Verabfolgung gut resorbiert wird.

Tabelle 4 Radioaktivitätsausscheidung im Urin und mit den Faeces nach i.v. Verabfolgung von ^{3}H-Dienogest bei 4 Tierspezies

Spezies	d	U_{24}	U_{tot}	F_{tot}	E_{tot}	U : F	$t_{1/2}$ren
		[% appl. Dosis]					[h]
Ratte	5	55,9 ± 5	63,5 ± 3	36,4 ± 3	99,9 ± 2	1,8 ± 0,3	8
Pavian	4	44,4 ± 9,7	56,3 ± 8,4	18,4 ± 6,7	70,7 ± 5,6	3,2 ± 1,4	12
Hund	5	32,1 ± 9,5	64,1 ± 6,1	27,3 ± 3,6	91,4 ± 7,3	2,4 ± 0,4	16
Kaninchen	5	43,7 ± 6,7	70,6 ± 9,0	9,3 ± 1,2	79,9 ± 11	8,0 ± 2,1	18

Es bedeuten: d = Sammelzeit in Tagen; U_{24} = renale Ausscheidung in 24 h; U_{tot}, F_{tot}, E_{tot} = renale, fäkale und Gesamtausscheidung in der Sammelzeit in % der applizierten Dosis; U : F = Verhältnis von renaler zu fäkaler Ausscheidung; $t_{1/2}$ren = renale Eliminationshalbwertzeit nach der ARE-Methode [16].

Metabolitenmuster von Dienogest nach HPLC-Trennung

Als ein repräsentatives Beispiel sind in Abb. 2 Metabolitenmuster von Dienogest im Plasma, in der Galle und im Urin beim Kaninchen nach Trennung der Extrakte mittels HPLC dargestellt.

Charakterisierung des Dienogest-Hauptmetaboliten in der Galle beim Kaninchen

Der in der Galle beim Kaninchen nach Applikation von Dienogest auftretende Hauptmetabolit mit einer Retentionszeit von 11,2 min bei der HPLC wurde in

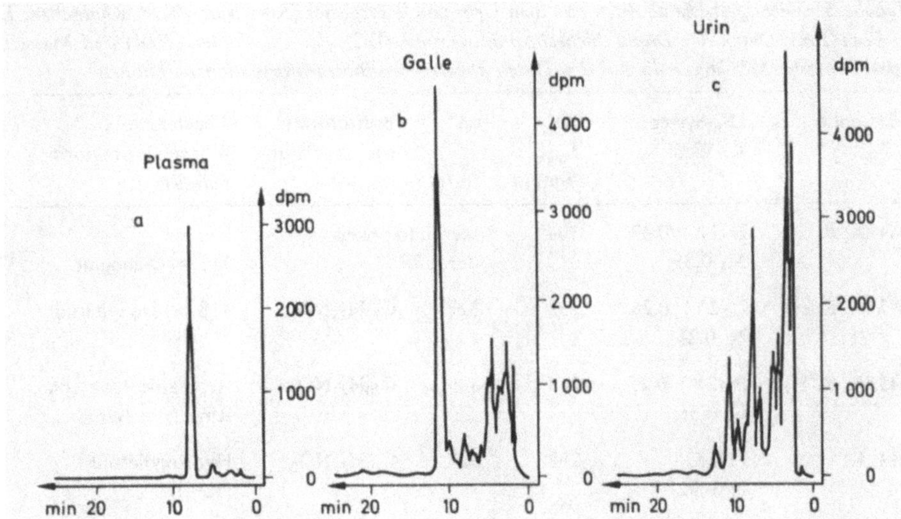

Abb. 2 Metabolitenmuster von Dienogest im Plasma (a), in der Galle (b) und im Urin (c) beim Kaninchen nach oraler Verabfolgung von 0,1 mg/kg KM ^{3}H-Dienogest.

verschiedenen TLC-Systemen chromatographiert und gereinigt und wie folgt charakterisiert:
TLC: System E 2×, R_F 0,52; System H 2×, R_F 0,56; System N 2×, R_F 0,40; *UV:* keine Absorption; *MS:* m/z 315.2205 (M^+), ber. für $C_{20}H_{29}NO_2$ 315.2198; m/z 297.2052, ber. für $C_{20}H_{27}NO$ ($M^+ - H_2O$) 297.2093

Acetylierung mit Acetanhydrid in Pyridin ergab ein *Monoacetat:* TLC im System P R_F 0,53; m/z 357.2340 (M^+), ber. für $C_{22}H_{31}NO_3$ 357.2304; m/z 297.2127, ber. für $C_{20}H_{27}NO$ ($M^+ - CH_3COOH$) 297.2093, und ein *Diacetat:* TLC im System P R_F 0,74; m/z 399 (M^+), im Verhältnis 9 : 1.

Durch Oxydation mit CrO_3 nach Jones wurde ein Oxydationsprodukt erhalten (TLC im System K R_F 0,50, System Q R_F 0,69; m/z 313.2050 (M^+), ber. für $C_{20}H_{27}NO_2$ 313.2042, das keine UV-Absorption aufwies.

Die genannten Daten sprechen für das Vorliegen eines Tetrahydrometaboliten von Dienogest, in welchem die 3-Oxo-Gruppe zur 3-OH-Gruppe reduziert und offensichtlich die 4-Doppelbindung hydriert ist.

Aus Urin isolierte und charakterisierte Metaboliten

Die aus Urin isolierten Dienogest-Metaboliten sind in Tabelle 5 mit Daten der Ultraviolett- und Massenspektrometrie zusammengestellt. Es sind zum Hauptteil die beim Kaninchen aufgefundenen Metaboliten, da bei dieser Spezies die größte Menge an Untersuchungsmaterial zur Verfügung stand [14]. Ein Teil

Tabelle 5 Dienogest-Metaboliten aus dem Urin von Tierspezies (R = Ratte, K = Kaninchen, H = Hund) mit Daten der Dünnschichtchromatographie (DC), der Ultraviolett- (UV) und Massenspektrometrie (MS) sowie die aus den Daten abgeleiteten Biotransformationsreaktionen

Metabolit	DC-System R_F-Wert	UV λ_{max} (nm)	M^+ (m/z)	Bruttoformel nach hochauflös. MS	Abgeleitete Biotransformations-reaktion
M1 (K, R, H)	E (2×): 0,47 M: 0,39	304	Identitätsbeweis durch IR		keine; M1 = Dienogest
M2 (K, R, H)	L (2×): 0,28 N: 0,25	298	327	$C_{20}H_{25}NO_3$	11β-Hydroxylierung
M3 (K, R, H)	A (2×): 0,25 G: 0,36	265	309	$C_{20}H_{23}NO_2$	Aromatisierung von Ring A + Δ9(11)
M4 (K)	F: 0,53 N: 0,32	292	327	$C_{20}H_{25}NO_3$	Hydroxylierung (12−?)
M5 (K, R)	F (2×): 0,43 K (3×): 0,36	300	327	$C_{20}H_{25}NO_3$	Hydroxylierung (1−?)
M6 (K, R)	F: 0,33 K (4×): 0,17	306	327	$C_{20}H_{25}NO_3$	Hydroxylierung (2−?)
M7 (K, R, H) nicht getrennt	I: 0,76 N (2×): 0,29	negativ	313 315	$C_{20}H_{27}NO_2$ $C_{20}H_{29}NO_2$	Einführung von 2H Einführung von 4H
M8 (K)	A (2×): 0,20 G: 0,33	265	325	$C_{20}H_{23}NO_3$	Ring A-Aromatis. + Δ9(11) + Hydroxyl.
M9 (K)	N (2×): 0,22 O (4×): 0,38	305	302	$C_{19}H_{26}O_3$	17α-CH_2CN → 17α-CH_2OH
M10 (K)	F: 0,49 O (4×): 0,25	238, 245 (253)	329	$C_{20}H_{27}NO_3$	Δ4,9 → Δ5(10), 9(11) 3-Oxo → 3-OH, Hydroxylierung
M11 (K)	E (3×): 0,15 F: 0,35	237, 245 (253)	345	$C_{20}H_{27}NO_4$	Δ4,9 → Δ5(10), 9(11) + 2H + 2OH
M12 (R, H)	J: 0,42 L: 0,41	302	328	$C_{20}H_{24}O_4$	Eliminierung von N aus der 17α-Seitenkette

dieser Metaboliten wurde auch bei Ratte und Hund isoliert [11]. Bei der Massenspektrometrie wurde mitunter ersichtlich, daß ein Metabolitengemisch vorlag, das durch wiederholte Dünnschichtchromatographie nicht getrennt werden konnte. In einigen Fällen wurde durch die Acetylierung von Metaboliten eine weitere Charakterisierung erreicht. Ein Vergleich mit authentischen Referenzsubstanzen war nur in einigen wenigen Fällen möglich. So wurden die Metaboliten M2 und M3 als 17α-Cyanomethyl-11β, 17β-dihydroxy-4,9-estradien-3-on (11β-Hydroxy-Dienogest) und 17α-Cyanomethyl-1,3,5(10),9(11)-estratetraen-3,17-diol identifiziert.

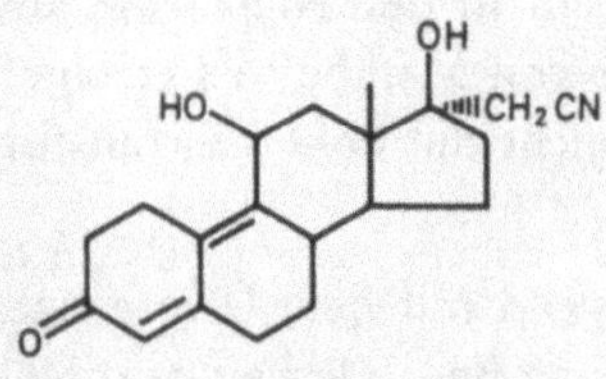
M2

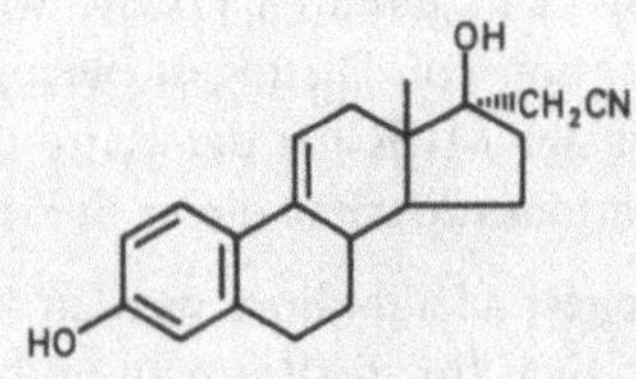
M3

Aus den abgeleiteten Biotransformationsreaktionen ist ersichtlich, daß das Dienogest-Molekül einer Vielzahl von Umwandlungsreaktionen unterliegt, die zum Teil in Kombination miteinander auftreten. Daraus leitet sich ein sehr komplexes Metabolitenspektrum ab.

Diskussion

Die Anwendung der radioaktiv markierten Verbindung erwies sich bei den vorstehend beschriebenen Untersuchungen als eine notwendige Voraussetzung, um Grundaussagen zur Pharmakokinetik und Biotransformation von Dienogest bei verschiedenen Tierspezies abzuleiten. Die Messung der Gesamtradioaktivität erfaßt die Summe von Dienogest und Metaboliten. Für die Bestimmung der nichtumgewandelten Substanz im Plasma wurde die Dienogest-Fraktion chromatographisch abgetrennt und deren Radioaktivität gemessen. Ein spezifischer und hochempfindlicher Radioimmunoassay für Dienogest wurde bei nachfolgenden Untersuchungen am Menschen eingesetzt [12, 13]. Beim Kaninchen wurde anstelle von Dienogest die toluenextrahierbare Fraktion im Plasma bestimmt. In vorangehenden Untersuchungen war durch HPLC bestätigt worden, daß diese Fraktion zum Hauptteil aus Dienogest besteht [28].

Der Plasmaspiegelverlauf nach oraler Applikation äquivalenter Dosen von Dienogest – eine nahezu vollständige Absorption bei allen Spezies ist erwiesen – zeigt signifikante Unterschiede in der Größe der Fläche unter der Plasmakonzentrationskurve (AUC) auf. Dies ist ein Ausdruck dafür, daß die in der systemischen Zirkulation vorliegenden und für die Wirkungsausübung zur Verfügung stehenden Substanzmengen sich erheblich unterscheiden.

Bei der Mehrzahl der Spezies – eine Ausnahme bildet die Ratte – macht Dienogest in den ersten 24 h nach der Applikation einen bedeutenden Teil in der

Plasma-Gesamtradioaktivität aus. Dies spricht für eine verzögerte Biotransformation und einen geringen „first pass effect". Andererseits werden aber im Urin praktisch nur Dienogest-Metaboliten ausgeschieden und davon der Hauptteil bereits am ersten Tag nach der Applikation. Der hohe Anteil von Dienogest im Plasma kann dadurch erklärt werden, daß in der Niere eine ausgeprägte Rückresorption von Dienogest, weniger aber von Metaboliten erfolgt. Der sehr hohe Wert der MCR bei der Ratte unterstreicht die hohe Biotransformations- und Exkretionskapazität dieser Spezies.

Die Dienogest-Metaboliten werden überwiegend mit dem Urin ausgeschieden. Dies trifft auch für die Ratte zu und ist als eine Besonderheit anzusehen. Diese Spezies scheidet bekanntlich Steroidmetaboliten vor allem biliär und mit den Faeces aus. Durch die renalen Eliminationshalbwertszeiten von 8 h (Ratte), 12 h (Pavian), 16 h (Hund) und 18 h (Kaninchen) kommt das Zeitverhalten der Elimination der Dienogest-Metaboliten gut zum Ausdruck. Untersuchungen an Tieren mit Gallenfisteln (in der vorliegenden Arbeit nicht dargestellt) zeigen auf, daß die Dienogest-Metaboliten im erheblichen Umfang mit der Galle eliminiert werden. So wurden bei Tieren mit Gallenfisteln in 9 h bei Ratten etwa 50%, bei Kaninchen etwa 30% der verabfolgten Dosis mit der Galle eliminiert. Biliäre Dienogest-Metaboliten unterliegen einer intensiven Rückresorption [5].

Durch die Plasmaeiweiß-Bindung wird das pharmakokinetische Verhalten eines Wirkstoffs wesentlich mitbestimmt. Dienogest weist im Plasma beim Menschen einen relativ hohen Anteil von etwa 8% in nichtproteingebundener Form auf; dies wird auf die fehlende Bindung an SHBG zurückgeführt. Auch bei den untersuchten Tierspezies zeigte sich ein ähnlich hoher Anteil an nichtproteingebundenem Dienogest von 8% (Hund), 11% (Kaninchen) und 12% (Ratte). Der hohe Anteil an freiem Dienogest ist mit der raschen Elimination aus dem Plasmakompartiment im Zusammenhang zu sehen; eine Ausnahme bildet aber das Kaninchen mit einer wesentlich höheren Eliminationshalbwertszeit. Im Zusammenhang mit der Diskussion über die Modellabhängigkeit der terminalen Eliminationshalbwertszeit wird durch die modellunabhängige mittlere Verweildauer MRT (29) mit 0,7 h bei der Ratte, 6 h beim Pavian, 11,9 h beim Hund und 14,3 h beim Kaninchen der Zeitverlauf der Dienogest-Elimination am besten wiedergegeben.

Bei den Untersuchungen zur Biotransformation wurden durch In-vitro-Studien mit isolierten Systemen und zur mikrobiellen Umwandlung von Dienogest bereits grundsätzliche Erkenntnisse zum Stoffwechselverhalten der Verbindung gewonnen. Mit Rattenlebermikrosomen [26] wurde festgestellt, daß die 9-Doppelbindung im Dienogestmolekül einen hemmenden Einfluß auf die Hydrierung der 4-Doppelbindung wie auf die Biotransformation überhaupt ausübt. In Untersuchungen zur Hydrierung der 4-Doppelbindung mit stereospezifisch hydrierenden Mikroorganismen [9, 25] zeigte sich, daß eine Hydrierung zu 5βH-Verbindungen biologisch möglich ist, hingegen wurden 5αH-Verbindungen nicht erhalten.

Von der chemischen Struktur her kann Dienogest eine Vielfalt von Biotransformationsreaktionen eingehen. Die potentiellen Wege der Dienogest-Umwandlung im Stoffwechsel sind in Abb. 3 aufgezeigt. Ein Teil der Reaktionen kann in Kombination miteinander auftreten. Aus den Daten der Tabelle 5 ist ersichtlich, daß die möglichen Umwandlungsreaktionen tatsächlich ablaufen.

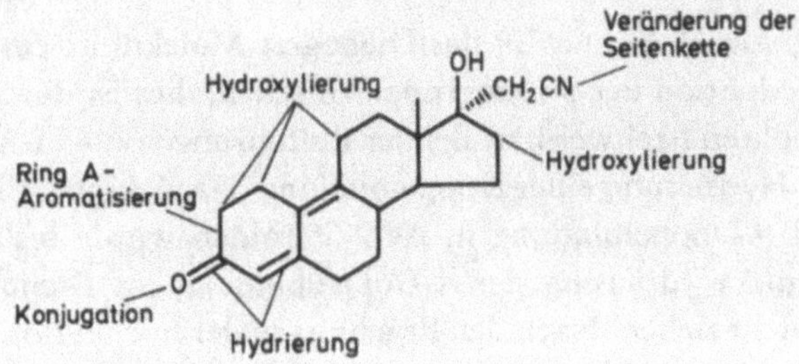

Abb. 3 Potentielle Reaktionen der Dienogest-Biotransformation.

Für die Einschätzung der Zusammensetzung von Metabolitengemischen wie auch als Grundlage für die Isolierung von Verbindungen wurden Metabolitenmuster herangezogen, die durch chromatographische Auftrennung von Extrakten aus Plasma, Galle und Urin erhalten wurden. Das repräsentative Beispiel der Metabolitenmuster beim Kaninchen bringt die Unterschiede in der Zusammensetzung in den verschiedenen Materialien gut zum Ausdruck. So zeigt das Pattern im Plasma, daß der Hauptteil der extrahierbaren Radioaktivität Dienogest darstellt. Im Metabolitenmuster der Galle hebt sich ein Metabolit von mittlerer Polarität hervor, der im Urin nur noch in geringerer Menge auftritt. Die Verbindung wurde als ein Tetrahydrometabolit von Dienogest charakterisiert, in welchem die 3-Oxo-Gruppe zur 3-OH-Gruppe reduziert und eine Doppelbindung hydriert ist. Im weiteren Stoffwechsel wird der Metabolit durch Hydroxylierung in stärker polare Metaboliten umgewandelt, die im Urin ausgeschieden werden.

Durch Vergleich mit authentischen Referenzsubstanzen wurden bei allen Spezies 17α-Cyanomethyl-11β,17β-dihydroxy-4,9-estradien-3-on(11β-OH-Dienogest) und 17α-Cyanomethyl-1,3,5(10),9(11)-estratetraen-3,17β-diol als Dienogest-Metaboliten identifiziert. Die Hydroxylierung in 11-Stellung, die auch bei der Umwandlung von Dienogest mit Rattenlebermikrosomen [26] nachgewiesen wurde, ist für die Leber ungewöhnlich und mehr für die Nebenniere typisch.

Offensichtlich sind aber 4,9-Dien-3-Oxosteroide Substrate einer 11-Hydroxylierung durch eine unspezifische Hydroxylase der Leber. Von Raynaud u. Mitarb. [23] wurde die 11-Hydroxylierung auch bei dem Progestagen R 2453 (17α-Methyl-19-nor-4,9-pregnadien-3,20-dion) in vitro mit Meerschweinchenleber nachgewiesen.

Neben der 11-Stellung wurde eine Einführung von Hydroxylgruppen für die 1-, 2- und 12-Stellung des Dienogest-Moleküls durch NMR-Messungen wahrscheinlich gemacht. Der als 1-OH-Dienogest angesehene Metabolit M5 wandelt sich leicht in den Ring A aromatisierten Metabolit M3 um. Analoge Reaktionen wurden auch bei dem Progestagen Demegeston beschrieben [23].

Die Einführung von H-Atomen in das Dienogest-Molekül ist einmal in Verbindung mit der Reduktion der 3-Oxogruppe zu sehen; dies ist durch die Acetylierung der Metaboliten nachweisbar. Bei der Einführung von 4 H-Atomen ist darüber hinaus die Hydrierung einer Doppelbindung anzunehmen. Eine biologische Hydrierung der 9-Doppelbindung in Δ4,9-Steroiden wurde bisher noch nicht nachgewiesen; die Hydrierung der 4-Doppelbindung im Dienogest ist daher mehr in Betracht zu ziehen. Nach den Ergebnissen der hochauflösenden Massenspektrometrie können Hydroxylierung, Reduktion der 3-Oxogruppe und Hydrierung einer Doppelbindung nebeneinander erfolgen.

Bei den Metaboliten M9 und M12 wurde der Nachweis erbracht, daß der Stickstoff aus der 17α-Seitenkette eliminiert werden kann. In dem Metaboliten M9 wird offensichtlich die Cyanogruppe als Ganzes entfernt. Als Mechanismus der Elimination ist die Hydroxylierung der 17α-CH_2-Gruppe von Dienogest unter Ausbildung eines Cyanohydrins mit nachfolgender HCN-Abspaltung und Hydrierung der 17α-CHO-Gruppe zu 17α-CH_2OH denkbar. Bei dem Metaboliten M12, der nach der hochauflösenden Massenspektrometrie noch die gleiche Zahl an C-Atomen wie Dienogest aufweist, wird die folgende Struktur angenommen:

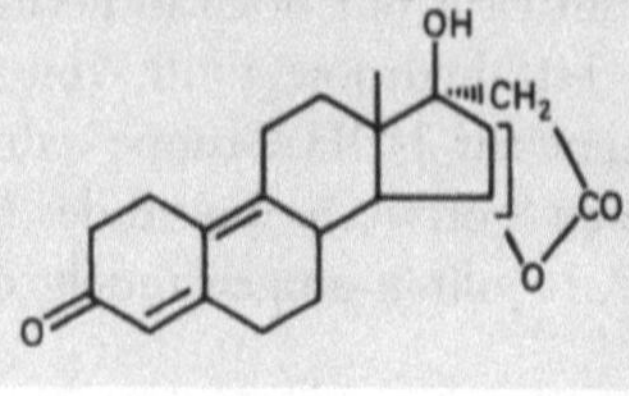

Eine Verbindung mit analoger Struktur wurde als Metabolit von 17α-Cyanomethyl-1,3,5(10)-estratrien-3,17β-diol-3-methylether identifiziert [7].

Aus massenspektrometrischen Daten wurden Hinweise erhalten, daß über die genannten Biotransformationsreaktionen hinaus noch weitere Umwandlungen anderer Art am Dienogest-Molekül ablaufen. Die vorliegenden Daten sind für eine sichere Beweisführung nicht ausreichend. Folgende Biotransformationsreaktionen sind weiter in Betracht zu ziehen.

- Ausbildung eines 3-Oxo-4,9,11-Triensystems (als Folge einer Wasserabspaltung aus 11-OH-Dienogest?)
- Mehrfach-Hydroxylierungen des Dienogest-Moleküls
- Einführung von zusätzlichen Doppelbindungen im Ring B unter Ausbildung von Equileninstrukturen
- Methylierung von aromatischen 3-Hydroxygruppen.

Durch diese weiteren möglichen Umwandlungsreaktionen wird das Bild der Dienogest-Biotransformation noch komplexer.

Es stellt sich abschließend die Frage, welche Beziehungen sich zwischen pharmakokinetischem Verhalten und Wirkung bei den verschiedenen Spezies ergeben. Die kleine Fläche unter der Plasmakonzentrationskurve (AUC) bei der Ratte steht mit der bekannten großen Biotransformationskapazität und den festgestellten geringen hormonalen Wirkungen von Dienogest bei dieser Spezies in Übereinstimmung. Aus der großen AUC beim Hund ist abzuleiten, daß Reaktionen der Steroidbiotransformation, die die Ausscheidung ermöglichen, offenbar verzögert ablaufen [6]. Die langsame Elimination von Chlormadinonacetat mit den damit verbundenen Überstimulierungsreaktionen beim Hund sind bekannt. Darüber hinaus ist bei dieser Spezies aber auch eine Überempfindlichkeit der Zielorgane gegenüber bestimmten Gestagenen in Betracht zu ziehen [2]. Überraschend ist der kleine AUC-Wert von Dienogest beim Pavian, werden doch Primaten als die dem Menschen ähnlichste Spezies angesehen. Es ist aber bekannt, daß zwischen den „non-human" Primaten und den höheren Primaten beträchtliche Unterschiede im Steroidstoffwechsel bestehen können [1]. Interessant ist auch die Frage, inwieweit aus dem pharmakokinetischen Verhalten eine Erklärung für die festgestellte unterschiedliche gestagene Wirkungsstärke von Dienogest beim Kaninchen und bei der Frau erhalten werden kann. Das hohe Verteilungsvolumen und die langsame Elimination tragen zur hohen Wirkung beim Kaninchen bei. Die rasche Elimination beim Menschen ist als ein Faktor für die geringere Wirkung zu sehen. Es ist aber offensichtlich, daß das pharmakokinetische Verhalten allein die Wirkung nicht erklären kann. Bei der Festlegung von Dosierungen muß auch die spezifische biologische Aktivität bei der jeweiligen Spezies mit in Betracht gezogen werden [19].

Literatur

[1] Diszfalusy, E.: Differences in drug metabolism between common laboratory animals and primates. In: The use of non-human primates in research on human reproduction. WHO-Symposium, Suchumi 1971, 422–427.

[2] Dorfman, R.: Progestational potency of chlormadinone acetate in the immature beagle-bitch. Methodik der Steroidtoxikologie. Georg-Thieme-Verlag, Stuttgart 1971, 71–75.

[3] Gibaldi, M., D. Perrier (Eds.): Pharmacokinetics, 2nd edition, Marcel Dekker Inc., New York and Basel 1982.

[4] Hammond, G. L., P. L. A. Lähteenmäki, P. Lähteenmäki et al.: Distribution and percentages of non-protein bound contraceptive steroids in human serum. J. Steroid Biochem. 17 (1982) 375–380.

[5] Hillesheim, H. G., P. Ritter, U. Valentin et al.: Pharmacokinetics of the progestin Dienogest (STS 557) in rabbits. Exper. Clin. Endocrinol. 94 (1989) 194–202.

[6] Hobe, G., H. G. Hillesheim, K. Wehrberger et al.: Zur Pharmakokinetik der STS 557 beim Beagle-Hund. Pharmazie 34 (1979) 320–321.

[7] Hobe, G., R. Schön, W. Schade: Species differences in biotransformation of 17α-cyanomethyl-estradiol-3-methyl ether. Steroids 36 (1980) 131–147.

[8] Hobe, G., K. Schubert: 2. Gutachten zum Stoffwechsel der STS 557 bei der Frau. ZIMET Jena 1982.

[9] Hobe, G., R. Schön, C. Hörhold et al.: Microbial transformation of 17α-cyanomethyl-17-hydroxy-4,9-estradien-3-one (STS 557) and 17α-cyanomethyl-19-nortestosterone by Mycobacterium smegmatis. Steroids 39 (1982) 399–410.

[10] Hobe, G., H. G. Hillesheim, W. Schumann et al.: Studies on Pharmacokinetics of STS 557 in Animal Species and Man. Exper. Clin. Endocrinol. 81 (1983) 158–167.

[11] Hobe, G., R. Schön, G. Frankenberg et al.: Urinary metabolites of the new progestagen STS 557 (17α-Cyanomethyl-17-hydroxy-4,9-estradien-3-one) in rat and dog. Steroids 41 (1983) 23–33.

[12] Hobe, G., Do Khac Hieu, G. Reddersen et al.: Rinderserumalbuminkonjugate des neuen Progestagens Dienogest – Synthese und immunogene Eigenschaften. Pharmazie 41 (1986) 627–630.

[13] Hobe, G., G. Klinger, G. Reddersen et al.: Radioimmunologische Bestimmung des Progestagens Dienogest im Plasma und im Speichel. Pharmazie 41 (1986) 772–774.

[14] Hobe, G., R. Schön, K. Wehrberger et al.: Studies on biotransformation of the progestagen Dienogest in the rabbit. Exper. Clin. Endocrinol. 94 (1989) 203–210.

[15] Jerkunica, I., J. Sophiaanopoulos, D. Sgoutas: Improved ultrafiltration method for determining unbound cortisol in plasma. Clin. Chem. 26 (1980) 1734–1737.

[16] Klotz, U.: Klinische Pharmakokinetik. Gustav-Fischer-Verlag, Stuttgart–New York 1979.

[17] Komor, A., N. P. Goncharov, M. Oettel: Further report on the interceptive STS 557 in baboons. Endokrinologie 79 (1982) 428–430.

[18] Madhavan Nair, K., B. Siva Kumar, B. S. Narasingo Rao: The rabbit as an animal model to study pharmacokinetics of levonorgestrel in women. Contraception 23 (1981) 89–98.

[19] Neumann, F., W. Elger: Kritische Überlegungen zu den biologischen Grundlagen von Toxizitätsstudien mit Steroid-(Sexual)-hormonen. In: E. J. Plotz, J. Haller (Hrsg.): Methodik der Steroidtoxikologie, Georg-Thieme-Verlag, Stuttgart 1971, 6–48.

[20] Oettel, M., A. Komor, N. P. Goncharov et al.: STS 557, as an interceptive in rodents and baboons. Contraception 21 (1980) 537–549.

[21] Oettel, M., A. Kurischko: STS 557, a new orally active progestin with antiprogestational and contragestational properties in rabbits. Contraception 21 (1980) 61–75.

[22] Pollow, K., M. Juchem: Dienogest (STS 557): Characterization of binding to different receptor proteins and CBG and SHBG (1994, im Druck).

[23] Raynaud, J. P., C. Cousty, J. Salmon: Metabolic studies of R 2453, a highly potent progestin. J. Steroid Biochem. 5 (1974) 224.

[24] Ritschel, W. A.: Angewandte Biopharmazie: Wissenschaftliche Verlagsgesellschaft, Stuttgart 1973.

[25] Schubert, K., G. Schumann, G. Kaufmann: Influence of a 9-double bond on stereospecific microbial 4,5-reductions. J. Steroid Biochem. 18 (1983) 75–80.

[26] Schubert, K., G. Hobe, G. Kaufmann et al.: Studies on biotransformation of STS 557. Exper. Clin. Endocrinol. 81 [1983] 168–174.

[27] Wagner, H., J. Römer, M. Hübner et al.: Tritium-Markierung eines hochwirksamen Gestagens: STS 557 (14α,15α-^{3}H-17α-Cyanomethyl-17β-hydroxy-östra-4,9-dien-3-on). J. Lab. Comp. Radiopharm 17 (1980) 317–330.

[28] Wehrberger, K., P. Ritter, H. G. Hillesheim et al.: Metabolite patterns obtained by HPLC of the new progestagen Dienogest. Advances in Steroid Analysis '84, Akademiai Kiado, Budapest 1985, 511–518.

[29] Weiß, M., W. Förster: Bedeutung kompartmentunabhängiger Parameter in der klinischen Pharmakokinetik. Dt. Gesundh.-Wesen 36 (1981) 1001.

Zur Biotransformation von Dienogest durch Mikroorganismen

C. Hörhold-Schubert, G. Hobe, G. Kaufmann, G. Schumann

Zusammenfassung

Durch den Arbeitskreis K. Schubert am Zentralinstitut für Mikrobiologie und Experimentelle Therapie (ZIMET) Jena wurden Biotransformationsreaktionen durch ausgewählte Mikroorganismen als Modelle für den Steroidstoffwechsel von Versuchstier und Mensch herausgearbeitet. Diese vergleichenden Untersuchungen zum Steroidmetabolismus lassen gleichzeitig erkennen, in wie weit die Steroidwirkstoffe bzw. deren Metaboliten den natürlichen Abbaureaktionen unterliegen und demnach nicht in der Umwelt angereichert werden.

Dienogest (17α-Cyanomethyl-17β-hydroxy-4,9-estradien-3-on), (A), wird im Gegensatz zur strukturanalogen Verbindung ohne 9(10)-Doppelbindung, dem 17α-Cyanomethyl-19-nortestosteron (17α-Cyanomethyl-17-hydroxy-4-estren-3-on), (B), durch Mycobacterium smegmatis nach einem besonderen Transformationsmuster biologisch umgewandelt. In aeroben Fermentationskulturen von Mycobacterium smegmatis entstehen aus Dienogest schon nach kurzen Fermentationszeiten oxidativ vier Metaboliten. Es dominiert die 1(2)-Dehydrierung, die bei 19-Norsteroiden durch Dienon-Phenol-Umlagerung zu Ring-A-aromatisierten Verbindungen führt. Die 9(10)-Doppelbindung wird dabei nach 9(11) verschoben (Metabolit I) oder unterliegt einer bisher nicht aufgeklärten Hydrierung (Metabolit II). Beide Metaboliten werden bei verlängerter Fermentation in die entsprechenden 3-Methylether (Metaboliten III und IV) überführt. Dagegen dominiert bei der Transformation des 17α-Cyanomethyl-19-nortestosterons, wie auch von anderen Derivaten des Testosterons bekannt, die 5α-Hydrierung (Metaboliten V bis VIII).

Bei der aeroben Transformation des Dienogest durch die Hefe Rhodotorula glutinis findet ebenfalls keine 5α-Hydrierung statt. Bei verlängerter Inkubation wird lediglich in geringem Maße die 3-Oxo-Gruppe zu einer 3-Hydroxy-Gruppe reduziert (Metabolit IX). Dagegen entstehen bei Einsatz des 17α-Cyanomethyl-19-nortestosterons auch mit diesem Mikroorganismus die 5α-hydrierten Metaboliten VII und VIII. Clostridium paraputrificum wandelt nach bekanntem Transformationsmuster unter anaeroben Bedingungen sowohl Dienogest als auch 17α-Cyanomethyl-19-nortestosteron in die 5β-hydrierten Verbindungen X bzw. XI um.

Somit konnte gezeigt werden, daß die 9(10)-Doppelbindung des Dienogest die 5α-Hydrierung verhindert, während die für die Darmflora typische 5β-Hydrierung unbeeinflußt bleibt. Hervorzuheben ist die rasche Oxidation des Dienogest durch Mycobacterium smegmatis zu einer Reihe von Produkten, die dem bekannten biologischen Aromatenabbau im Boden zugänglich sind.

Einleitung

Untersuchungen zur mikrobiellen Transformation von Arzneimitteln verfolgen das Ziel, biologisch mögliche Umwandlungs- und Abbaureaktionen dieser Verbindungen aufzufinden. Schon auf einer frühen Stufe der Arzneimittelentwicklung kann damit zur Aufklärung der Metaboliten beim Versuchstier und später beim Menschen beigetragen werden. Durch die Auswahl der Mikroorganismen, die selektiv oxidative und reduktive Bioreaktionen an Steroiden durchführen, kann gleichzeitig auf die Wege der Biotransformation in der Natur geschlossen werden.

Die präparative Herstellung der Metaboliten eines potentiellen Arzneimittels ist eine Voraussetzung dafür, das Wirkspektrum einer Verbindung umfassend zu untersuchen. Synthetisch schwierig zugängliche Verbindungen lassen sich oft mit Vorteil mikrobiell-fermentativ herstellen.

Zur Untersuchung der biologischen Besonderheiten der Biotransformation des Dienogest haben wir die Mikroorganismen Mycobacterium smegmatis, Clostridium paraputrificum und Rhodotorula glutinis ausgewählt. Mit Hilfe dieser Stämme konnten Kurt Schubert und Mitarbeiter den Modellcharakter der mikrobiellen Biotransformation für Untersuchungen zum Steroidstoffwechsel belegen [10, 11]. Derartige Studien gewinnen nach den derzeit diskutierten Leitlinien für ökotoxikologische Untersuchungen bei Arzneimitteln [Entwürfe des europäischen Arzneispezialitätenausschusses CPMP] zunehmend an Bedeutung.

Experimenteller Teil

Substanzen

Dienogest, 17α-Cyanomethyl-19-nortestosteron, die entsprechenden Ring-A-aromatisierten Verbindungen und deren 3-Methylether sowie die 5α- und 5β-hydrierten Steroide wurden in der Abt. Steroidsynthese des ZIMET (Leiter Prof. Dr. K. Ponsold) hergestellt.

Biotransformation

Mycobacterium smegmatis SG 98 wurde auf einer glyzerinhaltigen Nährlösung 96 h bei 37°C in aerober Submerskultur vermehrt. Die durch Zentrifugation vom Nährmedium abgetrennten und mit 0,03 M Phosphatpuffer, pH 7,0 gewaschenen Zellen dienten als Ausgangsmaterial für die Biotransformation. 10 g Naßzellen wurden in 100 ml desselben Puffers aufgenommen und mit 5 mg Steroid, gelöst in Azeton, versetzt. Die Biotransformation erfolgte unter aeroben Bedingungen bei 28°C und wurde bis zu 72 Stunden verfolgt.

Die Metaboliten wurden aus speziell gereinigten Chloroformextrakten mit Hilfe der Dünnschichtchromatographie getrennt, isoliert, mit spektrographischen Methoden charakterisiert und durch Vergleich mit Referenzsubstanzen identifiziert. Weitere Details der angewandten mikrobiologischen, chemischen und analytischen Methoden sind an anderer Stelle dargestellt [1].

Rhodotorula glutinis H 86 aus der Stammsammlung der Abteilung Steroidmikrobiologie des ZIMET wurde von 3–4 Tage alten Malzagarkulturen auf 500 ml Schüttelkolben, gefüllt mit 100 ml Malzwasser, überimpft. Gleichzeitig wurden 5 mg Steroid, gelöst in 0,5 ml Azeton, zugegeben. Die Fermentation erfolgte unter aeroben Bedingungen, im Falle des Dienogest bis zu 10 Tagen, im Falle des 17α-Cyanomethyl-19-nortestosterons über 4 bis 7 Tage bei 28°C. Die Metaboliten wurden aus den Chloroform-Extrakten durch präparative TLC aufgetrennt und charakterisiert. Die Methoden sind in [15] ausführlich dargestellt.

Clostridium paraputrificum H2 wurde 48 h bei 37°C anaerob (100 bis 500 ml Flaschen im Vakuum-Behälter) auf Gesamtanaerobenmedium angezüchtet und auf die Fermentationskultur im Verhältnis 1 : 5 übertragen. Gleichzeitig wurden im allgemeinen 100 mg Steroid, gelöst in 10 ml Azeton, zu 500 ml beimpftem Medium zugesetzt und weitere 3–4 d bei 37°C anaerob bebrütet. Die gewaschenen Etherextrakte wurden säulenchromatographisch aufgetrennt. Für weitere Details wird auf [15] verwiesen.

Ergebnisse

Biotransformation von Dienogest und 17α-Cyanomethyl-19-nortestosteron durch Mycobacterium smegmatis

Mycobacterium smegmatis gehört zu einer Gruppe von saprophytisch lebenden Mikroorganismen, die aus verschiedenen Böden, aber auch aus Körperflüssigkeiten von Mensch und Tier isoliert wurden. Seit langem ist bekannt, daß Boden-Mykobakterien Steroide ohne Anreicherung von Zwischenstufen vollständig abbauen können. Zur Aufklärung der vielfältigen Transformations- und Abbauwege in Abhängigkeit von der Steroidstruktur hat die Gruppe um Kurt Schubert, zu der die Autoren gehörten, wesentlich beigetragen [3–8]. Bei hohen Steroidkonzentrationen dominiert zunächst die Reduktion der Substrate, offensichtlich im Sinne einer Entgiftung, mit nachfolgendem oxidativen Totalabbau bis zu Kohlendioxid und Wasser. Auf jeder Abbaustufe mit einer Reihe möglicher Isomeren bewirken Red-Ox-Reaktionen im „Shuttle"-System die Regeneration der Coenzyme. Schlüsselenzyme des Abbaus mit charakteristischer Substratspezifität bewirken im Sinne einer „Bisubstrat-Reaktion" [16] eine Beschleunigung des Abbaus auf jeder weiteren Stufe, so daß erklärbar wird, weshalb es in der Natur zu keiner Anreicherung von Zwischenverbindungen kommt.

Von den vielfältigen Reaktionen, die Mycobacterium smegmatis an Steroiden ausführen kann, soll hier auf die 5α-Hydrierung und die 1-Dehydrierung von 4-En-3-oxosteroiden, auf Redox-Reaktionen an der 3-Oxo-Gruppe sowie auf die Methoxylierung von phenolischen Steroiden [12] hingewiesen werden. Da von Anfang an vermutet wurde, daß die 9(10)-Doppelbindung die Biotransformation beeinflußt, wurde zum Vergleich die entsprechende Verbindung ohne diese Doppelbindung, das 17α-Cyanomethyl-19-nortestosteron, eingesetzt.

Dienogest (17α-Cyano-methyl-17-hydroxy-4,9-estradien-3-on), (A), wurde durch Mycobacterium smegmatis vollständig umgewandelt, wobei mehr als 80% der Verbindungen im TLC-System Benzol/Ether 1:2 weniger polar als das Ausgangsmaterial waren. Nach einer Inkubationszeit von 24 h traten 2 Metaboliten etwa im gleichen Verhältnis auf, die als ein Ring-A-aromatisiertes Derivat des Dienogest mit Doppelbindung in 9(11) (Metabolit I) und als die entsprechende Verbindung ohne zusätzliche Doppelbindung (Metabolit II) identifiziert werden konnten (Abb. 1). Metabolit I ist durch 1(2)-Dehydrierung des Dienogest mit

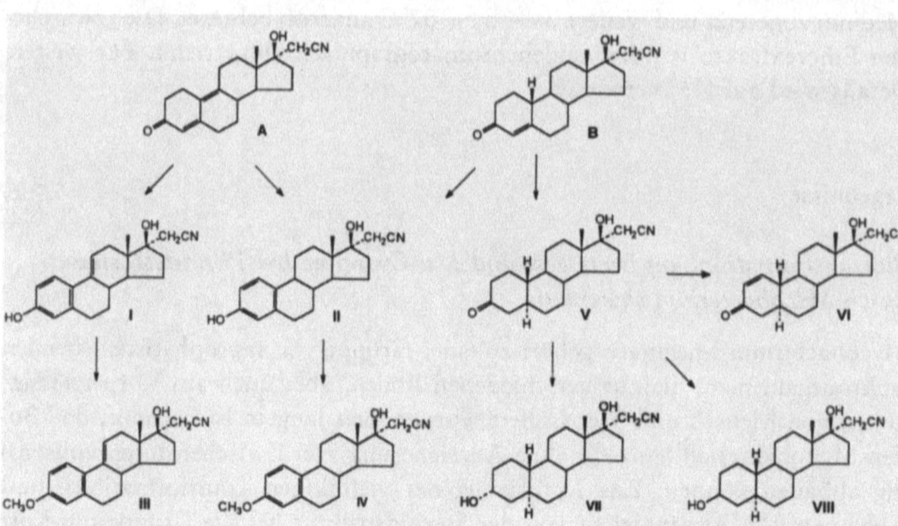

Abb. 1 Biotransformationsprodukte von Dienogest (A) und 17α-Cyanomethyl-19-nortestosteron (B) durch Mycobacterium smegmatis.

nachfolgender Dienon-Phenol-Umlagerung sowie Verschiebung der 9(10)-Doppelbindung nach 9(11) und Metabolit II durch eine bis dahin unbekannte 9(10)-Hydrierung entstanden. Allerdings konnte bei Einsatz von Metabolit I unter sonst gleichen Bedingungen der Biotransformation Metabolit II nicht erhalten werden, so daß der Mechanismus unklar ist. Mit zunehmender Inkubationszeit bilden sich zwei weitere Metaboliten III und IV, im Verhältnis 9:1, die durch HPLC getrennt und als die 3-Methylether von I und II identifiziert werden konnten. Im zeitlichen Verlauf nimmt die Konzentration von I ab und von III zu.

17α-Cyanomethyl-19-nortestosteron (17α-Cyanomethyl-17-hydroxy-4-estren-3-on), (B), wurde ebenso wie Dienogest extensiv transformiert (Abb. 1). Jedoch bildeten die Ring-A-aromatisierte Verbindung II und deren Methylether IV nur einen Anteil von weniger als 20% in einem Metabolitenspektrum, in welchem 5α-hydrierte Metaboliten dominieren. Bei den Metaboliten V und VI ist die 3-Oxo-Struktur erhalten geblieben. Metabolit VI enthält eine zusätzliche 1(2)-Doppelbindung. Die Metaboliten VII und VIII sind aus V durch 3α- bzw. 3β-Hydroxysteroid-Dehydrogenasen hervorgegangen. Wie bekannt entstehen durch Mycobacterium smegmatis keine 5β-hydrierten Verbindungen.

Biotransformation von Dienogest und 17α-Cyanomethyl-19-nortestosteron durch Rhodotorula glutinis

Mit dieser in der Natur weit verbreiteten Hefe hatten wir bei unterschiedlich substituierten Testosteronderivaten eine 5α-Hydrierung der 4(5)-Doppelbindung gefunden [2, 13, 14], begleitet von einer Reduktion der 3-Oxo-Gruppe zur 3α-Hydroxy- bzw. zur 3β-Hydroxy-Gruppe. Dabei war aufgefallen, daß eine 1(2)-Doppelbindung im 1-Dehydro-17α-methyltestosteron die Hydrierung verhindert. Es interessierte nun, ob die 9(10)-Doppelbindung des Dienogest auch bei diesem Mikroorganismus die Hydrierung des 3-Oxo-4-en-Systems beeinträchtigt.

Obwohl die Hefekultur mit Dienogest bis zu 10 Tagen inkubiert wurde, fand keine Umwandlung in eine 5α-hydrierte Verbindung statt. Bei derart langer Inkubation wurde lediglich zu 10–20% die 3-Oxo- zu einer 3-Hydroxygruppe reduziert (sterische Struktur nicht aufgeklärt), unter Erhalt des Doppelbindungssystems (Metabolit IX, Abb. 2). Daß die Verhinderung der 5α-Hydrierung auch hier auf die 9(10)-Doppelbindung zurückgeht, zeigt das Metabolitenspektrum des 17α-Cyanomethyl-19-nortestosterons. Zu etwa 80% entstanden wie in den Fermentationskulturen von Mycobacterium smegmatis die stereoisomeren 5α-hydrierten Metaboliten VII und VIII, bei denen zusätzlich die 3-Oxo-Gruppe zu 3α- bzw. 3β-OH reduziert ist.

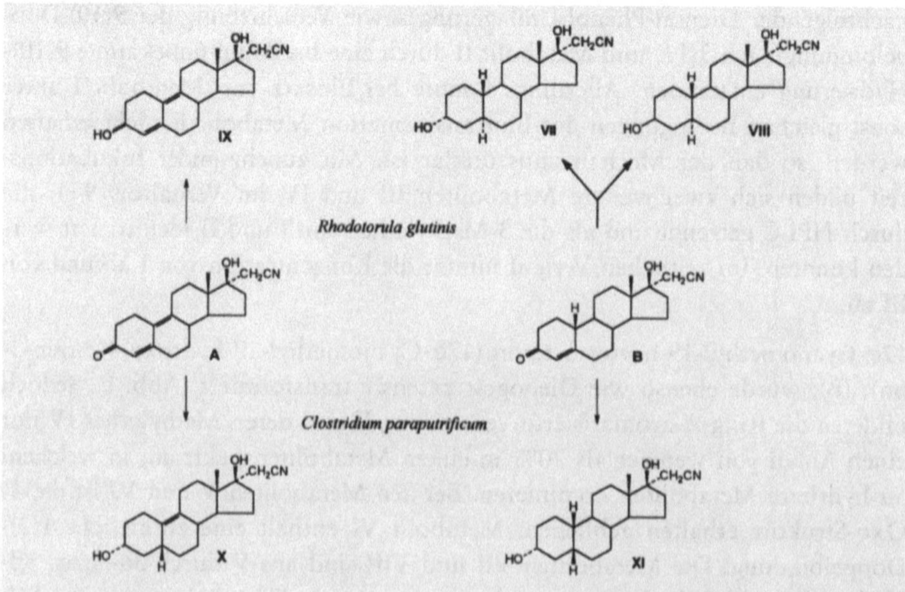

Abb. 2. Biotransformationsprodukte von Dienogest (A) und 17α-Cyanomethyl-19-nortestosteron (B) durch die Hefe Rhodotorula glutinis und das Darmbakterium Clostridium paraputrificum.

Biotransformation von Dienogest und 17α-Cyanomethyl-19-nortestosteron durch Clostridium paraputrificum

Clostridium paraputrificum war von uns aus einer anaeroben Mischkultur, die aus menschlichen Fäzes stammte, isoliert und identifiziert worden. Bei der Fermentation unterschiedlich substituierter 4-En-3-oxosteroide war stets das gleiche Transformationsmuster aufgetreten: Hydrierung zu 5βH-3-Oxo- bzw. zu 5βH/3α-OH-Metaboliten [2, 13, 14]. Da eine 5α-Hydrierung von Dienogest nach den oben beschriebenen Untersuchungen offenbar nicht möglich ist, stellte sich nun die Frage, ob eine 5β-Hydrierung durch dieses anaerobe Darmbakterium erfolgen kann.

In unseren Versuchen wurden sowohl Dienogest als auch 17α-Cyanomethyl-19-nortestosteron in Ausbeuten von 60 bzw. 70% zu 5β-hydrierten Verbindungen metabolisiert (Abb. 2, Metaboliten X und XI), wobei dem bekannten Reaktionstyp entsprechend gleichzeitig die 3-Oxo-Gruppe zur 3α-Hydroxy-Gruppe reduziert wurde.

Diskussion

Es ist bekannt, daß 5α-hydrierte Metaboliten von Steroidhormonen biologische Wirkungen entfalten und damit das Profil eines Steroidwirkstoffes mitbestimmen können. Hingegen sind 5β-hydrierte Metaboliten im allgemeinen biologisch weniger aktiv. Wir haben mit *Mycobacterium smegmatis* von verschiedenen 4-En-3-oxo-steroiden, z. B. von 19-Nortestosteron [9] und 17α-alkylierten Derivaten die entsprechenden 5α-hydrierten Verbindungen erhalten. Umso erstaunlicher ist daher der Befund, daß mit Dienogest als Substrat keine 5αH-Metaboliten entstehen. Da 17α-Cyanomethyl-19-nortestosteron (B) bevorzugt zu 5α-hydrierten Verbindungen metabolisiert wird, kann eindeutig belegt werden, daß die im Dienogest enthaltene zusätzliche 9(10)-Doppelbindung diesen Metabolisierungsweg verhindert.

Dienogest wird durch Mycobacterium smegmatis bevorzugt oxidativ transformiert. Inwieweit die Entfernung der 9(10)-Doppelbindung in den Metaboliten II und IV eine Hydrierung darstellt oder ein anderer Mechanismus zugrunde liegt, bleibt zu klären. Als Hauptmetaboliten treten Ring-A-aromatisierte Verbindungen auf, die in der Natur über bekannte Wege des Aromatenabbaus einem vollständigen Abbau unterliegen dürften.

Da auch mit der Hefe *Rhodotorula glutinis* keine 5α-Reduktion des *Dienogest* erreicht wird, ist anzunehmen, daß die charakteristische 9(10)-Doppelbindung prinzipiell die biologische 5α-Hydrierung verhindert.

Hingegen ist die 5β-Hydrierung durch *Clostridium paraputrificum*, wie sie im allgemeinen durch die menschliche Darmflora erfolgt und zu inaktiven Ausscheidungsprodukten führt, durch die 9(10)-Doppelbindung nicht beeinträchtigt.

Wir schlußfolgern daraus, daß die Struktur des *Dienogest* die Biotransformation sowohl im Hinblick auf das Wirkungsspektrum als auch im Hinblick auf einen biologischen Abbau günstig beeinflußt.

Die Verfasserin C. H.-Schubert und der Direktor des Instituts für Pharmazie, Prof. Dr. G. Reuter, bedanken sich beim Fonds der Chemischen Industrie für großzügige Sachbeihilfen.

Literatur

[1] Hobe, G., R. Schön, C. Hörhold et al.: Microbial transformation of 17α-cyanomethyl-17-hydroxy-4,9-estradien-3-one (STS 557) and 17α-cyanomethyl-19-nortestosterone by Mycobacterium smegmatis. Steroids 39 (1982) 399–410.

[2] Kaufmann, G., G. Schumann, C. Hörhold: Influence of 1-double bond and 11β-hydroxy group on stereospecific microbial reductions of 4-en-3-oxo-steroids. J. Steroid Biochem. 25 (1986) 561–566.

[3] Schubert, K., K.-H. Böhme, C. Hörhold: Über die Bildung phenolischer Steroide durch Mykobakterien. Monatsber. d. DAW zu Berlin 2 (1960) 308–309.

[4] Schubert, K., K.-H. Böhme, C. Hörhold: Über die Aromatisierung von C-19-Steroiden durch Mycobacterium smegmatis. Z. Naturforsch. 15b (1960) 584–587.

[5] Schubert, K., K.-H. Böhme, C. Hörhold: Bildung einer Ketosäure durch mikrobiellen Abbau von Progesteron. Hoppe-Seyler's Z. physiol. Chemie 325 (1961) 260–262.

[6] Schubert, K., K.-H. Böhme, C. Hörhold: Bildung von Aromatisierungs- und Hydrierungsprodukten aus Progesteron durch Mycobacterium smegmatis. Z. Naturforsch. 16b (1961) 595–597.

[7] Schubert, K., K.-H. Böhme, C. Hörhold: Über die Bildung von sieben niedrigmolekularen Abbauprodukten des Progesterons. Biochim. Biophys. Acta 111 (1965) 529–536.

[8] Schubert, K., K.-H. Böhme, F. Ritter et al.: Mikrobieller Abbau von Progesteron zu α-Ketoglutarsäure und Bernsteinsäure. Biochim. Biophys. Acta 152 (1968) 401–408.

[9] Schubert, K., G. Hobe: Metabolism of steroid drugs. I. Different stereospecific hydrogenation of 19-nortestosterone enantiomers by Mycobacterium smegmatis. Steroids 14 (1969) 297–300.

[10] K. Schubert, G. Hobe, G. Kaufmann et al.: Studies on Biotransformation of STS 557. Exper. Clin. Endocrinol. 81 (1983) 168–174.

[11] Schubert, K., C. Hörhold, G. Hobe et al.: Microbial Transformations of Steroids: Model Reactions for Investigations of Steroid Metabolism. F.E.C.S. Third International Conference of Chemistry and Biotechnology of Biologically Active Natural Products, September 16–21, 1985 Sofia, Bulgaria. Conference Proceedings, Plenary Lectures, Vol. 3 (1985) 140–153.

[12] Schubert, K., Lê-Dinh Phái, G. Kaufmann et al.: Mikrobielle 3-O-Entmethylierung und 3-O-Methylierung von Östratrienen. Acta biol. med. germ. 34 (1975) 167–172.

[13] Schubert, K., J. Schlegel, C. Hörhold et al.: Stoffwechsel von Steroidpharmaka. VI. Metaboliten von 4-Chlor-17α-Methyl-17β-hydroxy-1,4-androstadien-3-on durch mikrobielle Hydrierung. J. Steroid Biochem. 1 (1970) 229–236.

[14] Schubert, K., J. Schlegel, H. Groh et al.: Stoffwechsel von Steroidpharmaka. VIII. Struktur-Stoffwechsel-Beziehungen bei der mikrobiellen Hydroxylierung und Hydrierung unterschiedlich substituierter Testosteronderivate. Endokrinologie 59 (1972) 99–114.

[15] Schubert, K., G. Schumann, G. Kaufmann: Influence of a 9-double bond on stereospecific microbial 4,5-reductions. J. Steroid Biochem. 18 (1983) 75–80.

[16] Seidel, L., C. Hörhold: Selection and characterization of new microorganisms for the manufacture of 9-OH-AD from sterols. J. Basic Microbiol. 32 (1992) 49–55.

Pharmakologisch-toxikologisches Wirkprofil von Dienogest

H. Hoffmann, H. Zimmermann, H. G. Hillesheim, E. Kuchling, G. Sykes, J. Richard, M. Oettel

Zusammenfassung

Dienogest [17α-Cyanomethyl-17β-hydroxy-estra-4,9-dien-3-on = Code Nr. STS 557] wurde im Rahmen eines Screeningprogrammes auf der Suche nach originellen 19-Norgestagenen ohne 17α-Ethinylgruppe selektiert [14, 21] und umfassend präklinisch charakterisiert [8–13, 16, 22–25, 29, 32, 34].

In diesem Beitrag sind die bisher vorliegenden Befunde zur Sicherheitspharmakologie, zur akuten und chronischen Allgemeintoxizität und zu speziellen Toxizitätsuntersuchungen wie Reproduktionstoxikologie, Mutagenität und Kanzerogenität von Dienogest (DNG) zusammengefaßt.

In sicherheitspharmakologischen Untersuchungen zeigte Dienogest (DNG) in therapeutisch relevanten Dosierungen keine zentralnervösen Wirkqualitäten, es hatte auch keinen Einfluß auf das Herzkreislaufsystem, auf Nierenfunktionen und Stoffwechsel. Glukokortikoide oder antiexsudative Effekte fehlten. Antiproliferative Wirkungen in vitro und in vivo wurden neuerdings für DNG nachgewiesen.

DNG erwies sich in der akuten Toxizitätsprüfung als untoxisch. Die orale LD_{50} betrug bei der Maus > 4 g/kg, beim Kaninchen ca. 1,6 g/kg. In der chronischen Toxizitätsprüfung an Wistar-Ratten (0,1, 1,0 oder 10,0 mg/kg/d über 6 Monate p.o. verabreicht) an Beagle-Hunden (0,01, 0,1 oder 1,0 mg/kg/d über 6 Monate p.o. appliziert) und an Kaninchen (0,04 oder 0,20 mg/kg/d über ca. 18 Monate mit dem Futter verabreicht) war DNG ausgezeichnet verträglich. Aus den funktionellen und morphologischen Untersuchungen bei Ratte, Kaninchen und Hund ergaben sich keine Hinweise auf toxische Wirkungen von DNG auf Leber, Nieren, Knochenmark oder Gerinnungssystem. Die speziell beim Beagle beobachteten Effekte auf die Reproduktionsorgane sind Ausdruck der Reaktion des Hundes gegenüber potenten Gestagenen.

Die reproduktionstoxikologische Prüfung im Segment I wurde an Ratten durchgeführt, denen DNG in Dosierungen von 0,3, 1,0 und 3,0 mg/kg p.o. vom 15.

Tag vor der Verpaarung bis zum 7. Tag p.c. verabreicht wurde. In der höchsten Dosierung resultierte ein deutlicher Anstieg der Prä- und Postimplantationsverluste, Mißbildungen wurden in keinem Fall beobachtet. In den Untersuchungen zur Embryotoxizität (Segment II) erhielten Rattenweibchen von d7 bis d17 p.c. 1,0, 3,0 bzw. 10,0 mg/kg DNG oral verabreicht. Bei den beiden hohen Dosierungen wurden leicht erhöhte Postimplantationsverluste registriert. Nach 10,0 mg/kg verlängerte sich die Trächtigkeitsdauer. Mißbildungen traten in keinem Fall auf. Es wurden keinerlei Effekte auf Verhalten, Entwicklung und Fertilität der F1-Generation festgestellt. In einer Segment II-Untersuchung an Kaninchen wurden nach oraler Gabe von DNG in allen Dosisstufen (0,1, 0,3 bzw. 1,0 mg/kg) erhöhte Postimplantationsverluste registriert. Es traten keine Mißbildungen auf.

In Mutagenitätsuntersuchungen (Ames-Test, C-Test, Host-mediated-Assay, Chromosomenaberrationstests an Knochenmarkszellen und Ascitestumorzellen bei Mäusen und Affen, Dominant-Letal-Test an Mäusen) wurde kein mutagenes Potential von DNG gefunden.

Die Prüfung auf tumorinitiierende Wirkung wurde an Ratten über 137 Wochen mit Tagesdosierungen von 0,5, 2,0 bzw. 10,0 mg/kg durchgeführt. Bei den weiblichen Tieren gab es im Vergleich zur Kontrolle keinerlei Unterschiede. Männliche Tiere zeigten in der Dosisgruppe 10,0 mg/kg eine erhöhte Inzidenz von Hypohysenadenomen und fibroepithelialer Tumoren in der Mammaregion. Diese Befunde sind Ausdruck der durch DNG verursachten Überstimulierung der Hypophyse und kein Hinweis auf ein kanzerogenes Potential des Gestagens.

Alle durchgeführten sicherheitspharmakologischen und toxikologischen Untersuchungen weisen DNG als toxikologisch unbedenklich und verträglich aus.

Sicherheitspharmakologische Untersuchungen

In diesen Untersuchungen wurde DNG in der Regel in Dosen von 10 bis 100 mg/kg parenteral bzw. oral verabreicht. Dieser Dosisbereich liegt um mehrere Größenordnungen über den therapeutisch relevanten DNG-Dosen bzw. -konzentrationen. Die Ergebnisse sind in Tabelle 1 als Übersicht dargestellt.

So wirkte DNG in Dosen von 100 mg/kg i.p. bei Nagetierspezies sedativ, jedoch nicht narkotisch, antikonvulsiv oder analgetisch. Die Körpertemperatur war gesenkt. Bis 50 mg/kg i.v. wurde der Blutdruck des Hundes nicht beeinflußt. Am isolierten Meerschweinchenvorhof waren Kontraktilität und Spontanfrequenz bis 10^{-4} mol/l nicht nennenswert beeinträchtigt. DNG beeinflußte weder Harn- noch Elektrolytausscheidung von Ratten (bis 100 mg/kg i.p.). DNG stimulierte

Tabelle 1 Ergebnisse sicherheitspharmakologischer Untersuchungen von Dienogest (n. Hoffmann u. Mitarb., 1983)

Wirkungsqualität		Methodik	Dosisbereich (mg/kg KG)	Applikat.-route
ZNS-Wirksamkeit				
– Spontanaktivität	(↓)	Lokomotionsmessung, Maus	100	i. p.
– Antikonvulsion	0	Elektrokrampf, Ratte	100	i. p.
– Analgesie	0	Elektrische Stimulation, Maus	100	i. p.
– Körpertemperatur	(↓)	Rektaltemperaturmessung m. Thermistor, Maus	25 100	i. p. p. o.
– Nahrungsaufnahme	(↓)	Futter- u. Wasseraufnahme, Maus	100	i. p.
Herz-Kreislauf-Wirksamkeit				
– arterieller Blutdruck	0	invasiv, narkotisierter Hund	bis 50	i. v.
– Myokardkontraktilität	0	spontananschlag. Herzvorhofpräparat, Meerschweinchen	bis 3×10^{-4} mol/l	
– Herzfrequenz	0	dto.	bis 3×10^{-4} mol/l	
Harn- und Elektrolytausscheidung	0	Diureseversuch, Ratte	100	i. p.
Glatte Muskulatur	(↑)	Spontanaktivität, isolierter Rattenuterus	3×10^{-6}–10^{-4} mol/l	
	(↓)	Spontanaktivität, isoliertes Rattenileum	3×10^{-5}–10^{-4} mol/l	
Glukokortikoidaktivität	0	Leberglykogen, adrenalektomierte Ratte	100	s. c.
Antiexsudative Aktivität	0	Rattenpfotenödem	200	p. o.
Lipidstoffwechsel				
– Normolipidämisches Modell		Ratte, weiblich, kastriert	10–50 × 4d	p. o.
	(↓)	Gesamtcholesterol (TCH)		
	(↑)	Triglyzeride (TG)		
	(↑)	Freie Fettsäuren (FFA)		
– Diätinduzierte Hyperlipidämie		Ratte, weibl. kastriert, männl. intakt	10–50 × 4d	p. o.
	(↓)	TCH		
	(↓)	TG		
	(↑)	FFA		

(↓) = Hemmung, (↑) = Steigerung, 0 = keine Aktivität

dosisabhängig die Spontanaktivität des isolierten Rattenuterus bzw. hemmte die des glattmuskulären Rattenileum. Glukokortikoidaktivität (adrenalektomierte Ratte, 100 mg/kg s.c.) und antiexsudativer Effekt (Rattenpfotenödem, 200 mg/kg p.o.) fehlten. DNG (10–50 mg/kg × 4 d p.o.) beeinflußte die Serumlipide normo- und hyperlipidämischer Ratten in gleicher Weise: Gesamtcholesterol sank ab, freie Fettsäuren stiegen an. Triglyzeride verhielten sich modellabhängig verschieden.

In einer neuen Untersuchung der japanischen Arbeitgruppe um Shibu Tani (1994) wurde der überraschende Befund erhoben, daß DNG antiproliferative Wirkqualitäten aufwies. In dem verwendeten xenogenen Transplantationsmodell wurde die humane Gebärmutterkrebszellinie Hec 88-nu-Typ in CB-17-Scid-Mäuse s.c. transplantiert und das Turmorwachstum in den ovarektomierten Mäusen (Substitution mit β-Estradiol 2 μg/10 g/d i.p.) unter 4wöchiger Behandlung von DNG (0,01–1,0 mg/kg/d p.o.) im Vergleich mit Hydroxyprogesteron (100 mg/kg/d p.o.) bestimmt. Ab der Dosis 0,1 mg/kg/d war DNG in der Lage, das Tumorwachstum signifikant zu hemmen, was selbst mit 100 mg/kg/d Hydroxyprogesteron nicht gelang. Von den Autoren wird ein Wirkungsmechanismus vermutet, der sich von dem anderer Gestagene offenbar unterscheidet [30]. Die antiproliferative Aktivität von DNG konnte kürzlich auch in vitro an L1210 Leukämiezellen gezeigt werden [22a]. Die mittleren Hemmkonzentrationen von DNG in diesem Testsystem lagen mit 55 μM zwar über denen von CMA und CPA (22 μM bzw. 27 μM), jedoch wies DNG in diesem Konzentrationsbereich im Gegensatz zu CMA und CPA keine Cytotoxizität auf.

Akute Toxizität

In der akuten Toxizitätsprüfung erwies sich DNG als untoxisch. Die orale LD_{50} betrug bei der Maus > 4,0 g/kg, beim Kaninchen zwischen 1,0 und 2,0 g/kg [8]. Diese Werte für DNG entsprechen den Daten (Tabelle 2), die für andere Gestagene wie Levonorgestrel, Norgestrel und Norethisteron mitgeteilt wurden [4, 6], und unterstreichen die hohe Sensität des Kaninchens gegenüber Gestagenen [20].

Toxikologische Bedeutung kommt der Cyanogruppe in der 17α-Seitenkette des DNG nicht zu. Die 17α-Seitenkette wird beim Menschen, wie auch bei Hund und Kaninchen nachgewiesen, offenbar als Ganzes ausgeschieden. Der Hauptteil der DNG-Metaboliten trägt die intakte Seitenkette [9a]. Selbst wenn bei einer Dosis von 2 mg DNG die Cyanogruppe beim Menschen in vivo vollständig als Cyanid entfernt werden würde, so unterschritte die freigesetzte Menge den Cyanid-Gehalt einer halben bitteren Mandel.

Tabelle 2 Akute Toxizität verschiedener Gestagene bei Maus (M), Ratte (R) und Kaninchen (K)

Substanz	Applik.-route	Spezies	LD_{50} (g/kg KG)	Literatur
Dienogest	p. o.	M	>4,0	Hillesheim u. Hoffmann
		K	1,0–2,0	(1983)
	s. c.	M	>4,0	
	i. p.	M	0,5–1,0	
		K	1,0–1,5	
Norgestrel	p. o.	M, R	>5,0	Goldenthal (1971)
	s. c.	M	>2,5	Günzel (1971)
	i. p.	M	>2,5	
Levonorgestrel	i. p.	M	>2,0	Hillesheim u. Hoffmann
		K	>3,0	(1983)
Norethisteronacetat	p. o.	M	1,4	
		R	4,0	Günzel (1971)
	s. c.	M	>2,5	
	i. p.	M	0,6	

Chronische Toxizität

Die chronische Toxizitätsprüfung von DNG wurde an weiblichen und männlichen Wistar-Ratten und Beagle-Hunden über jeweils 6 Monate durchgeführt. In beiden Studien zeigte sich DNG bei oraler Zufuhr ausgezeichnet verträglich.

In der Ratten-Studie (Toxikologisches Zentrum Graupa) erhielten Gruppen zu jeweils 32 Tieren (16 F, 16 M) täglich 0,1, 1,0 oder 10,0 mg kg DNG peroral über den Zeitraum von 6 Monaten verabreicht, Kontrollen erhielten lediglich das Vehikel. Zu verschiedenen Zeitpunkten wurden klinisch-chemische Routineparameter bestimmt, die Tiere am Behandlungsende bzw. nach weiteren 2 Monaten getötet, ihre Organmassen ermittelt und die Organe histopathologisch untersucht [31, 13].

Dosisabhängige Gestageneffekte zeigten sich erwartungsgemäß an Ovarien (Hemmung der Follikelreifung), Hoden (Atrophie, Spermatogenesehemmung), Nebennieren (Gewichtszunahme, Lipiddepletion der Rinde), Hypophyse (Vermehrung der chromophoben Zellen des Vorderlappens ohne Organhyperplasie), Leber (leichte Massenzunahme) und Thymus (Involution). Hinweise auf funktionelle oder morphologische toxische Wirkungen fehlten.

Die Toxizitätsprüfung an Hunden wurde 1979 an adulten weiblichen und männlichen Beagles im Zentralinstitut für Mikrobiologie und Experimentelle Therapie (ZIMET) Jena durchgeführt. Gruppen zu je 8 Tieren (4 F, 4 M) erhielten täglich über 6 Monate DNG in Dosen von 0,01, 0,1 oder 1,0 mg/kg, Levonorgestrel (1,0 mg/kg) diente als Referenzgestagen. 11 Tiere (6 F, 5 M) waren Plazebokontrollen. Anhand funktioneller und morphologischer Parameter sowie pathologisch-anatomischer und histopathologischer Untersuchungen am Versuchsende wurden Langzeiteffekte und potentielle toxische Wirkungen von DNG ermittelt [11, 13]. Die gewählten Prüfdosen betrugen das 2,5-, 25- und 250fache der angenommenen Ovulationshemmdosis von DNG bei der Frau, was sich in der klinischen Prüfung auch bestätigte [17, sowie Beitrag von Moore et al. in diesem Buch].

Aufgrund der gestagenen Aktivität der Prüfsubstanz waren Hypophyse, Reproduktionsorgane und Nebenniere Haupttargets der DNG-Wirkung. Die morphologischen Hauptbefunde nach 6monatiger Zufuhr des Gestagens sind in Tabelle 3 wiedergegeben. Bei beiden Spezies und beiden Geschlechtern (in speziesdifferentem Dosisbereich) dominierten somit antigonadotrope Wirkungen von DNG. Verglichen mit Levonorgestrel war die ovulationshemmende Aktivität von DNG (Dosis 1,0 mg/kg/d) insgesamt schwächer. Bemerkenswert ist, daß das 19-Norgestagen DNG, übereinstimmend mit den Hershberger-Befunden, auch in der Hunde-Studie keine androgenen Partialeffekte zeigte. Im Gegensatz hierzu führte Levonorgestrel in der gleichen Untersuchung zur Clitoris-Hyperplasie und zu einem funktionellen Elastizitätsverlust der Stimmlippen [1, 11].

Tabelle 3 Morphologische Hauptbefunde bei Beagle-Hunden nach oraler Zufuhr von Dienogest (DNG) und Norgestrel (NG) über 6 Monate (n. Hoffmann u. Mitarb., 1983)

Befund		Dosis (mg/kg/d)			
		DNG 0,01	DNG 0,10	DNG 1,00	NG 1,00
Hyperplasie Prolaktin-bildender Zellen der Hypophyse	F	1/3*	2/3	3/3	3/3
	M	3/3	3/3	3/3	2/3
Follikelpersistenz, Fehlen von Corpora luteae		2/3	2/3	3/3	2/3
Mucometra, Pyometra		0/3	1/3	2/3	0/3
Endometriumhyperplasie		1/3	1/3	2/3	0/3
Clitorishyperplasie		0/3	0/3	0/3	3/3
Leichte Atrophie der Zona reticularis der Nebennieren	F	0/3	1/3	2/3	1/3
Atrophie der Prostata		1/3	3/3	3/3	3/3
Loboalveoläre Hyperplasie des Brustdrüsengewebes	M	0/3	1/3	3/3	2/3

* = Anzahl der betroffenen Tiere/Gesamtzahl, F = Hündinnen, M = Rüden

Temporäre Veränderungen von Serumlipiden (Zunahme des Gesamtcholesterols, z. T. auch der Triglyzeride) waren bei Hunden in der hohen DNG-Dosierung zu beobachten. Diese in übertherapeutischer Dosis beim Hund gefundenen Wirkungen von DNG auf den Lipidstoffwechsel haben sich in therapeutischer Dosierung bei der Frau nicht gezeigt. Die speziesdifferente Reaktion des Lipidstoffwechsels gegenüber gestagenen Steroiden ist in grundlegenden Untersuchungen von Goldzieher u. Mitarb. (1978) belegt worden [5]. Bezüglich der Beeinflussung des Kohlenhydratstoffwechsels durch DNG konnte in der Beagle-Studie gezeigt werden, daß die Glukosekonzentration im Blut sowie die Glukoseutilisation insgesamt unverändert blieben.

In einer Langzeitstudie an Kaninchen, durchgeführt 1983/84 in Jenapharm Jena, erhielten Gruppen zu je 12–14 Tieren (6–8 F, 6 M) 0,04 bzw. 0,20 mg/kg/d DNG bzw. 0,20 mg/kg/d Levonorgestrel mit dem Futter bis zu 20 Monaten angeboten. 14 Tiere (7 F, 7 M) dienten als Kontrollen. Die gewählten Prüfdosen von DNG betrugen das ca. 10- und 50fache der potentiellen Anwenderdosis. Die klinisch-chemischen Daten sowie die pathologisch-anatomischen und histologischen Untersuchungsbefunde ergaben keine Hinweise auf signifikant toxische oder kanzerogene Wirkungen von DNG [5a].

Aus den Toxizitätsstudien an Ratten, Kaninchen und Hunden ergaben sich insgesamt keine Hinweise auf toxische Wirkungen von DNG auf Leber, Nieren, Knochenmark oder Gerinnungssystem. Die vor allem beim Beagle beobachteten Effekte auf die Reproduktionsorgane sind Ausdruck der speziellen Reaktion des Hundes gegenüber potenten Gestagenen.

Untersuchungen zur Reproduktionstoxikologie

Mit DNG wurden Untersuchungen zu den Segmenten I und II durchgeführt, Untersuchungen zum Segment III (peri- und postnatale Toxizität) sind bei einem Arzneistoff, der nicht für die Anwendung in der späten Schwangerschaft und in der Laktationsphase vorgesehen ist, nicht erforderlich und nicht sinnvoll.

Segment-I-Untersuchungen (Beeinflussung der Fruchtbarkeit und allgemeinen Fortpflanzungsleistung)

Diese Untersuchungen von DNG wurden 1992/93 im Centre International de Toxicologie (C.I.T.)/Frankreich durchgeführt [23].

Im Hauptversuch wurden pro Gruppe 24 Weibchen eingesetzt. Die Dosierungen an DNG betrugen 0,3, 1,0 und 3,0 mg/kg/d. Die Applikation erfolgte als ölige Lösung per Sonde und erstreckte sich vom 15. Tag vor der Verpaarung bis zum 7. Tag der Trächtigkeit. Die Kontrolltiere erhielten das Vehikel Maisöl verabreicht. Die zur Verpaarung kommenden Böcke waren unbehandelt.

Folgende Reproduktionsparameter wurden berechnet und zur Auswertung herangezogen:
- Verpaarungsindex = Anzahl spermienpositiver Weibchen/Anzahl angepaarter Weibchen × 100
- Fertilitätsindex = Anzahl trächtiger Weibchen/Anzahl spermienpositiver Weibchen × 100
- Gestationsindex = Anzahl von Weibchen mit lebenden Feten/Anzahl trächtiger Tiere
- Präimplantationsverluste = (Anzahl der Gelbkörper – Anzahl der Implantationsstellen)/Anzahl der Gelbkörper × 100
- Postimplantationsverluste = (Anzahl der Implantationsstellen – Anzahl lebender Feten)/Anzahl der Implantationsstellen × 100
- Fetusbefunde = Anzahl von Feten mit einem speziellen Befund/Gesamtzahl ausgewerteter Feten × 100.

Bei den Muttertieren gab es bezüglich der klinischen Symptome, des Futterverzehrs, der Körpermasseentwicklung während der Behandlungsperiode sowie bei der pathologischen Untersuchung keine Unterschiede zwischen den Kontroll- und Versuchstieren. In der 3,0 mg/kg-Gruppe war die Körpermasseentwicklung zwischen dem 13. und 20. Trächtigkeitstag leicht verringert, das ist allerdings nicht als Behandlungseffekt anzusehen sondern darauf zurückzuführen, daß diese Tiere weniger Feten austrugen.

Der Verpaarungsindex war in allen Gruppen gleich und unterschied sich nicht von dem der Kontrolle. Der Fertilitätsindex der beiden niedrigen Dosierungen unterschied sich nicht von dem der Kontrolle. In der höchsten Dosisgruppe war die Anzahl der Implantationen deutlich erniedrigt, wogegen sich die Anzahl der Gelbkörper nicht von den anderen Gruppen unterschied. Das bedeutet, daß bei dieser hohen Dosis zwar noch normale Ovulationen stattfinden, aber es nur noch bei 10 von 23 Tieren zu Implantationen kommt. Demzufolge betrug der Fertilitätsindex nur 43,5% gegenüber 87,5% in der Kontrollgruppe.

Auch die Postimplantationsverluste waren in der 3,0 mg/kg-Gruppe erhöht. Die ausgetragenen Feten der hohen Dosisgruppe unterschieden sich hinsichtlich des Körpergewichtes sowie fehlender externer Mißbildungen nicht von den anderen Gruppen.

Auch Lehmann et al. (1989) stellen fest, daß Gestagene bei Applikation vor der Implantation zu einer Verringerung des Anteils trächtiger Tiere sowie zu einer Abnahme der Implantationen und der Anzahl lebender Feten führen [19]. Die nach DNG beobachteten Effekte können daher als allgemeinpharmakologische Effekte von Gestagenen angesehen werden.

Segment-II-Untersuchung (Embryotoxizität)

In den Segment-II-Untersuchungen wird der Einfluß von Substanzen auf die Phase der Embryogenese untersucht.

Im Hauptversuch mit Ratten, der 1993 ebenfalls bei C.I.T. in Frankreich durchgeführt wurde, wurden Dosierungen von 1,0, 3,0 und 10,0 mg/kg vom 7. bis 17. Trächtigkeitstag eingesetzt. DNG wurde in Maisöl per Sonde appliziert, die Kontrolltiere erhielten nur das Vehikel [24]. Pro Gruppe wurden 36 trächtige Weibchen eingesetzt, von denen 24 zur Hysterektomie vor Beendigung der Trächtigkeit vorgesehen waren und die anderen 12 ihre Jungen austragen sollten. Bei den zur Hysterektomie vorgesehenen Tieren erfolgte die Auswertung ähnlich wie bei den Segment-II-Untersuchungen, nur daß der Schwerpunkt auf der Untersuchung der Feten lag (viszerale Mißbildungen mittels Wilson-Technik, skeletale Mißbildungen nach Knochen-Knorpel-Färbung). Bei den jeweils zur Geburt kommenden Würfen wurde die Anzahl lebender und toter Feten notiert, die Gewichtsentwicklung verfolgt, sowie Parameter der physischen- und Reflexentwicklung (z. B. Haarwachstum, Augenöffnung, Öffnung des Gehörgangs, Greifreflex) untersucht. Ein Teil dieser F1-Nachkommen wurde bis zur Geschlechtsreife geführt, dabei wurden weitere Verhaltenstests durchgeführt und anschließend wurde die Fertilität bestimmt, indem diese Tiere verpaart wurden und am 20. Trächtigkeitstag eine Hysterektomie durchgeführt wurde.

Bei den Muttertieren gab es bezüglich der klinischen Symptome, des Futterverzehrs, der Körpermasseentwicklung sowie bei der pathologischen Untersuchung keine Unterschiede zwischen den Kontroll- und Versuchstieren außer in der Dosis-Gruppe 10,0 mg/kg, in der die Futteraufnahme und die Körpermasseentwicklung leicht verringert waren.

Die Anzahl der Gelbkörper, der Implantationen sowie die Präimplantationsverluste waren in allen Gruppen gleich. Die Postimplantationsverluste waren in den beiden höchsten Dosierungen im Vergleich zur Kontrolle leicht erhöht. Die Gewichte der Feten sowie die Entwicklung der untersuchten Reflexe waren in allen Gruppen unverändert, es wurden keinerlei Mißbildungen und Verhaltensstörungen beobachtet. Die Trächtigkeitsdauer in der 10,0 mg/kg-Gruppe war etwas verlängert, ein für ein Gestagen typisches Verhalten [7, 19]. Die Lebensfähigkeit der Tiere dieser Gruppe war leicht verringert. Die zur Aufzucht und Verpaarung gelangenden F1-Tiere unterschieden sich in allen Dosierungen in keinem der Parameter von den Kontrolltieren. Es wurden auch bei den F2-Nachkommen keinerlei Mißbildungen beobachtet.

Im Hauptversuch mit Kaninchen, der 1993 bei C.I.T. durchgeführt wurde [25], wurde DNG in Dosierungen von 0,1, 0,3 und 1,0 mg/kg täglich vom 6. bis 18.

Trächtigkeitstag per Sonde oral appliziert. Die Kontrolltiere erhielten nur das Vehikel Maisöl. Bei den Muttertieren wurden keinerlei Veränderungen gegenüber der Kontrolle festgestellt. Die Postimplantationsverluste waren in allen drei Gruppen erhöht, dadurch war die Zahl lebender Feten pro Wurf in allen Dosierungen verringert. In keiner der Dosierungen wurden Mißbildungen festgestellt, die Körpermasse der Feten war in allen Gruppen gleich.

Die Untersuchungen an Ratten und Kaninchen geben keinerlei Hinweis auf eine mögliche teratogene Wirkung von DNG. Die beobachteten Effekte auf die Fertilität und die embryotoxischen Effekte sind Folge der pharmakologischen Wirkung des Gestagens DNG, das in diesen Versuchen in einem Vielfachen der pharmakologischen Wirkdosis verabreicht wurde.

Untersuchungen zur Mutagenität

DNG wurde in verschiedenen In-vitro- und In-vivo-Tests auf mögliche mutagene Eigenschaften untersucht. Die Tests wurden im Zeitraum 1980–1985 durchgeführt.

In-vitro-Tests auf Genmutationen wurden als sogenannter C-Test und als Ames Test an Bakterien durchgeführt [26]. In beiden Testsystemen wurden keine genotoxischen Wirkungen von DNG festgestellt.

Im-Host-Mediated-Assay dienten Salmonellen vom Stamm Salmon. typh. mur. als Targetzellen [26]. Die Salmonellen wurden Mäusen, denen Dosierungen von 125 bzw. 250 mg/kg DNG oral verabreicht wurden, intraperitoneal appliziert. Der Sinn dieses Testsystems besteht darin, die metabolische Aktivierung des Säugerorganismus mit der für die Untersuchung auf Genmutationen gut geeigneten Species Salmonella zu verbinden. Auch in diesem Test wurde keine genotoxische Wirkung von DNG festgestellt.

In-vivo-Chromosomenaberrationstests wurden mit Mäusen [26] und Pavianen [15, 33] durchgeführt. Als Targetzellen wurden Knochenmarkzellen gewonnen, pro Tier wurden 100 Metaphasen auf das Vorliegen von Chromosomenaberrationen untersucht. Es wurden keine genotoxischen Wirkungen von DNG nachgewiesen.

Dominant-Letal-Tests wurden nach Applikation von DNG sowohl an weibliche als auch männliche Mäuse durchgeführt [27, 28]. Die geprüften DNG-Dosierungen betrugen 6 × 1,0 bzw. 1 × 3,0 mg s.c. pro Tier. Durch DNG wurden keine dominanten Letalmutationen induziert, allerdings wurden bei Applikation an Weibchen reproduktionsbiologische Parameter wie Fertilitäts- und Ovulationsrate beeinflußt.

Untersuchungen auf kanzerogenes Potential

Diese Untersuchung wurde zwischen 1988 bis 1991 (Tierversuch) in Schönwalde [18] bzw. 1992/93 in Eye/England (Histologie) durchgeführt [34]. Als Versuchstiere wurden Wistarratten verwendet, die Versuchsdauer betrug 137 Wochen. Die Applikation des DNG erfolgte oral in Dosierungen von 0,5, 2 und 10 mg/kg. Pro Gruppe (1 unbehandelte Kontrolle, eine Vehikelkontrolle und Versuchsgruppen) wurden 64 weibliche und 64 männliche Tiere eingesetzt. Die Hauptergebnisse der Kanzerogenitätsstudie sind in Tabelle 4 dargestellt.

Tabelle 4 Histopathologische Hauptbefunde an Wistar-Ratten aus einer Kanzerogenitätsstudie mit Dienogest über 137 Wochen (nach Sykes 1993)

Pathohistologischer Organbefund		Versuchsgruppen				
		unbeh. Kontr.	Vehik. Kontr.	DNG (mg/kg/d) 0,5	2,0	10,0
	F[d]	(58[a])	(60)	(58)	(58)	(61)
	M[d]	(61)	(61)	(58)	(60)	(61)
Hypophysenadenome	F	30/46[b]	29/46	28/46	36/52	33/55
	M	7/37	14/44	11/37	12/42	34/48***[c]
Mammae, -region						
Adenocarcinom	F	1/44	4/45	1/48	0/47	4/52
	M	0/41	1/40	0/36	0/49	0/42
Fibroepitheliom	F	26/44	21/45	23/48	21/47	22/52
	M	1/41	3/40	1/36	1/49	11/42
Acinäre Hyperplasie	F	31/41	33/45	35/48	33/47	38/52
	M	8/41	6/40	12/36	20/49**	27/42***
Ovarial-Tumoren		2/56	10/58	5/41	2/45	7/60
Uterus (Carcinom, Sarkom)		5/56	6/58	3/40	1/44	1/60
Prostatahyperplasie		13/59	15/60	10/45	6/44	3/52**
Hoden						
Degeneration der Tubuli		23/58	23/60	23/58	28/59	49/59***
Interstitialzelladenom		2/58	5/60	8/58	5/59	0/59
Nebennierenrinde (Carcinom, Adenom)	F	2/57	1/60	2/41	0/44	2/61
	M	1/60	3/58	5/48	1/46	5/61
Leber (Adenom, Carcinom)	F	1/57	0/60	4/48	2/49	3/61
	M	0/61	1/61	2/54	0/56	2/61

[a] Anzahl der befundeten Tiere pro Gruppe
[b] Anzahl der Tiere mit den angeführten Befunden/Anzahl der untersuchten Organe
[c] Signifikanzen jeweils zur Vehikelkontrolle: * $p < 0,05$; ** $p < 0,01$; *** $p < 0,001$
[d] M = männliche, F = weibliche Tiere

Die Tumorbefunde an der Hypophyse sowie der Mamma sind nicht ungewöhnlich für Gestagene mit partiell estrogener Wirkung, zu denen DNG zu zählen ist. Es ist bekannt, daß Estrogene und Norethisteron bei der Ratte in unphysiologisch hoher Dosierung Hypophysenadenome verursachen, die Mammatumoren resultieren letztlich aus der damit verbundenen Dauerstimulation des Brustdrüsengewebes durch Prolaktin. Bei immunhistologischer Markierung der Hypophysenadenome zeigte sich erwartungsgemäß keine LH- und keine FSH-Aktivität, aber eine starke Prolaktinaktivität. Elger und Schneider (1993) stellten nach oraler Applikation fest, daß DNG bei der Ratte deutlich estrogen wirkt. Norethisteronazetat zeigte in diesem Versuch eine etwas stärkere estrogene Partialwirkung als DNG, Levonorgestrel wirkte überhaupt nicht estrogen [3]. Allerdings muß an dieser Stelle betont werden, daß diese estrogene Partialwirkung von DNG für die Anwendung am Menschen unbedeutend ist, da sie nur nach unphysiologisch hohen Dosen auftritt und darüber hinaus nur bei der Ratte zum Tragen kommt. Bei dieser Spezies ist das optimale Estrogen : Gestagen-Verhältnis 1 : 20 000, wogegen dieses Verhältnis beim Menschen bei 1 : 50 bis 1 : 100 liegt [2, 20]. Das bedeutet, daß beim Menschen etwa 200 bis 400mal mehr Estrogen vorhanden sein muß, um die an der Ratte beobachtete estrogene Wirkung auszulösen.

Alle durchgeführten toxikologischen Untersuchungen belegen, daß DNG sehr gut verträglich ist. Die in einigen Untersuchungen beobachteten Effekte beruhen auf einer Überstimulierung durch Zufuhr exzessiver Wirkstoffmengen und stimmen mit Literaturbefunden über andere Steroidhormone gut überein.

Literatur

[1] Dettmann, R., B. Kramp: Chronische Toxizitätsprüfung der Substanz 557 am Beagle-Hund. – Zusatzgutachten 13. 09. 1979, Universität Rostock.

[2] El Etreby, M. F., S. Beier, P. Günzel: Comparative endocrine pharmacodynamics of contraceptive steroids. In: F. Michel (Hrsg.): Safety requirements for contraceptive steroids. University Press, Cambridge 1989.

[3] Elger, W., B. Schneider: Kontrollierte Studie zum Vergleich der uterotropen Wirkung von Dienogest (DNG), Norethisteronazetat (NETA) und Levonorgestrel (LNG) bei ovarektomierten Ratten im Uteruswachstumstest. Abschlußbericht ET 93.013, 06. 10. 1993, Jena.

[4] Goldenthal, E. I.: A compilation of LD_{50} values in newborn and adult animals. Toxicol. & appl. Pharmacol. 181 (1971) 185.

[5] Goldzieher, J. W., C. B. Chenault, A. DeLaPena et al.: Comparative studies of the ethinyl estrogens used in oral contraceptives. VII. Effects with and without progestational agents on ultracentrifugally fractionated plasma lipoproteins in humans, baboons and beagles. Fertil. & Steril. 30 (1978) 522.

[5a] Graß, M., K. Korn, M. Elze: Langzeitbehandlung von Kaninchen mit Dienogest (17α-Cyanomethyl-17β-hyrdoxy-estra-4,9(10)-dien-3-on) nach oraler Applikation. Abschlußbericht 26. 02. 1985, Jenapharm.

[6] Günzel, P.: Methodik der tierexperimentellen Verträglichkeitsprüfung von hormonalen Kontrazeptiva. In: E. J. Plotz, J. Haller (Hrsg.): Methodik der Steroidtoxikologie. Thieme, Stuttgart 1971.

[7] Hendrickx, A. G., P. E. Binkerd: Teratogenicity studies of sex hormones. In: F. Michel (Hrsg.): Safety requirements for contraceptive steroids. University Press, Cambridge 1989.

[8] Hillesheim, H. G., H. Hoffmann: Data of acute toxicity of the progestin STS 557. Exper. Clin. Endocrinol. 81 (1983) 175.

[9] Hobe, G., H. G. Hillesheim, W. Schumann et al.: Studies of pharmacokinetics of STS 557 in animal species and man. Exper. Clin. Endocrinol. 81 (1983) 158.

[9a] Hobe, G., R. Schön, W. Schade et al.: Zur Biotransformation von Dienogest beim Menschen (in diesem Buch).

[10] Hobe, G., H. G. Hillesheim, B. Küntzel et al.: Studies of non-protein bound dienogest in plasma of different species. Mitteilung an die Jenapharm GmbH, 1993.

[11] Hoffmann, H., H. G. Hillesheim: Toxikologische Prüfung des Steroidwirkstoffs STS 557 nach Langzeitapplikation (6 Monate) am Beagle-Hund. Gutachten April 1980, Jena.

[12] Hoffmann, H., H. G. Hillesheim, E. Kirchner et al.: Pharmacological activities of the progestin STS 557. Exper. Clin. Endocrinol. 81 (1983) 146.

[13] Hoffmann, H., H. G. Hillesheim, J. Güttner et al.: Long term toxicological studies on the progestin STS 557 Exper. Clin. Endocrinol. 81 (1983) 179.

[14] Hübner, M., K. Ponsold, M. Oettel et al.: Eine neue Klasse hochwirksamer Gestagene: 17alpha-CH_2X-substituierte Gona-4,9(10)-diene. Arzneim. Forsch./Drug. Res. 30 (1980) 401.

[15] Jemilev, Z. A., A. Komor, J. Strecke: Chromosomenanalytische Untersuchungen der nach der Anwendung potentieller postovulatorisch-fertilitätshemmender Steroide geborenen Paviane und deren Mütter. Zbl. Gynäkol. 103 (1981) 1215.

[16] Kaufmann, G.: Bindungsverhalten von Dienogest an verschiedene Steroidrezeptoren. Werksmitteilung der Jenapharm GmbH, 1993.

[17] Klinger, G.: Dienogest (STS 557) als Gestagenkomponente eines Kombinationspräparates zur temporären Kontrazeption. Befundbericht 29. 02. 1988, Universität Jena.

[18] Kuchling, E.: Kanzerogenitätsstudie an der Ratte (ohne histopathologische Auswertung). Abschlußbericht 13. 08. 1991, Schönwalde.

[19] Lehmann, N., B. Putz, H. A. Poggel: Experimental toxicity studies with contraceptive steroids and their relevance for human risk estimation. In: A. D. Dayan, A. J. Paine (Eds.): Advances in Applied Toxicology. Taylor & Francis, London 1989.

[20] Neumann, F., W. Elger: Kritische Überlegungen zu den biologischen Grundlagen von Toxizitätsstudien mit Steroid-(Sexual-)hormonen. In: E. J. Plotz, J. Haller (Eds.): Methodik der Steroidtoxikologie. Thieme, Stuttgart 1971.

[21] Oettel, M., A. Kurischko: STS 557, a new orally active progestin with antiprogestational and contragestational properties in rabbits. Contraception 21 (1980) 61.

[22] Oettel, M., G. Kaufmann, A. Kurischko: Das endokrinologische Profil von Dienogest-Metaboliten. Pharmazie 48 (1993) 541.

[22a] Remeshova, O.: Unveröffentlichte Ergebnisse 1994.

[23] Richard, J.: Reproductive function and fertility study by oral route in female rats. Abschlußbericht CIT 9003, 06. 07. 1993, Evreux.

[24] Richard, J.: Embryotoxicity/teratogenicity study by oral route in rats. Abschlußbericht CIT 9015, 06. 07. 1993, Evreux.

[25] Richard, J.: Embryotoxicity/teratogenicity study by oral route in rabbits. Abschlußbericht CIT 9405, 07. 07. 1993, Evreux.

[26] Schöneich, J.: Ergebnisprotokoll über die Prüfung der Substanz STS 557 des VEB Jenapharm auf Mutagenität. 23. 04. 1980, Gatersleben.

[27] Schöneich, J.: Ergebnisprotokoll über die Prüfung der Substanz STS 557 des VEB Jenapharm auf Mutagenität im dominanten Letaltest. 26. 03. 1981, Gatersleben.

[28] Schöneich, J.: Testung der Substanz STS 557 im dominanten Letaltest mit der Behandlung männlicher Mäuse auf Mutagenität. 17. 12. 1981, Gatersleben.

[29] Schöneich, J., K. Becker, R. Braun: Investigations on the mutagenic activity of STS 557. Exper. Clin. Endocrinol. 81 (1983) 210.

[30] Shibu Tani, J.: Ein Pharmakon zur medizinischen Behandlung des Gebärmutterkrebses, dessen wirksamer Bestandteil Dienogest ist (japanisch). Patent, Offenlegungszeichen 5290823, 1994.

[31] Stade, K.: Chronische Toxizitätsprüfung der Substanz STS 557 an der Ratte. Gutachten 11. 10. 1978, Toxikologische Zentralstelle der Pharmazeutischen Industrie Graupa.

[32] Strecke, J., W. Stölzner, H. Freund et al.: Interceptive activities of STS 557 in rabbits, mice and rats. Exper. Clin. Endocrinol. 81 (1983) 122.

[33] Strecke, J., Z. A. Jemilev, A. Komor: Chromosomenanalytische Untersuchungen an weiblichen Pavianen nach Behandlung mit STS 557 und Levonorgestrel. Zbl. Gynäkol. 107 (1985) 304.

[34] Sykes, A. K.: An assessment of fixed material from a study in rats. Abschlußbericht 13. 10. 1993, Eye.

Prüfung der initiierenden Wirksamkeit von Dienogest und Chlormadinonacetat im „Rat Liver Foci Bioassay"

D. Oesterle, E. Deml

Zusammenfassung

Die synthetischen Steroide Dienogest und Chlormadinonacetat wurden in einem Kurzzeit-Kanzerogenitätstest („Rat Liver Foci Bioassay") in vivo auf initiierende Wirkung hin geprüft. Dazu erhielten juvenile weibliche Sprague-Dawley Ratten oral nach einem Initiations-Promotions-Protokoll zur Durchführung des „Rat Liver Foci Bioassay" in der Initiationsphase wenige Male die Testsubstanzen, in der Promotionsphase wiederholt polychlorierte Biphenyle. Nach drei Monaten wurden die Lebern histologisch auf charakteristische Tumorvorstufen, die präneoplastischen Foci, hin untersucht. Solche Foci entstehen aus initiierten Hepatozyten, deren Genom durch gentoxische Substanzen, die Initiatoren, geschädigt wurde. Promotoren regen die Proliferation solcher Zellen an. Als Meßparameter dienen Zahl und Fläche präneoplastischer Foci. Sie werden im histologischen Schritt anhand des Verlustes der Adenosin-5'-triphosphatase oder der Reaktivierung der gamma-Glutamyltranspeptidase identifiziert.

Weder Dienogest noch Chlormadinonacetat verursachten im untersuchten Dosisbereich präneoplastische Foci, d. h. es wurde keine initiierende Wirkung beobachtet.

Einleitung

Synthetische Sexualsteroide werden bei einer Vielzahl medizinischer Indikationen verwendet. Sie sind in Präparaten zur oralen Kontrazeption, zur Aknetherapie, zur Hormonsubstitution und zur Antiandrogentherapie enthalten. Neben der therapeutischen Wirksamkeit ist die Frage nach ihrer gesundheitlichen Unbedenklichkeit von großer Bedeutung. Bei länger dauernder oder chronischer Applikation von Hormonen, wie es bei den genannten Indikationen der Fall ist, muß das Augenmerk verstärkt auf Langzeiteffekte gerichtet sein. Dies gilt insbesondere für die kanzerogene Wirkung, da von manchen natürlich vorkommenden Sexualhormonen bekannt ist, daß sie das Auftreten von Tumoren begünstigen, z. B. bei östrogenabhängigen Mammatumoren.

Experimentelle Voraussetzungen

Die Ermittlung des kanzerogenen Potentials von Chemikalien ist langwierig und erfolgt im chronischen Test an Ratte und Maus bei einer Behandlungsdauer von zwei Jahren. Dabei wird das dosisabhängig vermehrte Auftreten von Tumoren in den mit der Testsubstanz behandelten Tieren als Indikator für die kanzerogene Wirkung verwendet. Wir haben in Ergänzung zum chronischen Test ein Kurzzeit-Testsystem in vivo, den „Rat Liver Foci Bioassay" (RLFB), entwickelt. Mit diesem Test kann man in erheblich kürzerer Zeit Daten zum kanzerogenen Potential von Chemikalien gewinnen [5] (Abb. 1). Das Testprotokoll beruht auf dem Initiations-Promotions-Schema [6]. Im RLFB werden frühe Tumorvorstufen, die präneoplastischen Foci, als biologische Marker herangezogen (Abb. 1, 2). Nach dem Mehrstufenmodell der Kanzerogenese steht am Beginn die Initiation, gefolgt von der Phase der Promotion. „Initiatoren" wirken genotoxisch und verursachen Mutationen im Genom von Zellen. „Promotoren" regen solchermaßen „initiierte" Zellen zur Proliferation an. Durch klonale Vermehrung entstehen Foci präneoplastischer Zellen, aus denen im weiteren Verlauf neoplastische Noduli und schließlich hepatozelluläre Adenome und Karzinome entstehen können. Diese Focizellen unterscheiden sich in zahlreichen Stoffwechselaktivitäten, z. B. durch die Defizienz der Adenosin-5'-triphosphatase (ATPase) oder der Reaktivierung der gamma-Glutamyltranspeptidase (GGTase) von normalen Hepatozyten (Abb. 2). Diese Enzymdefekte lassen sich zur histochemischen Identifizierung der präneoplastischen Foci verwenden. Zahl und Fläche der enzymdefekten Foci sind dosisabhängig und stellen ein Maß für die Wirkung von Initiatoren und Promotoren dar.

Präneoplastische Foci treten in weit größerer Zahl auf als Karzinome, die sich sehr langsam und nur aus wenigen Foci entwickeln. Einer Schätzung nach sind

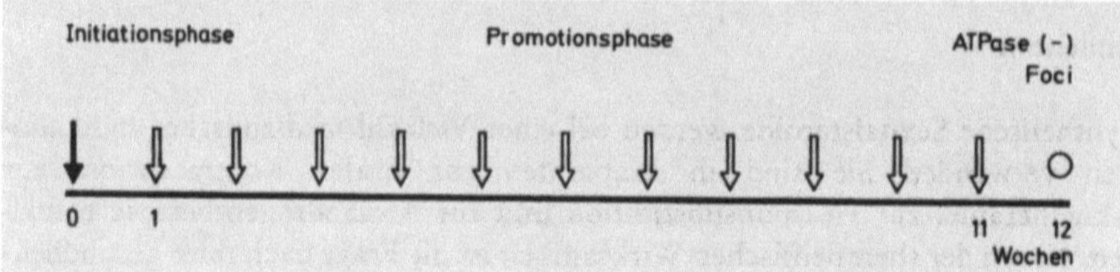

Abb. 1 Protokoll des „Rat Liver Foci Bioassay" [5].
Dunkler Pfeil: Initiationsphase
(Applikation des Initiators einmal bis wenige Male)
Helle Pfeile: Promotionsphase
(Applikation des Promotors wiederholte Male)
Heller Kreis: ATPase-defiziente Foci als Meßparameter.

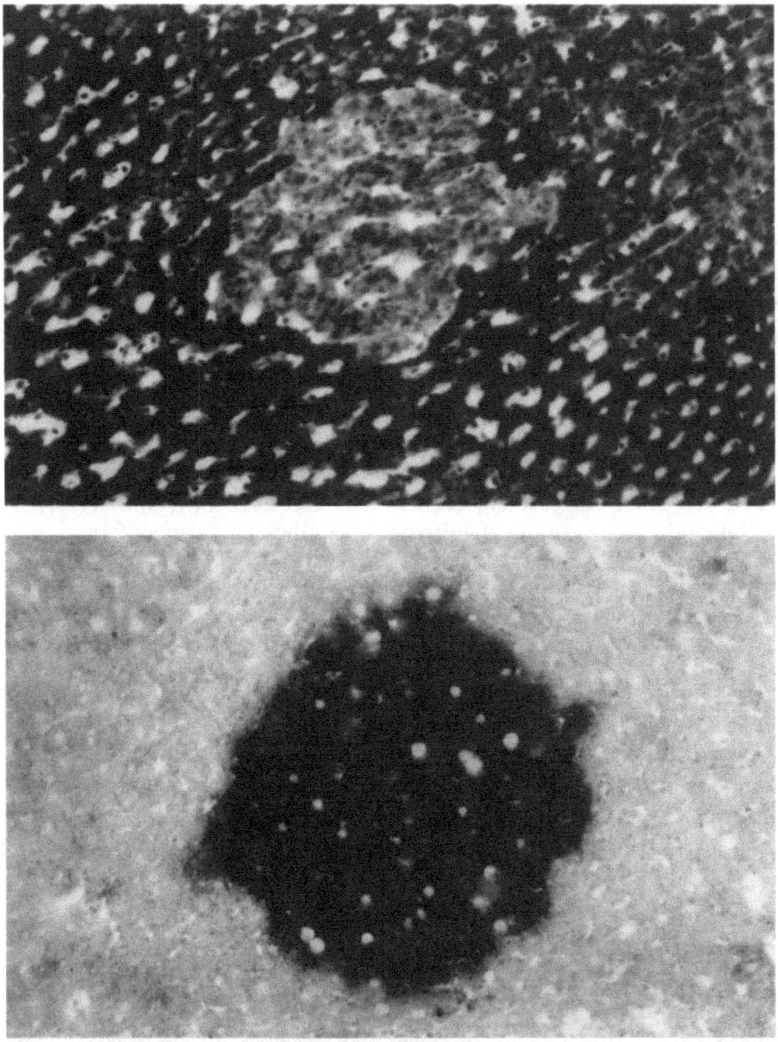

Abb. 2 Foci präneoplastischer Zellen (Rattenleber).
oben: ATPase-defiziente Foci (hell) umgeben von normalen Hepatozyten
unten: GGTase-positive Foci (dunkel) umgeben von normalen Hepatozyten (x 250).

etwa 1–3 Tumoren auf 1000 Foci zu erwarten [2]. Der Kurzzeittest ist damit erheblich empfindlicher als der chronische Test. Ein weiterer wesentlicher Vorteil und ein prinzipieller Unterschied zum Langzeitversuch liegen darin, daß mit dem Kurzzeitprotokoll zwischen Initiatoren und Promotoren der Kanzerogenese unterschieden werden kann. Das von uns entwickelte RLFB-Protokoll zeichnet sich im Vergleich zu anderen Protokollen durch hohe Empfindlichkeit und geringe Belastung der Tiere aus [7]. Drei Wochen alte weibliche Ratten werden mit einem Initiator einmal bis wenige Male behandelt, danach wird ein Promotor über mehrere Wochen wiederholt verabreicht. Nach 12 Wochen werden die Lebern auf Präneoplasien hin untersucht (Abb. 2).

Ermittlung der initiierenden Wirkung von Dienogest und Chlormadinonacetat

Die beiden zum Gestagentyp gehörenden synthetischen Steroide Dienogest und Chlormadinonacetat (CMA) (Jenapharm GmbH, Jena) wurden im RLFB auf ihre initiierende Wirkung hin getestet. Dazu wurden weibliche Sprague-Dawley Ratten im Alter von 21 Tagen mit Dienogest und CMA wie folgt behandelt (Abb. 1): Zur Initiation erhielten je 6 Tiere an 5 aufeinanderfolgenden Tagen oral Einzeldosen von 35, 70 und 140 mg Dienogest/kg Körpergewicht oder 100 mg CMA/kg Körpergewicht. Ab der folgenden Woche wurden zweimal wöchentlich 10 mg Clophen A50/kg Körpergewicht elf Wochen lang zur Promotion oral verabreicht. Clophen A50 ist ein technisches Gemisch polychlorierter Biphenyle (PCB), das als Promotor in der Leber sehr wirksam ist.

Die Steroide wurden in Olivenöl suspendiert, in Dosen von 17,5, 35 und 70 mg Dienogest/ml, 50 mg CMA/ml; PCB, 5 mg/ml, in Olivenöl gelöst. Von diesen Suspensionen bzw. Lösungen wurden jeweils 2 ml/kg Körpergewicht mit der Schlundsonde appliziert.

Nach zwölf Wochen wurden die Lebern anhand von Gefrierschnitten auf präneoplastische Foci hin untersucht. Zu ihrer Identifikation werden die Defizienz an ATPase und das Auftreten der GGTase in Focizellen histochemisch dargestellt [5]. Zahl und Fläche der Foci werden mit Hilfe eines semiautomatischen Bildanalysegerätes ermittelt. Die Ergebnisse sind in Abb. 3 dargestellt.

Beurteilung der Ergebnisse

Der Gesundheitszustand der Tiere war durch die Behandlung nicht beeinträchtigt. Die Gewichtsentwicklung verlief in allen behandelten Tieren normal. Die beiden strukturell eng verwandten synthetischen Gestagene wirken im RLFB nicht initiierend. Nach Behandlung mit CMA und PCB wurden 1,1 ± 0,5 ATPase-defiziente und 0,4 ± 0,3 GGTase-positive Foci pro cm^2 Schnittfläche gemessen. In unbehandelten Tieren treten keine Foci auf. Nach Behandlung mit dem Promotor allein findet man 1,1 ± 0,6 ATPase-defiziente und 0,1 ± 0,2 GGTase-positive Foci pro cm^2 Leberschnitt. Die Applikation von Dienogest, beginnend mit der niedrigsten Dosis, und PCB induziert 1,0 ± 0,3; 0,8 ± 0,6 und 1,5 ± 0,6 ATPase-defiziente und 0,5 ± 05; 0,4 ± 0,5 und 0,7 ± 0,4 GGTase-positive Foci pro cm^2 Leberschnitt (Abb. 3).

Vergleicht man die hier erhobenen Daten mit denen von Cyproteronacetat (CPA), einem weiteren synthetischen Gestagen, so ist auffallend, daß eine enge

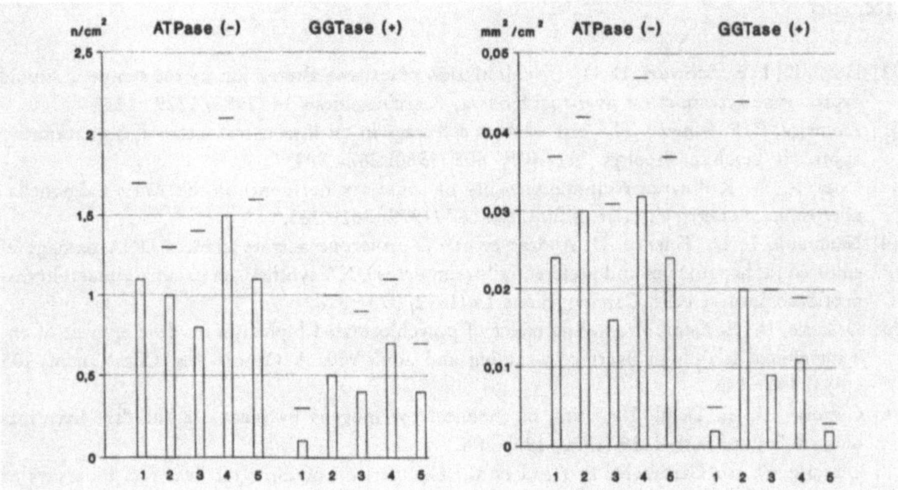

Abb. 3 Inzidenz präneoplastischer Foci.
Ordinate:
links: Zahl ATPase-defizienter und GGTase-positiver Foci
rechts: Fläche ATPase-defizienter und GGTase-positiver Foci
Abszisse:
Gruppe 1: 10 mg PCB/kg Körpergewicht (Promotionskontrolle)
Gruppe 2: 35 mg Dienogest/kg Körpergewicht, Promotion
Gruppe 3: 70 mg Dienogest/kg Körpergewicht, Promotion
Gruppe 4: 140 mg Dienogest/kg Körpergewicht, Promotion
Gruppe 5: 100 mg CMA/kg Körpergewicht, Promotion.

strukturelle Verwandtschaft per se noch keine gleichartige biologische Wirksamkeit bedeuten muß. Im Gegensatz zu den hier getesteten Gestagenen hat CPA ein tumorigenes Potential. Nach chronischer Verabreichung traten mehr Lebertumoren in der Ratte auf [13, 14]. Viele Befunde sprechen für eine tumorpromovierende Wirkung von CPA [11]. Es stimuliert das Leberwachstum in der Ratte, ebenso die DNS-Synthese und Mitose in primären Rattenhepatocyten [8, 9]. GGTase-positive Zellen zeigen sowohl in vivo als auch in vitro eine erhöhte Proliferation im Vergleich zu normalen Hepatocyten [4, 10]. Im bakteriellen Test mit Salmonella typhimurium konnte keine mutagene Aktivität und mit einem RLFB nach Solt/Farber auch keine initiierende Wirkung gefunden werden [3, 12]. Andererseits gibt es aber gewichtige Hinweise, daß ein initiierendes Potential nicht auszuschließen ist: CPA induziert Reparatursynthese in primären Rattenhepatocyten und initiiert präneoplastische Foci [1, 4].

Die vorliegenden Daten zur kanzerogenen Wirksamkeit von synthetischen Gestagenen zeigen, daß trotz struktureller Ähnlichkeit quantitativ und qualitativ unterschiedliche biologische Reaktionen auftreten können.

Literatur

[1] Deml, E., L. R. Schwarz, D. Oesterle: Initiation of enzyme-altered foci by the synthetic steroid cyproterone acetate in rat liver foci bioassay. Carcinogenesis 14 (1993) 1229–1231.

[2] Emmelot, P., E. Scherer: The first relevant cell stage in rat liver carcinogenesis. A quantitative approach. Biochim. Biophys. Acta (CR) 605 (1980) 247–304.

[3] Lang, R., U. Redmann: Non-mutagenicity of some sex hormones in the Ames Salmonella/microsome mutagenicity test. Mutat. Res. 67 (1979) 361–365.

[4] Neumann, I., D. Thierau, U. Andrae et al.: Cyproterone acetate induces DNA damage in cultured rat hepatocytes and preferentially stimulates DNA synthesis in gamma-glutamyltranspeptidase-positive cells. Carcinogenesis 13 (1992) 373–378.

[5] Oesterle, D., E. Deml: Promoting effect of polychlorinated biphenyls on development of enzyme-altered islands in livers of weanling and adult rats. J. Cancer Res. Clin. Oncol. 105 (1983) 141–147.

[6] Oesterle, D., E. Deml: Detection of chemical carcinogens by means of the "rat liver foci bioassay". Exp. Pathol. 39 (1990) 197–206.

[7] Oesterle, D., U. Gerbracht, E. Deml et al.: Comparison of three rat liver foci bioassays – incidence of preneoplastic foci initiated by diethylnitrosamine. Carcinogenesis 10 (1989) 1891–1895.

[8] Parzefall, W., P. Monschau, R. Schulte-Hermann: Induction by cyproterone acetate of DNA synthesis and mitosis in primary cultures of adult rat hepatocytes in serum free medium. Arch. Toxicol. 63 (1989) 465–461.

[9] Schulte-Hermann, R., V. Hoffman, W. Parzefall et al.: Adaptive responses of rat liver to the gestagen and anti-androgen cyproterone acetate and other inducers. II. Induction of growth. Chem. Biol. Interactions 31 (1980) 287–300.

[10] Schulte-Hermann, R., G. Ohde, J. Schuppler et al.: Enhanced proliferation of putative preneoplastic cells in rat liver following treatment with the tumor promotors phenobarbital, hexachlorocyclohexane, steroid compounds, and nafenopin. Cancer Res. 41 (1981) 2556–2562.

[11] Schulte-Hermann, R., I. Timmermann-Trosiener, J. Schuppler: Promotion of spontaneous preneoplastic cells in rat liver as a possible explanation of tumor production by nonmutagenic compounds. Cancer Res. 43 (1983) 839–844.

[12] Schuppler, J., J. Dammé, R. Schulte-Hermann: Assay of some endogenous and synthetic sex steroids for tumor-initiating activity in rat liver using the Solt-Farber system. Carcinogenesis 4 (1983) 239–241.

[13] Schuppler, J., P. Günzel: Cyproterone acetate. Lancet II (1976) 688.

[14] Schuppler, J., P. Günzel: Liver tumors and steroid hormones in rats and mice. Arch. Toxicol. Suppl. 2 (1979) 181–195.

Endokrinpharmakologische Studien mit Dienogest an Primaten

C. P. Puri, W. Elger, G. Hobe, N. Goncharov, P. Das, M. Oettel

Zusammenfassung

Primatenversuche mit Dienogest besitzen für die Verhältnisse am Menschen hohe Relevanz. Dieses ergibt sich aus der Ähnlichkeit verschiedener Funktionen bei Mensch und hohen Primaten in Zyklus und Gravidität. Ein zweiter Aspekt ist die große Ähnlichkeit des pharmakokinetischen Verhaltens von Dienogest beim Menschen (Bioverfügbarkeit/$t_{1/2\beta}$/Ausscheidung) und verschiedenen Primatenspezies wie Pavian, Macaca radiata. Für andere synthetische Sexualhormone kann eine entsprechende Aussage nicht getroffen werden. Beobachtbar sind bei Macaca radiata und Rhesusaffen humananaloge Effekte von Dienogest auf Zyklusparameter und Ovulation, wenn Blutspiegel von Dienogest erreicht werden, die denen bei der Frau unter kontrazeptiven Bedingungen entsprechen. Hierzu sind allerdings bezogen auf Körpermasse bei Affen viel höhere Dosierungen erforderlich.

Weder bei männlichen noch bei weiblichen Affen wurden Effekte gesehen, die nicht durch die gestagene Aktivität von Dienogest erklärbar wären. Die prompte Reversibilität aller beobachteten Effekte ist mehrfach belegt. Alle Studien betonen die problemlose Verträglichkeit von Dienogest. Dienogest ist eine der wenigen Substanzen, die im Hinblick auf männliche Kontrazeption Beachtung verdienen.

Einleitung: Bedeutung von Primatenversuchen in der Reproduktionsmedizin – Übersicht über Primatenstudien mit Dienogest

Primatenversuche repräsentieren die höchste Stufe des Tierversuchs im Hinblick auf die humane Anwendung einer Substanz oder die eines Therapieprinzips. Die Notwendigkeit von Versuchen an Primaten besteht neben toxikologischen Aspekten punktuell ganz besonders im Hinblick auf reproduktionspharmakologische Fragestellungen, wenn die zu untersuchende Funktion primatenspezifisch ist, z. B. die Wirkung auf das menstruelle Blutungsmuster. Primatenspezifische Funktionen sind der Zyklus mit einer langen Follikelphase und einer langen Lutealphase, in der die Reifung neuer Follikel unterdrückt ist. Die Notwendigkeit von Primatenstudien ergibt sich regelmäßig, wenn Effekte auf Gestationsvorgänge untersucht werden sollen. Die Gravidität kann bei vielen Nagern (Ratte, Maus, Kaninchen) durch Erzeugung eines Ungleichgewichts von Oestrogen und Gestagen gestört werden, entsprechend ist die (Früh-)Gravidität bei den genannten Spezies äußerst „oestrogenempfindlich". Im Gegensatz dazu ist die menschliche Gravidität oestrogenresistent. Auch extrem hohe Oestrogendosierungen waren jenseits einer empfindlichen kurzen Phase nach der Ovulation bei der Frau nicht in der Lage, die Gravidität zu beenden [1]. Hier hat der Versuch an Affen die Aufgabe, auf der Basis von Nagerdaten möglicherweise plausibel erscheinende, aber sinnlose klinische Prüfungen zu vermeiden.

Im ausgewerteten Literaturmaterial sind auch umfangreiche Studien mit Dienogest enthalten, die neue Therapieansätze beim Mann, „Pille für den Mann", zum Gegenstand haben. Dieses Therapiegebiet ist wissenschaftlich besonders

Tabelle 1 Primatenstudien mit Dienogest (Stand April 1994)

Spezies	Art des Versuches	Referenz
Pavian (Papio hamadryas)	Pharmakokinetik, i. v.-p. o.-Applikation	[6]
Pavian (Papio hamadryas)	Interzeptive Aktivität vs Levonorgestrel, Behandlung 6 bzw. 18 Std. nach Paarung	[11]
Pavian (Papio hamadryas)	Interzeptive Aktivität vs Levonorgestrel, Applikation unmittelbar nach Verpaarung	[10]
Pavian (Papio hamadryas)	Interzeptive Wirkung, Zeitstudie, Behandlung 3 h vs 6 h nach Anpaarung, Referenzpräparat: Levonorgestrel, Behandlung 6 h nach Anpaarung	[14]
Pavian (Papio hamadryas)	Pilotstudien, Effekte von Dienogest z. T. mit wiederholten Applikationen auf Follikulogenese, Ovulation, luteale Hormonsekretion, Zyklusdauer, Folgezyklen	[10] [11]
Pavian (Papio hamadryas)	Chromosomenanalytische Untersuchungen nach D	[9] [18]
Pavian (Papio cynocephalus)	Interzeptive Wirkung, Behandlung 6 Stunden nach Beginn der Paarung (Verpaarung über 48 Stunden)	[3]
Hutaffen (Bonnet macaques macaca radiata)	– Pharmakokinetik, i. v.- und p. o.-Applikation	[15]
	– Ovulationshemmung, verschiedene Dosierungen bei s. c.-Applikation, Dienogest-Blutspiegelmessungen	[16]
	– Die Effekte von Dienogest auf männliche Sexualfunktionen bei intramuskulärer Applikation über 15 Wochen, z. T. Kombination mit langwirkendem Testosteron-Ester	[4], [12], [13], [17]
Rhesusaffen (Macaca mulatta)	„Wochenpille" Versuch mit 1 × wöchentlicher Behandlung über 8 Wochen, um die jeweils dominanten Follikel auszuschalten: Prüfung vs Progesteron, Norethisterone Untersuchung des Blutungsmusters	[19]

schwierig. Möglicherweise stehen nur in Primatenversuchen für die Therapie relevante Modelle zur Verfügung.

Insgesamt wurden vier Primatenspezies für Versuche mit Dienogest eingesetzt (Tabelle 1). Die durchgeführten Untersuchungen sind hinsichtlich ihrer Ergebnisse insbesondere deshalb aufschlußreich, da für die jeweilige Spezies und die jeweilige Applikationsart auch pharmakokinetische Daten zum Dienogest verfügbar sind. Zum Teil sind beim Menschen intensiv untersuchte Referenzsubstanzen parallel mitgeführt worden. Hierdurch wird die Einordnung von Dienogest in die Gruppe der Gestagene erleichtert.

Pharmakokinetische Untersuchungen, Biotransformation

Die Pharmakokinetik synthetischer Sexualhormone kann von Spezies zu Spezies außerordentlich variieren. Die Kenntnis entsprechender Gegebenheiten ist absolute Voraussetzung für die Durchführung und Interpretation pharmakologischer und toxikologischer Studien. In den Tabellen 2 und 3 sind wichtige pharmako-

Tabelle 2 Pharmakokinetische Parameter nach Applikation des synthetischen Gestagens Dienogest bei verschiedenen Laborspezies und beim Menschen

			orale Applikation		i. v. Applikation			
Spezies	t_{max} [h]	c_{max} [ng/ml]	AUC_0^{48} [ng/ml × h]	BV [%]	Vdss [l]	Cl_{tot} [l/h]	$t_{1/2\alpha}$ [h]	$t_{1/2\beta}$ [h]
[(6)]Ratte*	0,5	35	63	70	0,15	0,21	0,4	5,9
Kaninchen*	4–6	24	407	100	10,6	0,74	6,3	33
Beagle*	2–5	151	2303	90	9,4	0,79		8,5
Pavian*	2–6	45	509	70	15,4	2,58	0,9	5,1
Mensch (weibl.)*	2–8	75	1271	90	46,2	5,19	0,2	6,3
[(7)]Mensch (männl.) (4 mg)+ #	1,94 [0,5–4]	100,12	1143,1 (AUC_0^{∞})	96,2				11,56
[(15)]Hutaffen (männl.) (3 mg)+	4	107,5	1176 (AUC_0^{∞})	43	9,7	1,19	0,83	6,25
Hutaffen (männl.) (10 mg)+	6,33	232	2824 (AUC_0^{∞})	–				

* Bestimmung von Dienogest mittels dünnschichtchromatographischer Abtrennung (0,1 mg/kg KM)

\+ Bestimmung der Dienogest-Serumspiegel mittels Radioimmunoassay

\# in Kombination mit 0,06 mg Ethinylestradiol

Tabelle 3 Pharmakokinetische Parameter nach oraler Applikation verschiedener synthetischer Sexualhormone

Spezies	Dienogest[6]			Levonorgestrel[8]			Norethisteron[8]			Ethinylestradiol[8]		
	AUC [ng/ml × h]	BV [%]	$^*t_{1/2}$ term [h]	AUC [ng/ml × h]	BV [%]	$^*t_{1/2}$ term [h]	AUC [ng/ml × h]	BV [%]	$^*t_{1/2}$ term [h]	AUC [ng/ml × h]	BV [%]	$^*t_{1/2}$ term [h]
Ratte	63	70	5,9	14	9	0,5	27	31	3,7	7,6	3	2,5
Kaninchen	407	100	33	655	63	17	260	50	7,4	1,3	0,3	3,0
Beagle	2303	90	8,5	370	22	1,2	650	44	6,3	75	9	2,3
Pavian	509	70	5,1								2	
Mensch (weibl.)	1271	90	6,3	10400	87	26	2460	64	8	3710	40	15–25
Rhesusaffe				990	9	4,4	300	17	1,9	11,3	0,6	2,7

* $t_{1/2\ term}$ nach intravenöser Applikation

kinetische Parameter für den Menschen und verschiedene Labortierspezies zusammengestellt. Es ist leicht zu erkennen, daß orale Applikation einzelner Testsubstanzen bei Mensch und Tier zu sehr unterschiedlichen Blutspiegelverläufen führen kann. Die Erwartung, daß subhumanen Primaten eher als anderen, „niederen" Labortieren, ein Modellcharakter für pharmakokinetische Fragestellungen zukommt, wird durch die in der Literatur publizierten Erfahrungen nachhaltig widerlegt.

Die therapeutisch eingesetzten synthetischen Sexualhormone zeichnen sich beim Menschen durch hohe orale Bioverfügbarkeit und lange terminale Halbwertszeiten aus (s. Beisp. Norethisteron, Levonorgestrel, Gestoden, Ethinyloestradiol). Diese Substanzen zeigen bei Makaken z. T. sehr geringe orale Bioverfügbarkeit und viel kürzere Halbwertszeiten als bei der Frau.

Für die Planung von Versuchen am Tier, die einer therapeutischen Situation angemessen sein sollen, sind fehlende pharmakokinetische Voraussetzungen für orale Applikation ein Problem. Oft ist die parenterale Applikation, z. B. mittels osmotischer Pumpen oder mittels Injektion öliger Lösungen geboten, um mehr oder weniger gleichmäßige Blutspiegelverläufe d. h. eine humananaloge Situation zu induzieren. Vor dem Hintergrund der in Tabelle 3 berichteten pharmakokinetischen Gegebenheiten überrascht es kaum, daß auch die orale Applikation von hohen Dosen von Norethisteron die Ovulation bei Rhesusaffen nicht sicher hemmt [19]. Offensichtlich hat ein entsprechender negativer Befund keinerlei Aussagekraft für den Menschen, wie der therapeutische Einsatz dieser Substanz zur Hemmung der Ovulation hinreichend belegt.

Hinsichtlich seiner Pharmakokinetik bei verschiedenen Primatenspezies hebt sich Dienogest vom „Norethisteron-Muster" sehr deutlich ab [5, 15]: Nach oraler Applikation wurden bei verschiedenen Primaten-Spezies sehr hohe Blutspiegel von Dienogest gemessen (Abb. 1a–1c). Puri fand bei Macaca radiata nach oraler Applikation eine Bioverfügbarkeit von 43%. Es wurden nach oralen Dosen von 3,0 bzw. 10,0 mg p.o. Blutspiegel erreicht, die in ihrer Höhe Werten entsprechen, wie sie auch unter Dienogest-haltigen Kontrazeptiva bei Frauen auftreten [15]. Die terminale Eliminationshalbwertszeit für Macaca radiata wurde mit 5,7 ± 1,6 Stunden errechnet. Vergleichsweise hohe Bioverfügbarkeit und pharmakodynamisch relevante Blutspiegel von Dienogest über die Dauer von mehreren Stunden dürfte die Erklärung sein, warum es bei einer anderen Makakenspezies (Rhesusaffe, Macaca mulatta) die Ovulation deutlich besser hemmt als Norethisteron [19]. Das für die Spezies Pavian (papio hamadryas) und Macaca radiata festgestellte pharmakokinetische Verhalten läßt auf jeden Fall die Annahme zu, daß in der jeweilig experimentellen Situation auch dann pharmakodynamisch relevante Blutspiegel aufgebaut wurden, wenn die Testsubstanz *oral* appliziert wurde.

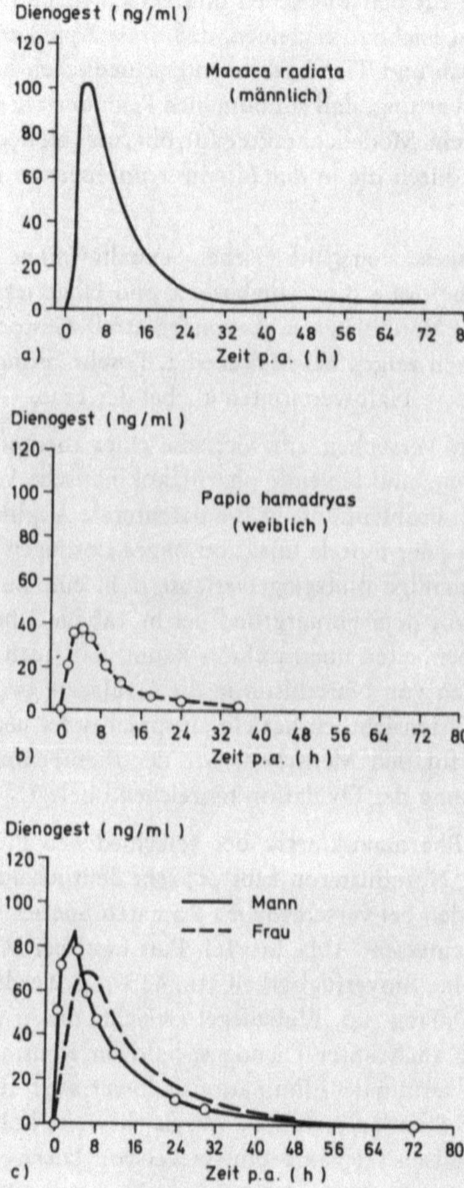

Abb. 1a Dienogest Konzentrationsverlauf im Serum von männlichen Hutaffen nach einmaliger oraler Applikation von 3 mg Dienogest/Tier (Mittelwertkurve; n = 8) [15].

Abb. 1b Dienogest-Konzentrationsverlauf im Serum von weiblichen Pavianen nach einmaliger oraler Applikation von 0,1 mg Dienogest/kg Körpermasse (Mittelwertkurve; n = 6) [6].

Abb. 1c Dienogest-Konzentrationsverlauf im Serum von Frauen und Männern nach einmaliger Applikation von ca. 5 mg Dienogest bzw. 4 mg Dienogest/0,06 mg Ethinylestradiol (Mittelwertkurven; n = 5 bzw. 16 [6, 7].

Im Rahmen einer Ovulationshemmstudie (s.c. Applikation) mit Dienogest bei Macaca radiata wurden Blutspiegelmessungen von Dienogest durchgeführt, um Anhaltspunkte dafür zu gewinnen, bei welchen Blutspiegeln mit einer Ovulationshemmung zu rechnen ist. Diesem Wert ist hohe Humanrelevanz beizumessen.

Effekte auf Zyklusfunktionen, antiovulatorische Wirkungen, Untersuchungen in der Lutealphase

Im Hinblick auf diese Fragestellung sind Versuche mit Dienogest an drei Primatenspezies berichtet: macaca mulatta, macaca radiata, papio hamadryas. Es erscheint sinnvoll, die Ergebnisse der Studien in Abhängigkeit von der untersuchten Phase des Zyklus darzustellen.

Effekte in der Phase der Follikelreifung

Systematische Dosisfindungsstudien wurden bei Macaca radiata durchgeführt [16]. Das Behandlungsdesign war so gewählt, daß die gesamte Follikelphase überlagert war (Behandlung von Tag 5 bis Tag 20 des Zyklus). Beobachtet wurde auch das Blutungsverhalten im Behandlungszyklus, sowie das Zyklusgeschehen nach Behandlungsende. Die Effekte auf das Zyklusgeschehen sind an Hand der Oestradiol- und Progesteronspiegel zu erkennen, die im Zyklus, der der Behandlung vorausging, im Zyklus und im Zyklus nach der Behandlung gemessen wurden (s. Abb. 2). Dienogest hemmte bei Dosierungen von 3,0 und 1,0 mg/Tier/Tag die Ovulation bei allen 6 Tieren.

In Tabelle 5 sind die Effekte dieser Behandlung auf die Zykluslänge dargestellt. In der Gruppe mit der höchsten Dosis besteht eine Tendenz zu verlängerten intermenstruellen Intervallen. Bei der niedrigsten geprüften Dosis (s. 0,3 mg/T/Tag) ist der Behandlungszyklus bei den 4 behandelten Tieren gegenüber dem Vorzyklus sehr deutlich verkürzt. Entsprechend hatten 3 von 4 Tieren eine gehemmte Ovulation. Tier-Nr. 262, bei dem eine Ovulation beobachtet wurde, ovulierte sehr früh im Zyklus, so daß vermutlich nur die letzten Phase der Follikelentwicklung vor der Ovulation durch die Dienogestbehandlung getroffen wurde. Möglicherweise liegt die Schwelle für antiovulatorische Aktivität von Dienogest bei macaca radiata noch unterhalb der Dosis von 0,3 mg/Tier/Tag. Eine Tendenz zu verkürzten Zyklen zeichnet sich auch bei der mittleren geprüften Dosis ab (s. Dosis 1,0 mg/Tier/Tag). Die im ersten Zyklus nach Behandlung erhobenen Daten zeigen eine Normalisierung der Zykluslänge. In den Gruppen 1 und 2 hatten jeweils 2/3 Tieren normale ovulatorische Zyklen.

Die vorliegenden Daten zeigen eine dosisabhängige antiovulatorische Aktivität von Dienogest. Hohe Dosen von Dienogest verlängern den Zyklus. Es ist zu

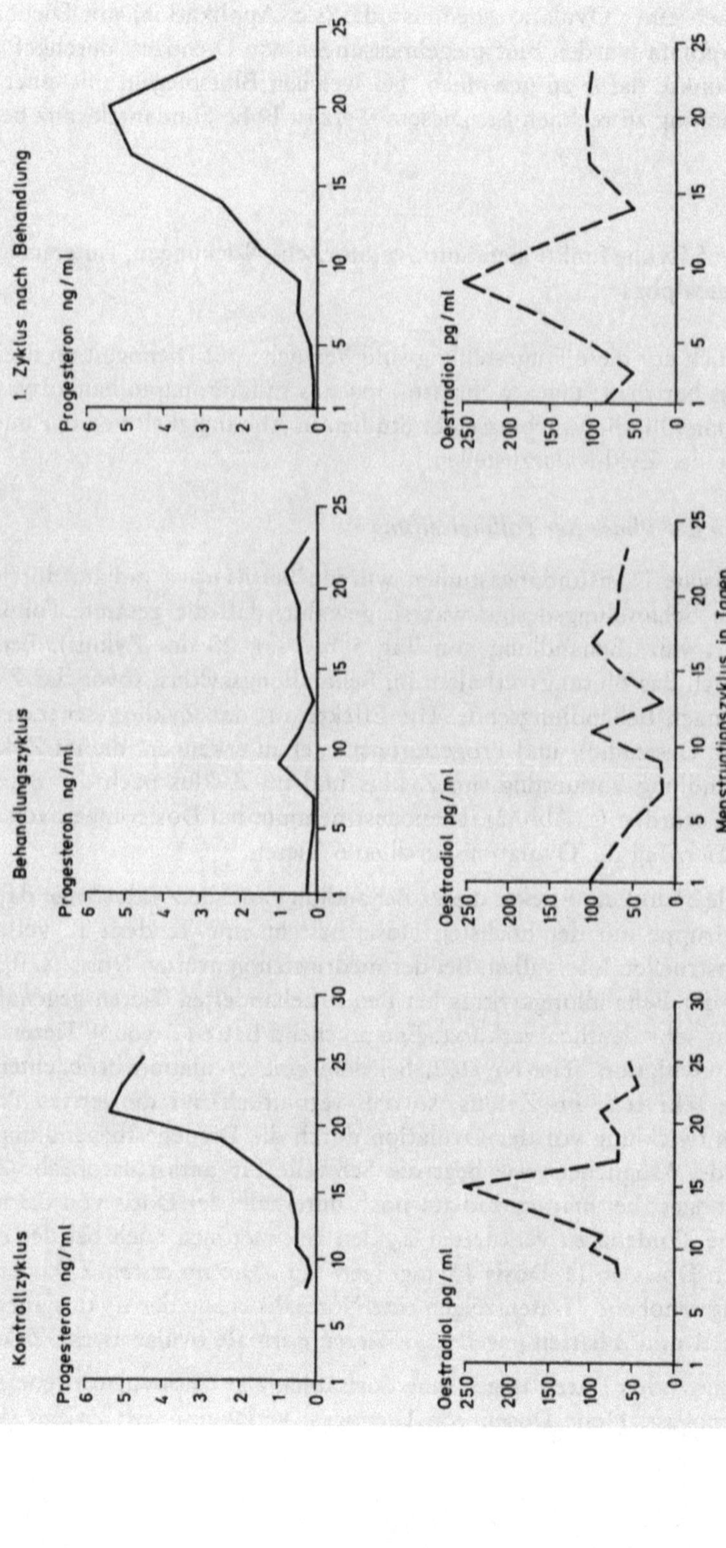
Kontrollzyklus
Progesteron ng/ml
Oestradiol pg/ml
Behandlungszyklus
Progesteron ng/ml
Oestradiol pg/ml
1. Zyklus nach Behandlung
Progesteron ng/ml
Oestradiol pg/ml
Menstruationszyklus in Tagen

vermuten, daß die vorzeitig oder verzögert auftretende Menstruation jeweils Ausdruck einer Entzugsblutung mit dem Abfall der Dienogestspiegel unter einen kritischen Wert ist. Antiovulatorische Effekte können bei Dosierungen beobachtet werden, die weit unter der Dosierung liegt, die eine Verzögerung der Menstruation bewirken können. Hierbei ist allerdings zu beobachten, daß das Behandlungsende deutlich vor dem Termin einer zeitgerechten Menstruation lag.

Modellversuche zur Entwicklung einer „Wochenpille" an Rhesusaffen [19]

Ziel der referierten Arbeit war die Prüfung der Möglichkeit einer Kontrazeption durch Störung eines dominanten Follikels mittels intermittierender Behandlung. Rhesusaffen mit kontrollierter normaler Zyklustätigkeit wurden an 8 Terminen in wöchentlichen Abständen mit den unten genannten Testsubstanzen und Dosen behandelt (Tabelle 4). Die zitierte Arbeit enthält Angaben zu weiteren hier nicht erwähnten Testsubstanzen.

Die Beobachtungsdauer betrug insgesamt 65 Tage. Bei Kontrollen wurden in dieser Zeit zwei volle Zyklen und der Beginn eines dritten Zyklus erfaßt. Die Behandlungen begannen am 7. Tag des ersten Zyklus. Kontrollen wurden mit

Tabelle 4 Hemmung der Ovulation durch Gestagene bei Rhesusaffen bei einmal wöchentlicher Applikation [19]

Testsubstanz/Dosis	Route	Rate von behandelten Tieren mit gehemmter Ovulation[1)]
Progesteron 7,5 mg	i. m.	3/3[2)]
Norethisteron		
0,5 mg	i. m.	1/5
1,5 mg	i. m.	3/3
1,5 mg	oral	0/3
Dienogest		
0,5 mg	oral	0/3
1,0 mg	oral	3/3
Kontrolle/Vehikel	oral	0/4

[1)] vollständige Abwesenheit von Luteaphasen-typischen Progesteronanstiegen im Beobachtungszeitraum

[2)] keine praeovulatorischen Oestradiolspiegel im Beobachtungszeitraum

Abb. 2 Oestradiol-17β- und Progesteron-Blutspiegel unter Dienogest (Tier-Nr. 264; 0,3 mg Dienogest pro Tag p. o.): Normales Muster im Kontrollzyklus und nach Absetzen der Behandlung. Niedrige Hormonspiegel unter der Behandlung durch Hemmung von Follikelreifung und Ovulation.

Vehikel behandelt. Progesteron hemmte die Ovulation. Im Falle von Norethisteron wurde bei intramuskulärer Applikation dosisabhängig eine antiovulatorische Aktivität festgestellt. Bei einer Dosis von 1,5 mg war bei 3 Tieren die Ovulation über den gesamten Beobachtungszeitraum gehemmt. Die gleiche Dosis führte bei oraler Applikation nicht zur sicheren Unterdrückung der Ovulation. Diese Ergebnisse sind vor dem Hintergrund der geringen oralen Bioverfügbarkeit von Norethisteron bei anderen Makakenspezies sehr plausibel (Tabelle 3).

Die Ergebnisse unter Dienogest (Tabelle 5 u. 6) unterscheiden sich klar von denen unter Norethisteron. Die Ovulation wird durch Dienogest dosisabhängig gehemmt. Hierbei ist auffällig, daß absolut betrachtet pro Individuum bei Rhesusaffen und Menschen [14] antiovulatorische Effekte bei gleichen Tagesdosen auftreten. Der Vergleich der Blutspiegel bei Männern und Frauen nach oraler Applikation von Dienogest mit Verlauf der Dienogestspiegel nach oraler Applikation von 1 bzw. 3 mg bei macaca radiata zeigen sehr klar, daß allein die erreichten Blutspiegel bestimmend dafür sind, welche Wirkung erreicht wird. In diesem Sinne sind Makakenspezies ganz offensichtlich ein gutes Modell für die menschlichen Verhältnisse. Aus den Daten in Tabelle 6 [16] zum Menstruations-

Tabelle 5 Der Effekt des Gestagens Dienogest, in der Dosis von 0,3 mg, 1,0 mg und 3,0 mg/Tag/Tag s.c., von Tag 5–Tag 20 des Zyklus, auf den Menstrualzyklus von Hutaffen (Macaca radiata)

Tier-Nr.	Zyklus vor der Behandlung		Behandlungs-zyklus		Zyklus nach der Behandlung	
	Zyklus-länge (Tage)	Menstrua-tionsdauer (Tage)	Zyklus-länge (Tage)	Menstrua-tionsdauer (Tage)	Zyklus-länge (Tage)	Menstrua-tionsdauer (Tage)
	Dosis: 0,3 mg/Tier/Tag					
188	28	6	22	7	32	6
224	26	5	21	5	28	10
264	30	2	24	1	25	4
262	27	3	25	3	28	4
Mittelwerte	27,7	4	23	4,2	28,2	6
	Dosis: 1,0 mg/Tier/Tag					
222	26	2	23	4	29	3
172	26	6	24	5	29	2
224	24	4	22	5	28	4
Mittelwerte	25,3	4	23	4,6	28,7	3
	Dosis: 3,0 mg/Tier/Tag					
214	28	5	32	3	20	4
220	29	2	32	4	24	2
230	25	4	30	5	30	4
Mittelwerte	27,3	3,7	31,3	4	24,7	3,3

Tabelle 6 Hemmung der Ovulation durch Dienogest bei Macaca radiata durch Behandlung von Tag 5 bis Tag 20 des Zyklus

Tier-Nr.	Zyklus vor der Behandlung	Behandlungs-zyklus	Zyklus nach der Behandlung
	Dosis: 1,0 mg/Tier/Tag		
222	ovuliert	nicht ovuliert	ovuliert
172	ovuliert	nicht ovuliert	nicht ovuliert
224	ovuliert	nicht ovuliert	ovuliert
	Dosis: 3,0 mg/Tier/Tag		
214	ovuliert	nicht ovuliert	ovuliert
220	ovuliert	nicht ovuliert	nicht ovuliert
230	ovuliert	nicht ovuliert	ovuliert
	Dosis: 0,1 mg/Tier/Tag		
188	ovuliert	nicht ovuliert	ovuliert
224	ovuliert	nicht ovuliert	nicht ovuliert
264	ovuliert	nicht ovuliert	ovuliert
262	ovuliert	ovuliert	ovuliert

verhalten ist entnehmbar, daß die Behandlung mit Dienogest über 15 Tage geringgradige Effekte auf Zeitpunkt und Dauer von Menstruationsblutungen hatte. Die diesbezüglichen Daten der Arbeit von Wilks und Mitarbeitern [19] mit wöchentlicher Applikation von Dienogest und anderen Substanzen lassen, sofern die Ovulation gehemmt wurde, ein nahezu regelloses Auftreten von Blutungen bei diesem Behandlungsschema erkennen. Entsprechende Phänomene sind natürlich nicht den untersuchten Substanzen anzulasten, sie reflektieren vielmehr eine grobe Störung von ovariellen und endometrischen Funktionen in Abwesenheit einer adäquaten exogenen Hormonsubstitution.

Effekte auf Funktionen der Lutealphase, Reversibilität von Effekten

Endometrium: Die endometrialen Effekte von Dienogest bei oraler Applikation wurden bei der Frau [2] nach einem Oestrogenpriming ausgewertet. Entsprechende Untersuchungen an Affen sind für die meisten Gestagene und auch für Dienogest nicht bekannt. Die bei der höchsten Dosis von Dienogest im Ovulationshemmtest [16] beobachtete Menstruationsverschiebung läßt keine Zweifel an der Transformationswirkung dieser Dosis.

Im Hinblick auf ovarielle Funktionen ist von Interesse, daß Dosierungen von 0,4 mg jeden 3. Tag bei Pavianen die Ovulation auch dann nicht hemmen, wenn diese Behandlung in der frühen Follikelphase begonnen wird [11]. Der Verlauf der Progesteronspiegel zeigt bei 3/4 der so behandelten Tiere einen zeitgerechten Anstieg. Auch die Höhe der Progesteronspiegel bewegte sich bei diesen Tieren im Normbereich, obwohl die Behandlung über den Ovulationstermin hinaus fortgesetzt wurde. Nach dieser Behandlung wurden bei einigen Tieren verspätete Ovulationen im Folgezyklus gesehen, z. T. war die Progesteronsekretion im Folgezyklus deutlich erniedrigt. Da entsprechende Befunde nur bei einzelnen Tieren erhoben wurden, könnte es sich bei den beobachteten Phänomenen auch um Spontanergebnisse mit großem zeitlichen Abstand zur Behandlung gehandelt haben. Zusammenfassend sind die bei Behandlung im Zyklus bei Primaten registrierten Effekte des Dienogest auf ovarielle und endometrielle Funktionen ausnahmslos aus der gestagenen Wirkung dieser Substanz abzuleiten. Alle Effekte waren passagerer Natur. Es gibt keine Hinweise auf nicht Substanzklassetypische Effekte. Hinweise auf mögliche direkte Hemmung einer Steroidsekretion ergeben sich aus dem vorliegenden Material nicht.

Interzeptive Wirkungen bei Pavianen

Postcoitale Interzeption beabsichtigt die Verhinderung einer Einnistung, ohne daß die Ovulation und die Hormonproduktion aus Follikel und Corpus luteum beeinträchtigt werden. Letztere Anforderungen erfüllt Dienogest, wenn es um den Ovulationszeitpunkt herum angewendet wird. Die Untersuchungen zur interzeptiven Aktivität stellen das umfangreichste Datenmaterial zu Dienogest an Primaten dar, ohne daß eine klare Einschätzung dieses Aspektes möglich wäre. Untersucht wurden Einzeldosen von 0,4 mg/Tier zu verschiedenen Zeitpunkten in Relation zur Anpaarungsphase (Tabelle 1). Es liegen Studien aus zwei Zentren vor [3, 10, 11, 14], die nicht alle referiert werden können. Studien an papio hamdryas mit Applikation 6 bzw. 18 Stunden nach Paarungsbeginn ergaben bei Kontrollen eine Rate gravider Tiere von 30% bzw. 36,7%, nach Dienogestbehandlung waren nur 8,7% bzw. 4% der behandelten Tiere gravid [11]. Levonorgestrel war deutlich weniger wirksam. Diesem Befund steht die Aussage einer Studie an papio cynocephalus gegenüber, bei der die Applikation der o. g. Dosis 6 h nach Paarungsbeginn keinen erkennbaren Effekt auf das Konzeptionsgeschehen hatte: Rate gravider Tiere bei Kontrollen 25%, nach Dienogestbehandlung 22% [3].

Die aufgetretene Diskrepanz kann daran liegen, daß unterschiedliche Pavianspezies für die jeweiligen Studien eingesetzt wurden. Die fehlende antiovulatorische Aktivität der benutzten Dosis ist ein Hinweis darauf, daß die geprüfte Dosis niedrig war. Kleine Speziesunterschiede bezüglich Ansprechbarkeit könnten dazu geführt haben, daß eine offensichtlich unwirksame Dosis untersucht wurde.

Männliche Kontrazeption: Untersuchungen an männlichen Hutaffen

Die bei männlichen macaca radiata eingesetzten Behandlungen zur Unterdrükkung der Gonadenfunktion sind gekennzeichnet durch viel höhere Dosierungen und viel längere Dauer der Medikation als in den oben berichteten Studien an weiblichen Affen. Die höchste detailliert untersuchte Dosierung von 12 mg pro Tag (intramuskulär) [12, 17] ist das 12fache der Dosis, die bei dieser Spezies die Ovulation sicher hemmt (s. oben). Niedrigere Dosierungen, i.e. 5 mg/Tag waren für kontrazeptive Strategien beim männlichen Geschlecht zu wenig wirksam [12].

Die eingesetzten Dosen reduzierten verschiedene männliche Sexualfunktionen wie Testosteronblutspiegel, die Zahl beweglicher und befruchtungsfähiger Gameten im Ejakulat [17]. Ein maximaler Hemmeffekt war nach 9 Wochen erreicht. Das Absetzen der Behandlung führte zu vollen Restitution aller Parameter innerhalb von 14 Wochen. Von den zitierten Autoren wird wegen dessen hoher Wirksamkeit, der guten Verträglichkeit und Reversibilität in DNG ein Ansatz für männliche Kontrazeption gesehen. Für diese Indikation wird die gleichzeitige Substitution mit Depotandrogen für erforderlich gehalten, da das Testosteron unter Dienogest auf sehr niedrige Werte abfällt.

Literatur

[1] Beier, S., B. Düsterberg, M. F. El Etreby et al.: Toxicology of Hormonal Fertility-Regulating Agents. In: G. Benagiano, E. Diczfalusy (Hrsg.): Endocrine Mechanisms in Fertility Regulation. Raven Press 1983.

[2] Böhm, W., E. Hempel, G. Carlsohn: Zur Problematik der Transformationsdosenbestimmung von Gestagenen. Wissenschaftl. Beiträge der Friedrich-Schiller-Universität Jena 1984.

[3] Castracane, D., J. Goldzieher: Evaluation of STS 557 as a Potential Contraceptive in Baboon. Contraception 22 (1981) 335–339.

[4] Das, R. P.: Combined Studies on the Effect of Dienogest on Semen, Sperm Functions, Blood Level of Testosterone and General Tolerance in Bonnet Monkey (Macaca radiata). Gutachten, 1993.

[5] Hobe, G., P. Göhler, G. Schumann et al.: Gutachten zur Pharmakokinetik und Biotransformation der STS 557 beim Pavian. ZIMET Jena 1980.

[6] Hobe, G., H. G. Hillesheim, W. Schumann et al.: Studies on Pharmacokinetics of STS 557 in Animal Species and Man. Exp. Clin. Endocrinol. 81 (1983) 158–167.

[7] Hoffmann, A., I. R. Reimann, N. Nassr et al.: (in diesem Buch).

[8] Hümpel, M.: Comparative Pharmacokinetics of Selected Contraceptive Steroids in Animal Species and Man. F. Michal (Ed.). Press Syndicate of the University of Cambridge, Cambridge 1989.

[9] Jemilev, Z., A. Komor, J. Strecke et al.: Chromosomenanalytische Untersuchungen der nach der Anwendung potentieller postovulatorischer fertilitätshemmender Steroide geborenen Paviane und deren Mütter. Zentralbl. Gynäkol. 103 (1981) 1215–1219.

[10] Komor, A., N. Goncharov, M. Oettel: Further Report on the Interzeptive STS 557 in Baboons. Endokrinologie 79 (1982) 428–430.

[11] Komor, A., N. Goncharov, K. Schubert et al.: STS 557 as an Interceptive in Baboons. Exp. Clin. Endocrinol. 81 (1983) 217–221.

[12] Majumdar, S. S., R. K. Sharma, R. P. Das: Effects of STS 557 on Semen and Sperm Functions in Bonnet Monkey (Macaca radiata) – A Preliminary Report. Contraception 37 (1988) 631–641.

[13] Majumdar, S. S., J. Chaudhary, R. K. Sharma et al.: Contraceptive potentiality of STS 557 – A feasibility in Male Bonnet Monkey (Macaca radiata). Contraception 41 (1990) 641–653.

[14] Oettel, M., A. Komor, N. Goncharov et al.: STS 557 as an interceptive in Rodents and Baboons. Contraception 45 (1980) 537–549.

[15] Puri, C. P.: Studies on Pharmacokinetics of Dienogest in Macaca radiata. Ergebnisbericht (unveröffentlicht) 1993.

[16] Puri, C. P.: Effects of Dienogest on Inhibition of Ovulation in Macaca radiata. Ergebnisbericht (unveröffentlicht) 1994.

[17] Sharma, R. K., R. P. Das: Effects of STS 557 and 20 AET-1 on Sperm Functions and Serum Level of Testosterone on Bonnet Monkey (Macaca radiata). Contraception 45 (1992) 483–491.

[18] Strecke, J., A. Komor, Z. Jemilev et al.: Chromosomenanalytische Untersuchungen an weiblichen Pavianen nach Behandlung mit STS 557 und Levonorgestrel. Zentralbl. Gynäkol. 107 (1985) 304–307.

[19] Wilks, J., C. H. Spilman, J. A. Campbell: Arrest of Folliculogenesis and Inhibition of Ovulation in the Monkey following weekly Administration of Progestins. Fertil. Steril. 40 (1983) 688–692.

II. Klinik von Dienogest

Pharmakokinetik von Dienogest als Monopräparat und in Kombination mit Ethinylestradiol

A. Hoffmann, I. R. Reimann, N. Nassr, G. Hobe, U. Mellinger, H. Kuhl

Zusammenfassung

In einem randomisierten offenen Cross-over-Design mit einmaliger Applikation wurden an insgesamt 39 Probanden jeweils 2 mg Dienogest (DNG) bzw. 4 mg DNG in Kombination mit 0,06 mg Ethinylestradiol (EE) einmalig oral bzw. intravenös appliziert, die pharmakokinetischen Parameter beider Substanzen errechnet und die absolute Bioverfügbarkeit bestimmt. Etwa 2 Stunden nach oraler Applikation des Kombinationspräparates (t_{max} DNG 1,9 h, t_{max} EE 2,3 h) wurden die maximalen Serumkonzentrationen (C_{max} DNG 100,1 ng/ml, C_{max} EE 75,7 pg/ml) erreicht, die terminalen Eliminationshalbwertszeiten betrugen für DNG 10,7 h, für EE 15,6 h. Die absolute Bioverfügbarkeit von DNG ist mit 96,2% sehr hoch, die BV von EE entspricht mit 44,3% den in der Literatur angegebenen Werten. Nach oraler Applikation des DNG-Monopräparates betrug t_{max} DNG 1,6 h, die terminale Halbwertszeit 8,5 h. Die absolute Bioverfügbarkeit von DNG entspricht mit 91,8% etwa derjenigen der Substanz bei Applikation als Kombinationspräparat mit EE.

Einleitung und Problemstellung

Das Gestagen Dienogest (DNG) wurde im Rahmen eines umfangreichen Screeningprogramms auf der Suche nach 19-Norgestagenen ohne 17α-Ethinylgruppe selektiert und umfassend präklinisch charakterisiert. Das Wirkprofil des DNG entspricht weitgehend dem eines C 21-Gestagens. Überraschend für ein 19-Norgestagen weist DNG keine androgenen, hingegen ausgeprägte antiandrogene Eigenschaften auf. In klinisch relevanten Dosisbereichen fehlen auch estrogene bzw. antiestrogene Partialwirkungen [9].

DNG ist als gestagene Komponente Bestandteil des oralen Kontrazeptivum Certostat® der Jenapharm GmbH. Nachfolger des Certostat® ist eine Kombination (MP 2000), die einen auf 0,03 mg Ethinylestradiol reduzierten Estrogengehalt bei gleichbleibender DNG-Dosis von 2 mg aufweist. Für dieses neue Kombinationspräparat sowie für ein DNG-Monopräparat sollte die absolute Bioverfügbarkeit bestimmt werden. In Fortführung früherer orientierender Untersuchungen wurden außerdem weitere pharmakokinetische Parameter ermittelt.

Material und Methodik

Probanden

22 gesunde Probanden (DNG als Monopräparat) bzw. 17 gesunde Probanden (DNG in Kombination mit Ethinylestradiol) im Alter von 20–33 Jahren wurden nach den geltenden GCP-Richtlinien in die Studie aufgenommen und entsprechend des Prüfplans behandelt.

Prüfpräparate

DNG als Monopräparat:

Formulierung A
DNG 1 Filmtablette = 2,00 mg DNG
Formulierung B
DNG 105 ml Injektionslösung = 2,00 mg DNG

DNG in Kombination mit Ethinylestradiol:

Formulierung A
DNG plus EE 2 Dragees = 0,06 mg EE, 4,00 mg DNG
Formulierung B
DNG plus EE 105 ml Injektionslösung = 0,06 mg EE, 4,00 mg DNG

Ablauf der Untersuchung

In einem randomisierten offenen Cross-over-Design wurde die Prüfmedikation im Abstand von 14 Tagen nach jeweils zehnstündiger Nahrungskarenz einmal oral mit 150 ml Mineralwasser und einmal intravenös mit einer Injektionszeit von 12 min verabreicht. Nach dreistündiger Bettruhe post applikationem wurde ein standardisiertes Frühstück eingenommen. Blutentnahmen zur Hormonbestimmung erfolgten vor Applikation der Prüfsubstanz sowie 0,5, 1, 1,5, 2, 2,5, 3, 4, 6, 8, 12, 24, 30, 48 und (nur beim Kombinationspräparat DNG und EE) 72 Stunden nach Applikation, bei intravenöser Applikation zusätzlich zu den Zeitpunkten 0, 10 und 20 Minuten nach Applikationsende.

Analytik

Ethinylestradiol im Serum wurde radioimmunologisch als Doppelbestimmung mit einer Bestimmungsgrenze von 8 pg/ml analysiert (methodische Einzelheiten siehe [7]). DNG wurde ebenfalls radioimmunologisch als Doppelbestimmung mit einer Nachweisgrenze von 1,5 ng/ml, wie von Hobe und Mitarbeitern 1986 angegeben, analysiert.

Biometrie

Aus den individuellen Konzentrations-Zeitkurven von EE und DNG nach p.o. und i.v. Applikation wurden die pharmakokinetischen Hauptzielgrößen bestimmt. Für jeden Probanden wurden C_{max} und t_{max} ermittelt. Die Fläche unter der Konzentrations-Zeit-Kurve AUC_{0-t} wurde mittels Trapezregel berechnet. Die auf unendlich extrapolierte Fläche entspricht $AUC_{0-\infty} = AUC_{0-t} + C/\lambda$, wobei λ durch logarithmisch lineare Regression ermittelt wurde. Zur Berechnung der absoluten Bioverfügbarkeit wurden die Flächen unter den Konzentrations-Zeit Kurven herangezogen.

Es werden Mittelwerte mit Standardabweichungen, Variationskoeffizient und Median angegeben. Für die pharmakokinetischen Kenngrößen AUC_{0-t}, $AUC_{0-\infty}$ und C_{max} sind die 90% Konfidenzintervalle (ANOVA, logarithmisch) bestimmt.

Ergebnisse und Diskussion

Für das Kombinationspräparat ist der Verlauf der Serumkonzentrationen von EE und DNG nach peroraler und intravenöser Applikation in den Abb. 1 und 2 dargestellt. Die aus den individuellen Konzentrations-Zeit-Kurven errechneten pharmakokinetischen Hauptzielgrößen für EE und DNG sind in Tabelle 1 zusammengefaßt.

Der Verlauf der Serumkonzentration von DNG nach peroraler und intravenöser Applikation von DNG als Monopräparat ist in Abbildung 3 dargestellt. Bedingt durch die Applikation von 2,00 mg DNG im Monopräparat liegen die Konzentrationen deutlich niedriger als bei Gabe von 4,00 mg DNG im Kombinationspräparat.

Die aus den individuellen Konzentrations-Zeit-Kurven errechneten pharmakokinetischen Hauptzielgrößen für DNG beim Monopräparat sind in Tabelle 2 zusammengefaßt. AUC, $AUC_{0-\infty}$ und C_{max} reflektieren bei Gabe des DNG als Monopräparat die nur halbe Dosis im Vergleich zur Applikation von DNG mit EE im Kombinationspräparat. t_{max} und $t_{1/2}$ als dosisunabhängige Parameter unterscheiden sich nicht wesentlich. Ethinylestradiol ist ein Östrogen, das als Kombinationspartner in hormonalen Kontrazeptiva seit vielen Jahren klinisch genutzt wird. Der Wissensstand zur Pharmakokinetik des EE wurde kürzlich zusammengefaßt [2a, 11], von älteren Arbeiten sei auf die Untersuchungen von

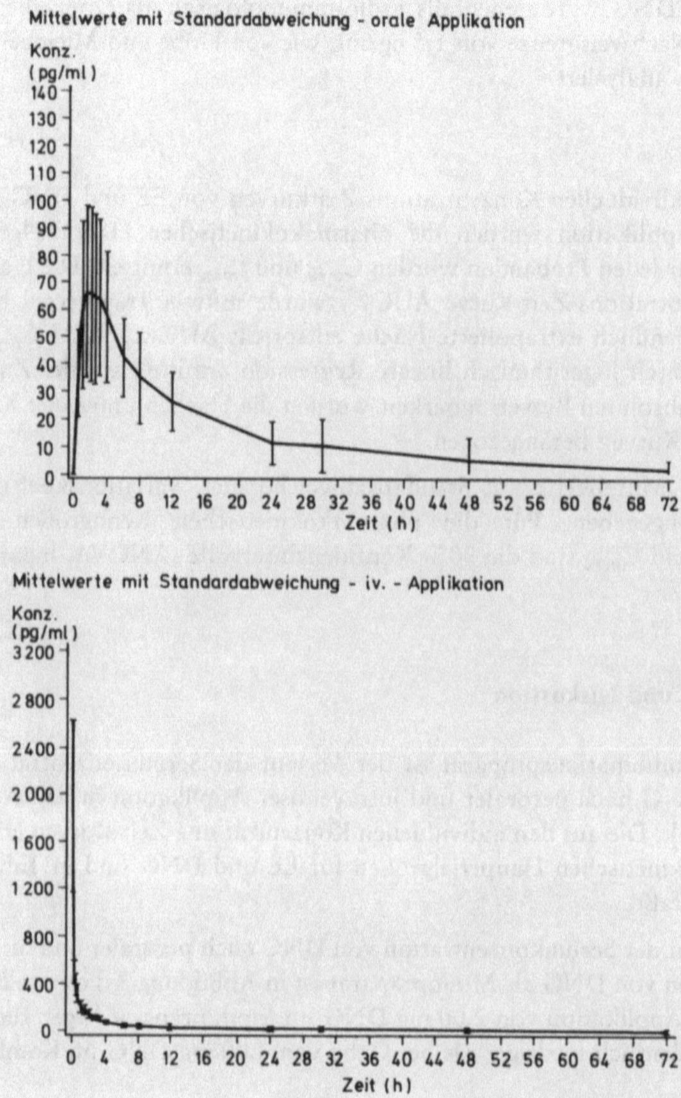

Abb. 1 Serumspiegel von Ethinylestradiol nach Applikation von 0,06 mg EE und 4,00 mg DNG.

Hümpel u. Mitarb. [6] sowie Orme u. Mitarb. [10] verwiesen. Über pharmakokinetische und pharmakodynamische Parameter des EE in der Dosierung von 20 bzw. 30 µg berichteten u. a. Jung-Hoffmann und Kuhl [8]. In unseren Untersuchungen betrug nach peroraler Applikation von EE die Zeit bis zum Erreichen des Konzentrationsmaximums 2,3 ± 1,8 Stunden. Sowohl der Zeitpunkt als auch die große interindividuelle Streuung stimmt mit vorhandenen Literaturda-

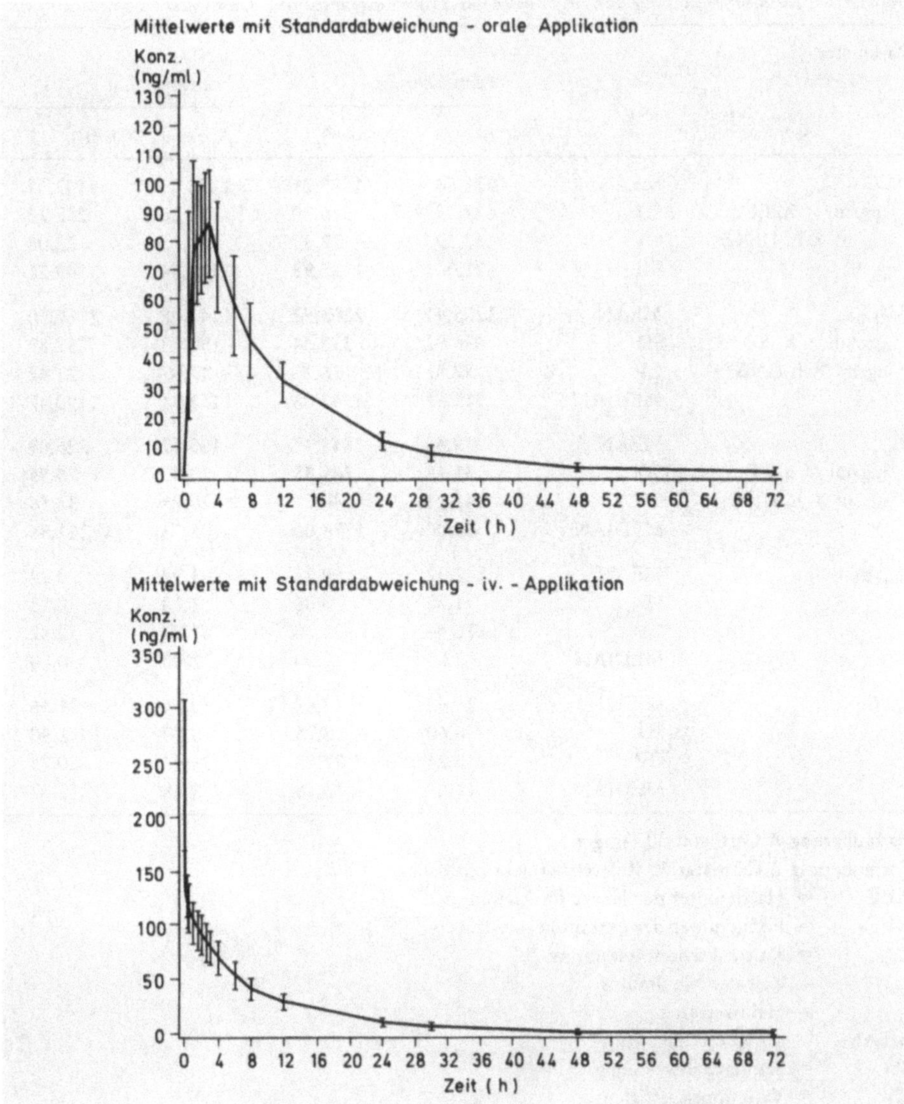

Abb. 2 Serumspiegel von Dienogest nach Applikation von 0,06 mg EE und 4,00 mg DNG.

ten für EE sehr gut überein. Dagegen sind die Maximalwerte des EE nach Einnahme einer Dosis von 0,06 mg etwa so hoch wie die nach Einnahme von 0,02 mg bei Frauen (Jung-Hoffmann und Kuhl 1991). Dies deutet auf eine erheblich stärkere Metabolisierung des EE bei Männern hin.

Die terminale Halbwertszeit für EE ermittelten wir mit 15,6 ± 6,6 Stunden nach oraler und mit 13,5 ± 3,8 Stunden nach intravenöser Applikation. Die von uns

Tabelle 1 Zusammenfassung der Ergebnisse für Ethinylestradiol und Dienogest

Parameter		EE Formulierung A	EE Formulierung B	DNG Formulierung A	DNG Formulierung B
AUC	MEAN	978,66	1889,21	1108,73	1142,51
(pg/ml × h, EE	SD	612,55	516,70	191,26	252,23
ng/ml × h, DNG)	CV	62,59	27,35	17,25	22,08
	MEDIAN	671,00	1725,98	1129,84	1149,21
$AUC_{0-\infty}$	MEAN	1205,41	2103,52	1143,08	1180,70
(pg/ml × h, EE	SD	696,92	552,64	195,13	252,89
ng/ml × h DNG)	CV	57,82	26,27	17,07	21,42
	MEDIAN	913,57	1942,06	1153,91	1190,47
c_{max}	MEAN	75,65	1848,47	100,12	226,02
(pg/ml × h, EE	SD	31,18	741,35	20,80	75,84
ng/ml × h, DNG)	CV	41,21	40,11	20,78	33,56
	MEDIAN	66,00	1776,00	105,73	211,86
t_{max} (h)	MEAN	2,32	0,22	1,94	0,24
	SD	1,78	0,06	1,18	0,13
	CV	76,44	25,20	61,01	52,42
	MEDIAN	2,00	0,20	2,00	0,70
$t_{1/2}$ (h)	MEAN	15,62	13,47	10,74	11,56
	SD	6,60	3,75	3,70	2,40
	CV	42,24	27,88	34,47	20,75
	MEDIAN	14,87	13,88	9,28	12,07

Formulierung A Certostat 30 Dragee
Formulierung B Certostat 30 Referenz (Injektionslösung)
AUC = Fläche unter der Kurve im Meßintervall
$AUC_{0-\infty}$ = Fläche unter der extrapolierten Kurve
C_{max} = Konzentrationsmaximum
t_{max} = Zeit des Maximums
$t_{1/2}$ = Halbwertszeit
MEAN = arithmetisches Mittel
SD = Standardabweichung
CV = Variationskoeffizient
MEDIAN = Median

ermittelten Eliminationshalbwertszeiten des EE entsprechen ebenfalls den in der Literatur für Frauen angegebenen Werten von 10–27 Stunden.

Die aus dem Vergleich der Flächen unter den Konzentrations-Zeit-Kurven (AUC) bestimmte absolute Bioverfügbarkeit des EE in vorliegender Studie von 44,3% mit einem 90% Konfidenzintervall von 37,1%–53,0% ist nahezu identisch der von Orme u. Mitarb. [10] mit 40% (20%–65%) angegebenen absoluten Bioverfügbarkeit des EE.

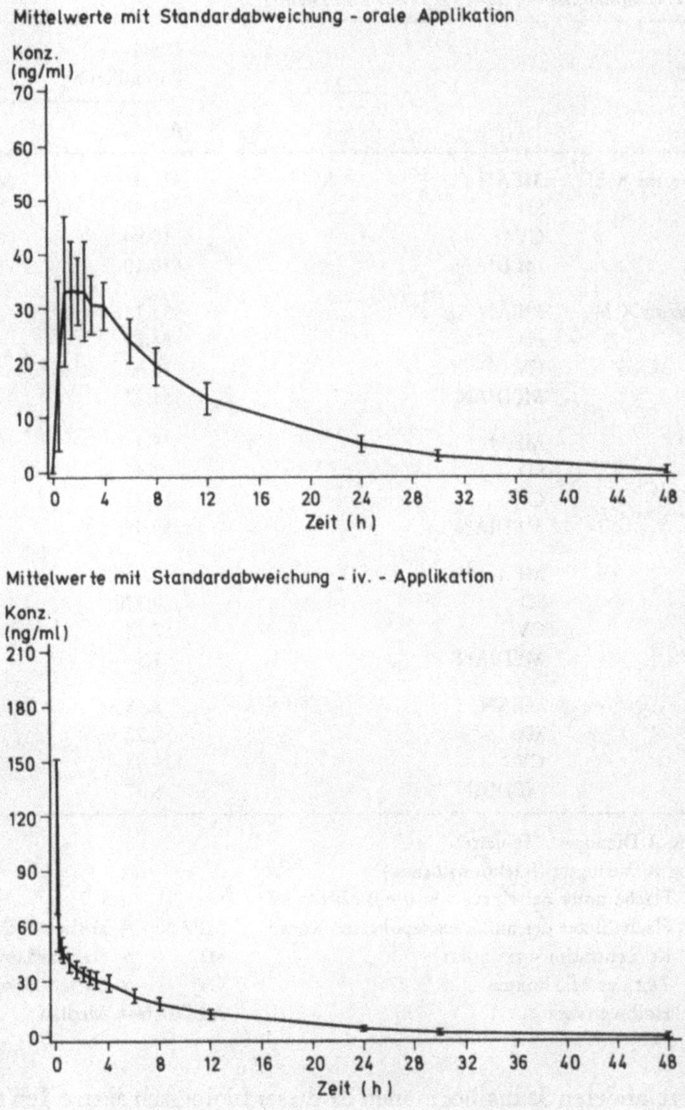

Abb. 3 Serumspiegel von Dienogest nach Applikation von 2,00 mg DNG.

DNG ist ein in Jena entwickeltes Gestagen, das die chemische Struktur betreffend als 19-Nortestosteronderivat einzustufen ist, dessen Wirkprofil jedoch weitgehend dem eines C_{21}-Gestagens entspricht. Die Ovulationshemmdosis von DNG liegt bei 1,0 mg pro Tag, die Transformationsdosis bei 6,0 mg pro Zyklus [9]. Erste pharmakokinetische Untersuchungen wurden von Hobe 1986 publiziert [4]. DNG liegt im Serum zu 10% frei, nicht proteingebunden vor. Im

Tabelle 2 Zusammenfassung der Ergebnisse von Dienogest

Parameter		DNG Formulierung A	B
AUC_{0-48} (ng/ml × h)	MEAN	427,91	471,70
	SD	85,31	84,19
	CV	19,94	17,85
	MEDIAN	430,10	456,33
$AUC_{0-\infty}$ (ng/ml × h)	MEAN	455,74	501,24
	SD	84,88	83,78
	CV	18,63	16,72
	MEDIAN	461,87	487,54
c_{max} (ng/ml)	MEAN	39,95	110,92
	SD	7,47	40,42
	CV	18,71	36,44
	MEDIAN	39,48	109,31
t_{max} (h)	MEAN	1,625	0,033
	SD	0,930	0,116
	CV	57,24	347,9
	MEDIAN	1,5	0
$t_{1/2}$ (h)	MEAN	8,48	8,64
	SD	1,22	1,17
	CV	14,43	13,60
	MEDIAN	8,37	8,20

Formulierung A Dienogest (Tablette)
Formulierung B Dienogest (Injektionslösung)
AUC_{0-48} = Fläche unter der Kurve von t = 0 bis t = 48
$AUC_{0-\infty}$ = Fläche unter der auf ∞ extrapolierten Kurve
C_{max} = Konzentrationsmaximum
t_{max} = Zeit des Maximums
$t_{1/2}$ = Halbwertszeit
MEAN = arithmetisches Mittel
SD = Standardabweichung
CV = Variationskoeffizient
MEDIAN = Median

Vergleich zu anderen Sexualhormonen ist dieser biologisch aktive Teil sehr groß. Auch in der Tatsache der geringen Metabolisierung unterscheidet sich DNG von anderen synthetischen Gestagenen wie Levonorgestrel [5]. DNG beeinflußt nicht Biotransformationsreaktionen, die über das Enzymsystem der Zytochrom P-450-Familie ablaufen [1, 2]. Die Eliminationsgeschwindigkeit von DNG aus dem Serum entspricht mit 10,7 ± 3,7 Stunden nach peroraler Applikation und 11,6 ± 2,4 Stunden nach intravenöser Applikation etwa dem Norethisteron, die Eliminationshalbwertszeit für Levonorgestrel wird mit einem großen Schwankungsbereich von 11–81 Stunden angegeben. Die für DNG mit 6–15 Stunden bestimmten terminalen Eliminationshalbwertszeiten verhindern im Gegensatz zu den meisten anderen Gestagenen eine Kumulation bei täglicher Einnahme. Daß die Metaboliten des DNG offensichtlich nicht oder nur sehr gering zum Wirkungsprofil dieses Gestagens beitragen, ist ein weiterer Vorteil der Substanz.

In unseren Untersuchungen betrug nach peroraler Applikation des Kombinationspräparates die Zeit bis zum Erreichen des Konzentrationsmaximums für DNG 1,9 ± 1,2 Stunden, dieser Wert ist für den Kombinationspartner Ethinylestradiol mit 2,3 ± 1,8 Stunden errechnet – beide Werte unterscheiden sich also nicht wesentlich voneinander. DNG wird rasch und vollständig nach p.o. Gabe resorbiert, die mittleren Serumkonzentrationen nach peroraler Gabe unterscheiden sich zum Zeitpunkt des Erreichens der maximalen Serumkonzentration nicht von den Serumkonzentrationen, die nach intravenöser Applikation gemessen werden. Die absolute Bioverfügbarkeit des DNG ist mit 96% im Kombinationspräparat und 92% im Monopräparat ausgesprochen hoch.

Die jetzt durchgeführten Studien zur absoluten Bioverfügbarkeit der Substanz und die ermittelten pharmakokinetischen Daten bestätigen und ergänzen die früheren Untersuchungen zum Gestagen DNG.

Literatur

[1] Balogh, A., F. K. Splinter, G. Klinger et al.: Vergleichende Untersuchungen zum Einfluß von Norgestrel und Dienogest auf die Aktivität von Biotransformationsreaktionen. IV. Jenaer Symposium zur hormonalen Kontrazeption. Friedrich Schiller-Universität Jena, 22.–23. 3. 1988.

[2] Böcker, R.: Untersuchungen in vitro zur Interaktion der synthetischen Steroide Dienogest, STS 593 und STS 661 mit dem Enzymsystem Cytochrom P-450 der menschlichen Leber. Bericht an die Jenapharm GmbH vom 24. 3. 1992.

[2a] Goldzieher, J. W.: Pharmacokinetics and metabolism of ethinyl estrogens. In: J. W. Goldzieher, K. Fotherby (Hrsg.): Pharmacology of the contraceptive steroids. Raven Press, New York 1994.

[3] Hobe, G., Do Khac Hieu, G. Reddersen et al.: Rinderserumalbuminkonjugate des neuen Progestagens Dienogest. Synthese und immunologische Eigenschaften. Pharmazie 41 (1986) 627.

[4] Hobe, G., G. Klinger, G. Reddersen et al.: Radioimmunologische Bestimmung des Progestagens Dienogest im Plasma und im Speichel. Pharmazie 41 (1986) 772.

[5] Hobe, G., H. G. Hillesheim, B. Küntzel et al.: Studies on non-protein bound dienogest in plasma of different species. Arch. Pharmacol. Suppl. 347 (1993) R44.

[6] Hümpel, M., B. Nieuweboer, H. Wendt et al.: Investigations of pharmacokinetics of ethinylestradiol to specific consideration of a possible first-pass effect in women. Contraception 19 (1979) 421.

[7] Jung-Hoffmann, C., H. Kuhl: Interaction with the pharmacokinetics of ethinylestradiol and progestogens contained in oral contraceptives. Contraception 40 (1989) 299.

[8] Jung-Hoffmann, C., M. Fitzner, H. Kuhl: Oral contraceptives containing 20 or 30 µg ethinylestradiol and 150 µg desogestrel: pharmacokinetics and pharmacodynamic parameters. Hormon Research 36 (1991) 238.

[9] Oettel, M., G. Klinger, J. Schröder: Gestagene/Antiandrogene: Präklinik und Klinik des Gestagens Dienogest. Gynäko-Endokrinologie 2 (1993) 17.

[10] Orme, M. L. E., D. J. Back, A. M. Breckenridge: Clinical pharmacokinetics of oral contraceptive steroids. Clin. Pharmacokinet. 8 (1983) 95.

[11] Shenfield, G. M., J. M. Griffin: Clinical pharmacokinetics of contraceptive steroids. An update. Clin. Pharmacokinet. 20 (1991) 15.

Zur Biotransformation von Dienogest beim Menschen

G. Hobe, R. Schön, W. Schade, K. Wehrberger, R. Knappe, C. Claussen, W. Carol, G. Klinger

Zusammenfassung

Bei weiblichen Probanden wurden nach oraler Verabfolgung von 0,1 mg/kg Körpermasse Dienogest (17α-Cyanomethyl-17β-hydroxy-4,9-estradien-3-on) die im Urin ausgeschiedenen Metaboliten untersucht. In 6 Tagen wurden 63,1 ± 7,9% der verabreichten Dosis renal eliminiert, davon der Hauptteil bereits am ersten Tag. Unverändertes Dienogest macht nur etwa 1% aus.

Bei der Auftrennung des Metabolitengemisches mittels HPLC zeigte sich ein komplexes Muster insbesondere stark polarer Dienogest-Metaboliten. Im Extrakt aus Plasma hingegen liegt praktisch nur unverändertes Dienogest vor. Durch Vergleich mit der authentischen Substanz wurde 17α-Cyanomethyl-1,3,5(10),9(11)-estratetraen-3,17β-diol als Metabolit identifiziert.

Die Auftrennung von Dienogest-Metaboliten an Sephadex LH 20 in Gruppen mit unterschiedlicher Zahl und Art der Sauerstoffatome im Molekül zeigt beim Menschen im Vergleich zu den Tierspezies Ratte, Kaninchen und Pavian einen hohen Anteil in der Nichtketon-Fraktion. Dies spricht für eine vermehrte Reduktion der 3-Oxogruppe im Dienogest-Molekül beim Menschen.

Durch dünnschichtchromatographische Trennung in verschiedenen Systemen wurde eine Reihe von Dienogest-Metaboliten aus Urin isoliert und mittels Ultraviolett- und hochauflösender Massenspektrometrie charakterisiert. Aus den Daten leiten sich folgende Biotransformationsreaktionen des Dienogest-Moleküls beim Menschen ab:

- *Hydroxylierung in verschiedenen Positionen des Steroidringsystems*
- *Hydroxylierung mit gleichzeitiger Hydrierung einer Doppelbindung bzw. Reduktion der 3-Oxogruppe*
- *Aromatisierung von Ring A*
- *Einführung zusätzlicher Doppelbindungen in das Molekül*
- *Veränderung der 17α-Seitenkette mit Eliminierung von Stickstoff*

Aus quantitativer Sicht dürfte die Hydroxylierung eine dominierende Rolle bei der Dienogest-Biotransformation beim Menschen spielen.

Einleitung

Untersuchungen zur Biotransformation von Dienogest bei verschiedenen Tierspezies [5, 7] haben eine große Zahl von Umwandlungsreaktionen am Dienogest-Molekül aufgezeigt. Diese können zum Teil auch in Kombination miteinander auftreten; daraus resultiert ein sehr komplexes Metabolitengemisch. Authentische Vergleichssubstanzen von potentiellen Dienogest-Metaboliten liegen nur in Einzelfällen vor.

Das Auffinden von Dienogest-Metaboliten wird wesentlich erleichtert bzw. mitunter erst möglich gemacht, wenn die Substanz zusammen mit einer Tracerdosis der radioaktiv markierten Verbindung verabreicht wird. Die radioaktive Markierung der Metaboliten unterscheidet diese von endogenen Steroiden und anderen Begleitstoffen im Untersuchungsmaterial und ermöglicht auch die Quantifizierung. Eine Verabfolgung von radioaktiv markierten Steroiden beim Menschen ist nur im genehmigten Ausnahmefall und in geringen Dosen möglich.

Für eine orientierende Untersuchung zur Biotransformation von Dienogest beim Menschen wurden bei freiwilligen Probandinnen nach Gabe von Dienogest und einer Tracerdosis der tritiummarkierten Verbindung die im Urin ausgeschiedenen Metaboliten untersucht. Durch chromatographische Auftrennung von Extrakten wurden Metabolitenprofile von Dienogest dargestellt und diese mit solchen von Tierspezies verglichen. Die aus Urin isolierten Metaboliten wurden mit physikochemischen Methoden charakterisiert und daraus Biotransformationsreaktionen von Dienogest beim Menschen abgeleitet.

Material und Methodik

Die Untersuchungen wurden an Probandinnen durchgeführt, die über Inhalt und Zielsetzung der Studie informiert waren und ihr Einverständnis zu dieser Untersuchung gegeben hatten. In Tabelle 1 ist das Alter und Gewicht der Probandinnen und die verabfolgte Dienogest-Dosis zusammengestellt.

Tabelle 1 Alter und Gewicht der Probandinnen und die verabfolgte Dienogest-Dosis für die Untersuchung der Biotransformation

Probandin	Alter	Körpergewicht	Dienogest-Dosis	
Ek	40 Jahre	78 kg	7,8 mg	3,68 MBq
Wa	31 Jahre	52 kg	5,2 mg	3,68 MBq
Sei	33 Jahre	60 kg	6,0 mg	3,68 MBq
Bä	41 Jahre	60 kg	6,0 mg	3,68 MBq
Wre	20 Jahre	54 kg	5,4 mg	3,68 MBq
Vo	33 Jahre	72 kg	7,2 mg	3,68 MBq

Die Applikation der Substanz erfolgte in Hartgelatinekapseln auf 100 mg Milchzucker/Stärke 3:1. Urin wurde am ersten Tag zu den Zeiten 0–6 h, 6–12 h und 12–24 h nach der oralen Verabfolgung, an den folgenden Tagen in 24 h-Portionen gesammelt. Die Sammlung der Faeces erfolgte tageweise gleichfalls bis 144 h p.a. Die ausgeschiedene Radioaktivität wurde im Urin direkt, in den Faecesproben nach Verbrennung im Probenoxidationsgerät Oximat (Intertechnique) durch Liquidszintillationsmessung bestimmt [4].

Isolierung von Dienogest-Metaboliten

Für die Isolierungsarbeiten wurden 70% des Sammelurins von allen Probandinnen vom 1. und 2. Tag nach der Applikation, etwa 10 l, eingesetzt. Die Aufarbeitung umfaßte die folgenden Schritte [7]:

- Extraktion der Steroide mit Amberlite XAD2 [2]; Elution der Steroide mit CH_3OH,
- Aufnahme des Extraktrückstandes in Wasser; Extraktion der Fraktion der freien Steroide mit Ether,
- Spaltung der Steroidkonjugate mit β-Glucuronidase und nachfolgender Ethylacetat-Solvolyse [3],
- Säulenchromatographie der Steroidextrakte an Kieselgel (Merck 0,2–0,5 mm) unter Verwendung von Benzen mit steigendem Anteil C_2H_5OH bzw. CH_3OH als Elutionsmittel,
- Dünnschichtchromatographie von Eluatgruppen an Kieselgel GF_{254} (Merck) unter Verwendung verschiedener Lösungsmittelsysteme, bis eine Abtrennung anderer Substanzen nicht mehr nachweisbar war,
- Charakterisierung der radioaktiven Substanzpeaks mittels Ultraviolett- und Massenspektrometrie.

Darstellung von Dienogest-Metabolitenprofilen

Trennung von Metabolitengemischen mittels Hochleistungsflüssigkeitschromatographie (HPLC): Ein Teil des Mischurins vom 1. und 2. Tag nach der Applikation wurde an einer C18-Sep-Pak-Kartusche (Waters GmbH) vorgereinigt; das Metabolitengemisch wurde mit CH_3OH eluiert. Die HPLC-Trennung wurde mit einer Apparatur der Fa. Knauer – bestehend aus der Doppelkolbenpumpe Typ 52.00, einer Lichrosorb RP18-Säule (250 × 4,6 mm, 10 μm Korngröße) und dem Spektralphotometer Typ 85.02 mit Durchflußküvette – durchgeführt. Zwischen Injektor (Rheodyne Typ 71.25) und Chromatographiesäule war eine Vorsäule (40 × 4,6 mm; Perisorb RP 18; 30–40 μm) vorgeschaltet. Die mobile Phase bestand aus CH_3OH/H_2O (60:40 v/v). Das Eluat wurde am Detektorausgang im Abstand von 10 sec in Meßgläschen aufgefangen und die Radioaktivität gemessen. Die ermittelten Radioaktivitätswerte wurden gegen die Retentionszeit aufgetragen. Zur Zuordnung der Radioaktivitätspeaks wurden chemisch bzw. durch mikrobielle Umwandlung hergestellte potentielle Dienogest-Metaboliten [6, 11, 12, 14] unter gleichen Bedingungen der HPLC unterworfen und mittels UV-Detektion deren Retentionszeit bestimmt.

Trennung von Metabolitengemischen mittels Gelchromatographie: Das Gemisch der nichtkonjugierten und aus der Glucuronid- bzw. Sulfatfraktion freigesetzten Dienogest-Metaboliten wurde zunächst einer Vorreinigung an Extrelut® unterworfen. Mit CH_2Cl_2 als Elutionsmittel wurden 98% der eingesetzten Radioaktivität von der Säule wiedergewonnen.

Für die Gruppentrennung wurden 3 g Sephadex LH 20 in dem Lösungsmittelgemisch LG 2 (siehe unten) vorgequollen und in eine Chromatographiesäule (ø 1 cm; Länge 19 cm) überführt. Mit 10 ml LG 1 wurde die Säule gewaschen. Der eingeengte Steroidextrakt wurde in 0,4 ml LG 1 auf die Säule überführt, und es wurde wie folgt eluiert:

30 ml LG 1 ($CHCl_3$/n-Heptan/CH_3OH 10 : 10 : 0.5)
50 ml LG 2 ($CHCl_3$/n-Heptan/CH_3OH 10 : 10 : 1)
20 ml LG 3 ($CHCl_3$/n-Heptan/CH_3OH 10 : 10 : 5)

Das Säuleneluat wurde in 1 ml Fraktionen aufgefangen; nach Verdampfen des Lösungsmittels wurde in jeder Fraktion die Radioaktivität bestimmt. Für die Zuordnung der erhaltenen Radioaktivitätspeaks wurden Dienogest und dessen potentiellen Metaboliten unter gleichen Bedingungen chromatographiert und in den Fraktionen die Elution der Substanzen dünnschichtchromatographisch nachgewiesen.

Bestimmung von Dienogest-Metaboliten mit Estratrienstruktur im Ring A

Bei der Bestimmung der Dienogest-Metaboliten mit aromatischem Ring A erfolgte deren Abtrennung mit einer alkalischen Celite 545-Säule: 2 g Celite 545 (Serva) wurden mit 1 ml 0.3 n KOH versetzt, und es wurde mit 15 ml Ether, 10 ml Benzen und 15 ml Benzen/Isooktan 1 : 1 gewaschen. Der Steroidextrakt wurde in 5 ml Benzen/EtOH 24 : 1 auf die Säule gebracht. Es wird mit 50 ml Benzen/EtOH 24 : 1 (= Fraktion 1) und 90 ml wassergesättigten Ether (= Fraktion 2) eluiert. Fraktion 2 mit den Ring A-aromatisierten Metaboliten wurde an Sephadex LH 20, wie oben beschrieben, chromatographiert.

Bestimmung der Nichtketon-Fraktion der Dienogest-Metaboliten

Die Fraktion 1 der vorstehend beschriebenen Chromatographie wurde mit Aminooxyessigsäure (13) zur Reaktion gebracht; Nichtketon-Steroide bleiben dabei unverändert. Diese wurden aus der wäßrig-alkalischen Lösung des Reaktionsgemisches extrahiert und anschließend der Chromatographie an Sephadex LH 20 zugeführt.

Ergebnisse

Nach einmaliger oraler Verabfolgung von 0,1 mg Dienogest/kg Körpergewicht bei freiwilligen Probandinnen wurde die Substanz bzw. deren Metaboliten bevorzugt mit dem Urin wieder ausgeschieden. Innerhalb von 6 Tagen wurden 63,1 ± 7,9% der verabfolgten Dosis renal eliminiert, davon der Hauptteil, 41,6 ± 7,7% in den ersten 24 h. In den Faeces wurde in 6 Tagen eine Ausscheidung von 23,1 ± 8,8% der Dosis ermittelt. Das Verhältnis von renaler zu fäkaler Exkretion wurde im Mittel zu 3,2 ± 1,1 bestimmt. Aus dem Zeitverlauf der Radioaktivitätsausscheidung im Urin errechnet sich nach der ARE-Methode [14] eine renale Eliminationshalbwertszeit $t_{1/2}$ ren von 11,4 ± 2,4 h.

Von der im Urin am 1. und 2. Tag p.a. ausgeschiedenen Radioaktivität waren nach Konjugathydrolyse 77,7% extrahierbar. Der restliche Teil verblieb in der wäßrigen Phase bzw. in den Waschwässern von Extrakten. Die extrahierte Radioaktivität verteilte sich wie folgt auf die Fraktionen:

Freie Steroide: 30,2%, Glucuronide: 25,2%, Sulfate: 22,3%. Der Anteil an unverändertem Dienogest wurde in der Fraktion der Freien Steroide mittels Dünnschichtchromatographie zu etwa 1% bestimmt.

Dienogest-Metabolitenmuster nach Trennung mittels HPLC

Als ein repräsentatives Beispiel stellt Abb. 1 Metabolitenmuster von Dienogest im Plasma und Urin dar, die durch HPLC-Trennung von entsprechenden Extrakten erhalten wurden. Es ist ersichtlich, wie unterschiedlich die Metabolitengemische sind, die im Plasma und im Urin vorliegen.

Unter der Abszisse ist die Lage von synthetisierten potentiellen Dienogest-Metaboliten durch deren charakteristische Strukturmerkmale im Elutionsdiagramm dargestellt. Die folgenden Verbindungen standen als Vergleichssubstanzen zur Verfügung: 17α-Cyanomethyl-11β,17β-dihydroxy-4,9-estradien-3-on (I), Dienogest (II), 17α-Cyanomethyl-17β-hydroxy-4-estren-3-on (III), 17α-Cyanomethyl-1,3,5(10),9(11)-estratetraen-3,17β-diol (IV), 17α-Cyanomethyl-1,3,5(10)-estratrien-3,17β-diol (V), 17α-Cyanomethyl-4,9-estradien-3,17β-diol (VI), 17α-Cyanomethyl-17β-hydroxy-5α-estran-3-on (VII), 17α-Cyanomethyl-17β-hydroxy-5β-estr-9-en-3-on (VIII), 17α-Cyanomethyl-17β-hydroxy-5β-estran-3-on (IX) und 17α-Cyanomethyl-5β-estr-9-en-3α,17β-diol (X).

Dienogest-Metabolitenprofile durch Chromatographie an Sephadex LH 20

Durch Gelchromatographie an Sephadex LH 20 lassen sich Steroidgemische in Gruppen auftrennen, die sich durch die Zahl und Art der Sauerstoff-Funktionen (Hydroxyl- bzw. Oxogruppe) im Molekül unterscheiden [15]. Gemische potenti-

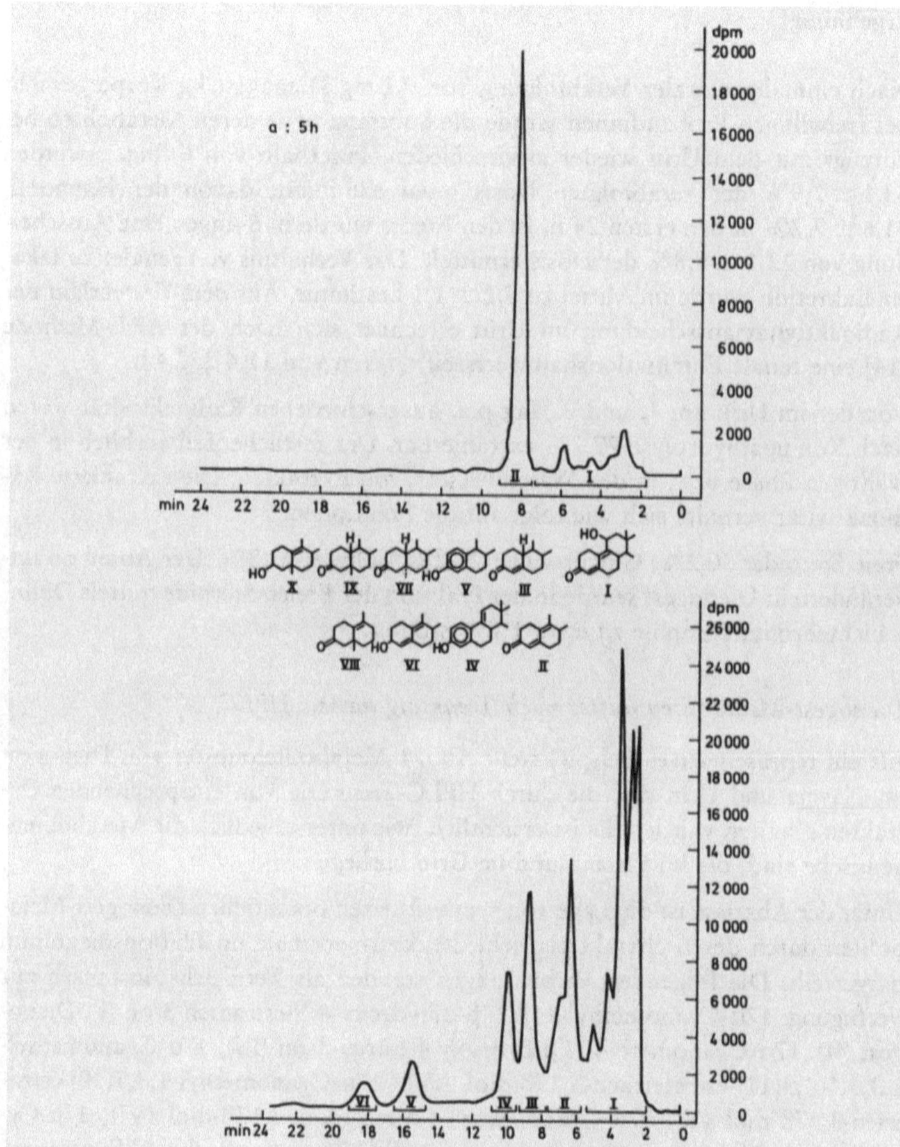

Abb. 1 Metabolitenmuster von Dienogest im Plasma und im Urin: Trennung eines CH_2Cl_2-Extraktes aus Plasma von einer Probandin 5 h nach oraler Verabfolgung von 2 mg Dienogest mit einer Tracerdosis ^3H-Dienogest (oben) und eines Extraktes aus dem Mischurin des 1. und 2. Tages nach oraler Verabfolgung von 0,1 mg/kg Körpergewicht Dienogest bei 6 Probandinnen mittels HPLC (Bedingungen s. Material und Methoden).

eller Dienogest-Metaboliten wurden an Sephadex LH 20 gleichfalls in Gruppen mit

1 Oxo- + 1 OH-Gruppe	(= A)
2 OH-Gruppen	(= B)
1 Oxo- + 2-OH-Gruppen	(= C)
3 OH-Gruppen + Estrogenfraktion	(= D)

getrennt [19]. Die Anwendung der Methode auf Dienogest-Metabolitengemische, die von verschiedenen Spezies erhalten wurden, ist geeignet, Speziesunterschiede im Auftreten spezieller Biotransformationsreaktionen aufzuzeigen. Dazu trägt auch die Bestimmung der „Estrogenfraktion“ und der Fraktion der Nichtketon-Verbindungen bei. In Abb. 2 sind Metabolitenprofile von Dienogest bei Mensch, Pavian, Kaninchen und Ratte dargestellt.

Das Metabolitenmuster beim Menschen hebt sich durch eine große Nichtketon-Fraktion heraus. Bei der Ratte dominieren die stärker polaren Metaboliten mit offensichtlich zusätzlichen Hydroxylgruppen.

Isolierung und Charakterisierung von Dienogest-Metaboliten

Für die Isolierung von Dienogest-Metaboliten wurde insbesondere die Fraktion der freien Steroide, aber auch die wesentlich komplexer zusammengesetzten Gemische der aus den Konjugatfraktionen freigesetzten Steroide herangezogen. Durch wiederholte Dünnschichtchromatographie in verschiedenen Lösungsmittelsystemen wurden 8 Metabolitenpeaks (M1–M8) isoliert, die einheitlich erschienen. M2 und M8 erwiesen sich aber bei der massenspektrometrischen Untersuchung als ein Gemisch. Metabolit M1 wurde durch Vergleich mit der authentischen Substanz als 17α-Cyanomethyl-1,3,5(10),9(11)-estratetraen-3,17β-diol identifiziert. In Tabelle 2 sind die isolierten Metaboliten mit den charakteristischen Daten der Dünnschichtchromatographie, Ultraviolett- und Massenspektrometrie und den daraus abgeleiteten Biotransformationsreaktionen des Dienogest-Moleküls zusammengestellt.

Die verwendeten Lösungsmittelsysteme bei der DC hatten die folgende Zusammensetzung: A: $CHCl_3$/Ether 8 : 2; B: $CHCl_3$/Aceton 9 : 1; C: $CHCl_3$/Aceton 1 : 1; D: $CHCl_3$/Aceton 8 : 2; E: $CHCl_3$/Cyclohexan/EtOH 46 : 46 : 8; F: $CHCl_3$/EtOAc/EtOH 10 : 4 : 2; G: Ether/Cyclohexan 8 : 2 (2×); H: Benzen/Aceton 3 : 1; I: Benzen/Aceton 1 : 1; K: Benzen/Ether 1 : 3 (2×); L: Benzen/EtOAc 2 : 8; M: $CHCl_3$/CH_3OH 19 : 1.

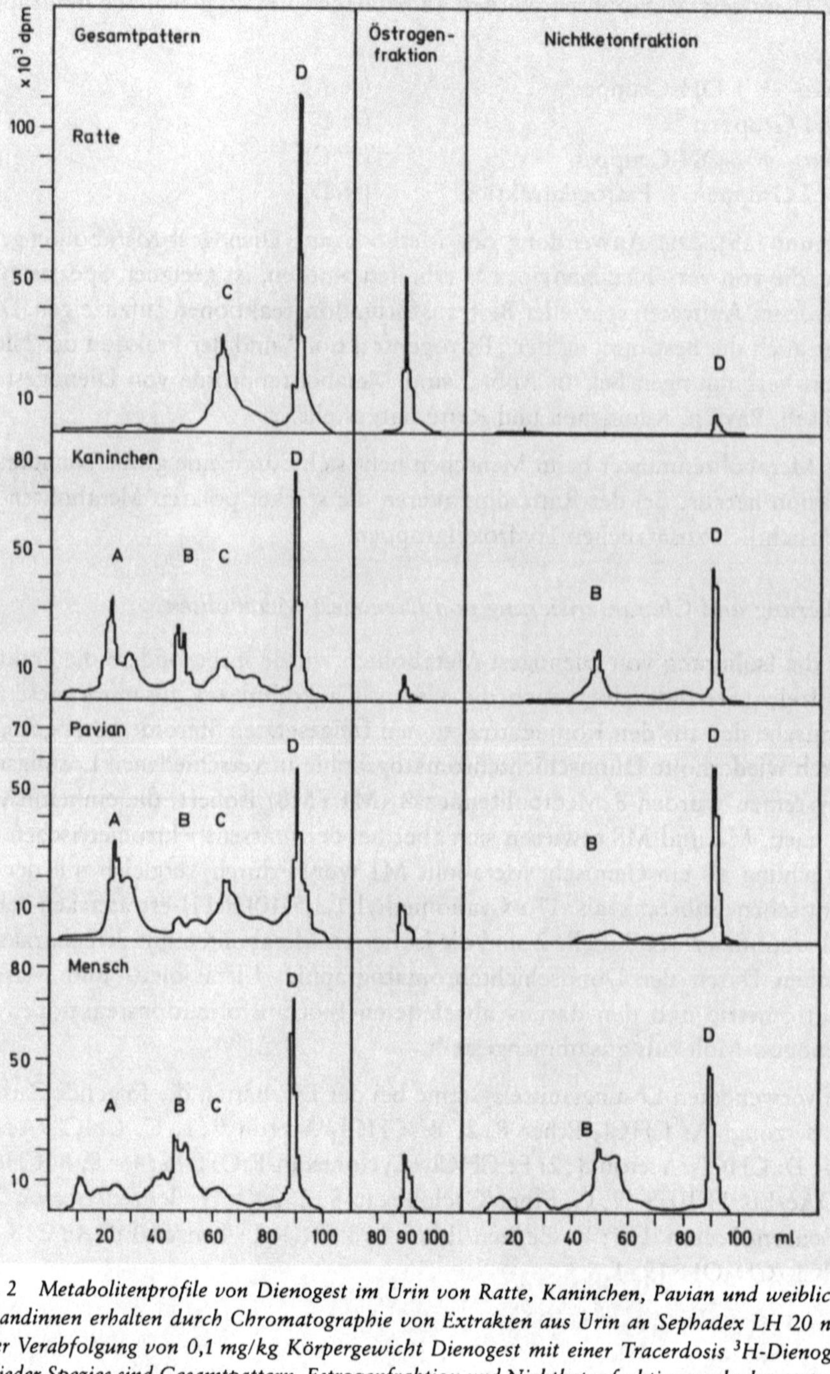

Abb. 2 Metabolitenprofile von Dienogest im Urin von Ratte, Kaninchen, Pavian und weiblichen Probandinnen erhalten durch Chromatographie von Extrakten aus Urin an Sephadex LH 20 nach oraler Verabfolgung von 0,1 mg/kg Körpergewicht Dienogest mit einer Tracerdosis ^{3}H-Dienogest. Von jeder Spezies sind Gesamtpattern, Estrogenfraktion und Nichtketonfraktion nach chromatographischer Auftrennung dargestellt.

Tabelle 2 Aus dem Urin von Probandinnen isolierte Dienogest-Metaboliten mit charakteristischen Daten der Dünnschichtchromatographie (DC), der Ultraviolett- (UV) und Massenspektrometrie (MS) und die daraus abgeleiteten Biotransformationsreaktionen. (F), (G), (S) Metaboliten aus der Fraktion der freien Steroide (F), der Glucuronide (G) bzw. Sulfate (S) isoliert; DC: R_F-Werte in verschiedenen Lösungsmittelsystemen; UV: λ_{max} in nm; $M^+(m/z)$: Massenzahl aus der hochauflösenden MS

Metabolit	DC R_F-Wert	UV λ_{max}[nm]	M^+ (m/z) gef. ber.	Bruttoformel nach MS	Abgeleitete Biotransformationsreaktion
M1 (F, S)	A: 0,30 B: 0,33 C: 0,41	265	Vergleich mit authentischer Substanz	$C_{20}H_{23}NO_2$	Aromatisierung von Ring A
M2 (F) Gemisch	G: 0,19 H: 0,54 K: 0,30	304, 357	328.1591 328.1572	$C_{20}H_{24}O_4$	Entfernung von N aus der Seitenkette
			311.1900 311.1885	$C_{20}H_{25}NO_2$	nicht identisch mit Dienogest
			309.1738 309.1729	$C_{20}H_{23}NO_2$	Einführung zusätzlicher Doppelbindungen in das Dienogest-Molekül
			307.1591 307.1572	$C_{20}H_{21}NO_2$	
M3 (F)	D + C: 0,46 F: 0,37	307	327.1840 327.1834	$C_{20}H_{25}NO_3$	Hydroxylierung
M4 (F)	C: 0,54 I: 0,52 K (3×): 0,28	305	327.1815 327.1834	$C_{20}N_{25}NO_3$	Hydroxylierung
M5 (F)	C: 0,59 F: 0,47 L: 0,27	305	327.1872 327.1834	$C_{20}H_{25}NO_3$	Hydroxylierung
M6 (F)	D + C: 0,38 F: 0,40	238	329*	n. b.*	Hydroxylierung + Hydrierung
M7 (F)	C: 0,47 K (3×): 0,26	236 (243) (252)	329.2032 329.1991	$C_{20}H_{27}NO_3$	Verschiebung der 4,9-Doppelbindung in 5 (10), 9 (11), Einführung von 2H
M8 (S) Gemisch	E: 0,54 G: 0,33 M: 0,34	nicht charakteristisch	313.2036 313.2042 315.2213 315.2198	$C_{20}H_{27}NO_2$ $C_{20}H_{29}NO_2$	Einführung von 2 und 4 H-Atomen in Dienogest; Reduktion der Oxogruppe oder/und Hydrierung einer Doppelbindung
			304.2027 304.2038 306.2212 306.2195	$C_{19}H_{28}O_3$ $C_{19}H_{30}O_3$	Umwandlung von 17α-CH_2CN in 17α-CH_2OH; Einführung von 2 und 4 H-Atomen

Diskussion

Wie bei anderen untersuchten Spezies – Ratte, Hund, Kaninchen und Pavian – erfolgt auch beim Menschen die Ausscheidung der Dienogest-Metaboliten bevorzugt mit dem Urin und relativ rasch. Die Hauptmenge wird bereits am ersten Tag nach der Applikation ausgeschieden. Die Menge an unverändertem Dienogest ist mit etwa 1% gering. Die mit der ARE-Methode ermittelte mittlere renale Eliminationshalbwertszeit der Dienogest-Metaboliten von 11,4 h bringt wie die Plasma-Eliminationshalbwertszeit von Dienogest von 7–10 h die rasche Elimination der Verbindung zum Ausdruck [9]. Die Dienogest-Metaboliten liegen sowohl in freier Form als auch in der Sulfat- und Glucuronidfraktion in vergleichbaren Mengen vor. Der beträchtliche Anteil einer nicht extrahierbaren Fraktion von etwa 20% weist auf stark polare, gut wasserlösliche Metaboliten hin.

Die HPLC-Trennung zeigt ein komplexes Metabolitenspektrum, in welchem stark polare Verbindungen vorherrschen. Offensichtlich spielen Hydroxylierungsreaktionen bei der Dienogest-Biotransformation eine große Rolle. Die Trennung von Metabolitengemischen in Gruppen mit unterschiedlicher Zahl und Art von Sauerstoff-Funktionen geben – insbesondere wenn keine Vergleichssubstanzen vorliegen – wertvolle Hinweise über Schlüsselreaktionen bei der Biotransformation. Der Vergleich der Metabolitenprofile von verschiedenen Spezies zeigt interessante Unterschiede auf. Beim Menschen ist auffallend die große Fraktion der Nichtketon-Verbindungen. Dies weist auf eine ausgeprägte Reduktion der 3-Oxo-Gruppe von Dienogest beim Menschen hin. Bei der Ratte tritt die Fraktion mit zusätzlichen Hydroxylgruppen wie auch die Estrogenfraktion besonders in den Vordergrund.

Als ein Metabolit von Dienogest wurde beim Menschen wie auch bei allen anderen Spezies eine Verbindung mit aromatischem Ring A und zusätzlicher konjugierter Doppelbindung in 9(11)-Stellung isoliert (M1). Die Bildung dieses Metaboliten ist weniger auf eine Dehydrierungsreaktion, als vielmehr auf eine Hydroxylierung im Ring A mit nachfolgender Wasserabspaltung zurückzuführen. Dabei aromatisiert der Ring A, und die 9(10)-Doppelbindung verschiebt sich in die 9(11)-Stellung. 4,9-Dien-Steroide sind bevorzugte Substrate einer Hydroxylierung im Ring A [17].

Die Untersuchung der nach wiederholter Dünnschichtchromatographie isolierten Metaboliten mittels hochauflösender Massenspektrometrie weist in den Metaboliten M3, M4 und M5 aus, daß Dienogest in verschiedenen Positionen des Steroidmoleküls hydroxyliert wird. Wenn auch die Positionen der eingeführten Hydroxylgruppen nicht identifiziert werden konnten, so ist die Hydroxylierung in 11-Stellung als sehr wahrscheinlich anzusehen. Von Bervois-Martin u. Mitarb. [1] wurde die 11-Hydroxylierung von Dienogest durch Lebermikrosomen von Menschen nachgewiesen. 11-Hydroxy-Dienogest tritt auch als Metabolit bei Ratte, Hund und Kaninchen auf.

Bei den Metaboliten M6 und M7 weisen die massenspektrometrischen Daten auf die gleichzeitige Einführung einer Hydroxylgruppe und von zwei Wasserstoffatomen hin. Bei M7 ist aufgrund der UV-Absorption eine Verschiebung der 4,9-Doppelbindung in die 5(10),9(11)-Stellung abzuleiten. Diese ist als Folge der Enolisierung des 3-Oxo-4,9-Dien-Systems (1 a) mit anschließender Hydrierung der Doppelbindung in 3-Stellung (1 b) zu erklären:

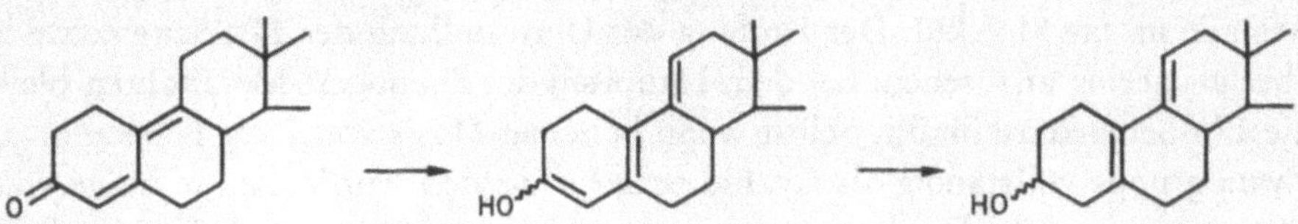

1a 1b

Von Raynaud u. Mitarb. [17] wurden Verbindungen mit 5(10),9(11)-Dien-Struktur als Metaboliten von Demegeston (17α-Methyl-19-nor-4,9-pregnadien-3,20-dion) isoliert.
Bei zwei Verbindungen in dem aus der Sulfatfraktion isolierten Metabolitengemisch M8 sprechen die MS-Daten für die Einführung von 2 bzw. 4 Wasserstoffatomen in das Dienogest-Molekül. Dies macht wahrscheinlich, daß neben der Reduktion der 3-Oxogruppe auch eine Doppelbindung im Dienogest hydriert wurde. Eine biologische Hydrierung der 9-Doppelbindung wurde in 4,9-Dien-Steroiden bisher nicht nachgewiesen; die Hydrierung der 4-Doppelbindung im Dienogest zu 5βH-Verbindungen ist möglich [18].

Von besonderem Interesse ist das Schicksal der Cyanogruppe in der 17α-Seitenkette. Die Bruttoformel $C_{20}H_{24}O_4$ einer Verbindung im Metabolitengemisch M2 weist die Entfernung von Stickstoff aus der Seitenkette bei unveränderter C-Zahl im Dienogest-Molekül aus. Auffallend ist auch der hohe Sauerstoffgehalt im Molekül. Aus der Summenformel des Metaboliten läßt sich die Struktur 2 b ableiten, deren Bildung aus Dienogest auf folgendem Weg denkbar ist:

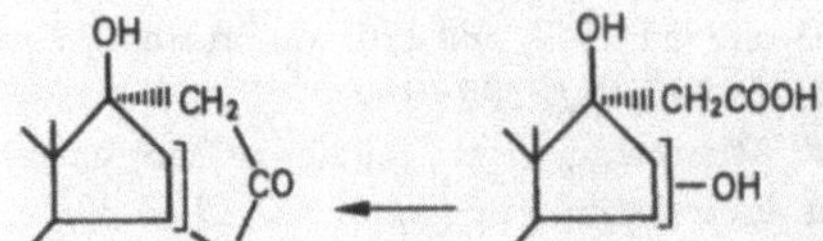

2b 2a

Verseifung der 17α-CH_2CN-Gruppe zu 17α-CH_2COOH, Hydroxylierung in 15- oder 16-Stellung im Ring D (2 a) und Ausbildung eines intramolekularen Lactons unter Wasserabspaltung. Eine solche Struktur wurde bei einem Metaboliten einer anderen Verbindung mit 17α-CH_2CN-Seitenkette durch NMR-Messung bewiesen [8].

Wie bereits in Untersuchungen bei Hund und Kaninchen [5, 7] nachgewiesen, erfolgt auch beim Menschen offensichtlich eine Eliminierung der Cyanogruppe aus der 17α-Seitenkette als Ganzes. Die massenspektrometrischen Daten von 2 Metaboliten in dem Gemisch M8 sprechen für die Transformation der 17α-CH_2-CN-Gruppe zu 17α-CH_2OH bei gleichzeitiger Einführung von 2- bzw. 4H-Atomen in das Molekül. Der Umfang der Umwandlung der 17α-Seitenkette ist aber als gering anzusehen; bei dem Hauptteil der Dienogest-Metaboliten bleibt die 17α-Seitenkette intakt. Selbst wenn bei einer Dosis von 2 mg Dienogest die Cyanogruppe vollständig als Cyanid entfernt werden würde, ist die freigesetzte Menge geringer als die, die in einer halben bitteren Mandel enthalten ist. Beim Menschen sorgt überdies das Ferment Rhodanase für eine rasche Detoxifikation von freiem Cyanid [10].

Wie bei den Tierspezies zeigt sich auch beim Menschen eine Vielfalt von Biotransformationsreaktionen bei der Metabolisierung von Dienogest. Dies wirft erneut die Frage auf, inwieweit die Wirkung von Dienogest mit einem Metaboliten verbunden sein kann. Bisher haben sich noch keine Hinweise ergeben, die für einen Metaboliten als Wirkform von Dienogest sprechen [17].

Literatur

[1] Bervois-Martin, S.: Metabolism studies of ^{3}H-STS 557 (Dienogest) in hepatocyte cultures and microsomes of rat, dog, monkey and human. Report INN 92026, 1993.

[2] Bradlow, H. L.: Extraction of steroid conjugates with a neutral resin. Steroids 11 (1968) 265–275.

[3] Burstein, S., S. Lieberman: Hydrolysis of ketosteroid hydrogen sulfates by solvolytic procedures. J. Biol. Chem. 233 (1958) 331–335.

[4] Hobe, G., H. G. Hillesheim, W. Schumann, et al.: Studies on pharmacokinetics of STS 557 in animal species and man. Exper. Clin. Endocrinol. 81 (1983) 158–167.

[5] Hobe, G., R. Schön, G. Frankenberg et al.: Urinary metabolites of the new progestagen STS 557 (17α-cyanomethyl-17β-hydroxy-4,9-estradien-3-one) in rat and dog. Steroids 41 (1983) 23–33.

[6] Hobe, G., R. Schön, C. Hörhold et al.: Microbial transformation of 17α-cyanomethyl-17β-hydroxy-4,9-estradien-3-one (STS 557) and 17α-cyanomethyl-19-nortestosterone by Mycobacterium smegmatis. Steroids 39 (1982) 399–410.

[7] Hobe, G., R. Schön, K. Wehrberger et al.: Studies on biotransformation of the progestagen Dienogest in the rabbit. Exper. Clin. Endocrinol. 94 (1989) 203–210.

[8] Hobe, G., R. Schön, W. Schade: Species differences in biotransformation of 17α-cyanomethylestradiol 3-methyl ether. Steroids 36 (1980) 131–147.

[9] Hoffmann, A., I. R. Reimann, N. Nassr et al.: Pharmakokinetik von Dienogest als Monopräparat und in Kombination mit Ethinylestradiol (in diesem Buch).
[10] Höbel, M.: Pharmakologie und Toxikologie von Nitroprussid-Natrium. Med. Klinik 71 (1976) 40.
[11] Hübner, M., I. Füssel, K. Ponsold: Synthese potentieller Metaboliten von STS 557. I. Metaboliten mit einem hydrierten A/B-Ringsystem. Pharmazie 39 (1984) 462–463.
[12] Hübner, M., B. Menzenbach, H. Röhrig et al.: Synthese potentieller Metaboliten von STS 557. II. 17α-Cyanomethyl-östra-1,3,5(10),9(11)-tetraen-3,17-diol. Pharmazie 39 (1984) 496.
[13] Janoski, A. H., F. C. Shulman, G. E. Wright: Selective 3-0-carboxymethyloxime formation in steroidal 3,20-diones for hapten immunospecifity. Steroids 23 (1974) 49.
[14] Klotz, U.: Klinische Pharmakokinetik. Gustav-Fischer-Verlag, Stuttgart 1979, 100.
[15] Murphy, B. E. P.: Sephadex column chromatography as an adjunct to competitive protein binding assays of steroids. Nature New Biology 232 (1971) 21–24.
[16] Oettel, M., G. Kaufmann, A. Kurischko: Das endokrinologische Profil von Metaboliten des Gestagens Dienogest. Pharmazie 48 (1993) 541–545.
[17] Raynaud, J. P., C. Cousty, J. Salmon: Metabolic studies of R 2453, a highly potent progestin. J. Steroid Biochem. 5 (1974) 224.
[18] Schubert, K., G. Schumann, G. Kaufmann: Influence of a 9-double bond on stereospecific microbial 4,5-reduction. J. Steroid Biochem. 18 (1983) 75–80.
[19] Wesemann, R., G. Hobe: Anwendung der Gelchromatographie zur Untersuchung der Biotransformation neuer Steroidwirkstoffe. Analytiktreffen Fortschritte in der Gas- und Flüssigkeitschromatographie, Neubrandenburg, 17.–21. 10. 1983, 3–22.

Dienogest: Bindungsstudien an verschiedenen Rezeptor- und Serumproteinen

M. Juchem, M. Schaffrath, K. Pollow, G. Hoffmann, G. Kaufmann

Zusammenfassung

Die Bindungseigenschaften des synthetischen Gestagens Dienogest (STS 557; 17α-Cyanomethyl-17β-hydroxy-estra-4,9-dien-3-on) wurden auf der Rezeptorebene sowie an den Serumcarrierproteinen SHBG und CBG bestimmt und mit denen anderer natürlicher und synthetischer Gestagene verglichen.

Dienogest assoziiert mit dem Progesteron-Rezeptor (PR) innerhalb von 180 min in der Kälte zu einem Maximum, wobei der Dienogest-PR-Komplex über einen Zeitraum von mindestens 6 Stunden stabil bleibt. Die Dissoziations-Halbwertszeit der PR-Rezeptor-Komplexe aus Human- bzw. Kaninchen-Uterus beträgt für Dienogest als Liganden 32 bzw. 53 min, für Progesteron als Liganden hingegen 74 bzw. 120 min.

Dienogest weist gegenüber dem PR aus Humanuterus bzw. Kaninchenuterus einen RBA-Wert von 10% auf, bezogen auf Progesteron als Referenzsteroid. Die Bindungsaffinität von Dienogest gegenüber dem Mineralocorticoid- sowie dem Estradiol-Rezeptor ist zu vernachlässigen, die Bindungsaffinität zum Glucocorticoid-Rezeptor liegt in der gleichen Größenordnung wie die von Levonorgestrel. Am Androgen-Rezeptor wirkt Dienogest schwach kompetitiv, was in guter Übereinstimmung mit der klinischen Erfahrung antiandrogener Nebenwirkungen steht. An den Serumcarrierproteinen für Steroidhormone, CBG und SHBG, bindet Dienogest nicht.

Einleitung

Grundvoraussetzung für die biologische Wirksamkeit von Steroidhormonen in den Zielzellen ist ihre Bindung an spezifische, intrazellulär vorhandene Rezeptorproteine. Dieser Vorgang löst eine komplexe Abfolge von Reaktionen aus, die u. a. die Translokation und Transformation des Steroid-Rezeptorkomplexes umfassen und letztendlich einmünden in die über den steroidalen Stimulus ausgelöste Genexpression, die zu Funktionswandel und Veränderung morphologischer Strukturen in der Zielzelle führen.

Die in den modernen, niedrig dosierten Kontrazeptiva verwendeten Gestagene vereinen hohe gestagene Aktivität und fertilitätshemmende Wirkung mit minimalen oder aber mit erwünschten Nebenwirkungen [6, 8, 13, 14, 17]. Zu diesen Gestagenen zählen synthetische Steroide wie Levonorgestrel, Cyproteronacetat, Desogestrel und Gestoden.

Mit der Entwicklung von Dienogest (STS 557; 17α-Cyanomethyl-17β-hydroxy-estra-4,9-dien-3-on) ist ein Gestagen des 19-Nortestosteron-Typs für die Therapie verfügbar, das neben starker gestagener Wirkung auch antiandrogene Aktivität besitzt [7, 11, 16, 19].

Das Ziel der vorliegenden Studie ist es, das synthetische Gestagen Dienogest sowohl auf Rezeptorebene als auch in seinen Bindungseigenschaften gegenüber SHBG und CBG zu charakterisieren und die Ergebnisse mit denen etablierter Gestagene zu vergleichen.

Material und Methoden

Material

[1,2,6,7-^{3}H]-Aldosteron (SA 2,96 TBq/mmol), [17-Methyl-^{3}H]-R5020 (SA 3,22 TBq/mmol), [2,4,6,7-^{3}H]-Estradiol (SA 3,44 TBq/mmol), [17-methyl-^{3}H]-R1881 (Methyltrienolon) (SA 3,22 TBq/mmol), [1,2,4,5,6,7-^{3}H]-Dihydrotestosteron (SA 5,29 TBq/mmol) wurden ebenso wie unmarkiertes R5020 und R1881 von New England Nuclear (Dreieich, Deutschland) bezogen. [1,2,4,6,7-^{3}H]-Dexamethason (SA 3,03 TBq/mmol), [1,2,6,7-^{3}H]-Hydrocortison (SA 3,6 TBq/mmol) und [6,7-^{3}H]-ORG2058 (SA 1,6 TBq/mmol) waren Handelspräparate der Fa. Amersham-Buchler (Braunschweig, Deutschland). [14α,15α-^{3}H]-Dienogest (SA 1,98 TBq/mmol) [5] und unmarkiertes Dienogest wurden von der Jenapharm GmbH (Jena) zur Verfügung gestellt. Die radiochemische Reinheit der Verbindungen wurde mittels Dünnschichtchromatographie unter Verwendung des Laufmittels Chloroform/Methanol (96 : 4, v/v) ermittelt. Die anderen verwendeten Steroide wurden in p.a. Reinheitsgrad von der Fa. Serva (Heidelberg, Deutschland) bezogen.

Gewebeproben

Estrogen- und Progesteron-Rezeptoren wurden im Cytosol von Uterusgewebeproben des Menschen untersucht. Weiterhin wurde Cytosol von Uterusgewebe aus Kaninchen verwendet, die mit Östradiol stimuliert worden waren. Als Quellen für Mineralocorticoid- bzw. Glucocorticoid-Rezeptoren dienten Niere und

Leber adrenalektomierter weiblicher Wistar-Ratten, für Androgen-Rezeptoren Prostata-Cytosol kastrierter Ratten. Die Gewebe wurden in Flüssigstickstoff schockgefroren und bis zum Gebrauch bei −80°C aufbewahrt.

Serumproben

Zur Bindungsanalyse an die steroidbindenden Proteine des Serums, CBG und SHBG, wurde menschliches Schwangerenserum verwendet, das durch Behandlung mit Dextran-beladener Aktivkohle (DCC) von endogenen Steroiden befreit worden war.

Puffer

Als Puffer wurden PENG-Puffer (10 mM K_2HPO_4, 10 mM KH_2PO_4, 1,5 mM EDTA, 3 mM NaN_3, 5 mM Monothioglycerol, 10% Glycerol, pH 7,4) oder TEDS-Puffer (20 mM Tris/HCl, 1 mM EDTA, 2 mM Dithiothreitol, 250 mM Sucrose, pH 7,4) verwendet.

DCC: 0,5% Norit A, 0,05% Dextran T 400 in PENG-Puffer.

Cytosolpräparation

Die gefrorenen Gewebeproben wurden kleingeschnitten und nach Zugabe kalten PENG-Puffers mit einem Ulraturrax homogenisiert, Kaninchenuterus stattdessen mit TEDS-Puffer im Ganzglashomogenisator. Die Homogenate wurden bei 105 000 × g und 4°C für 45 min zentrifugiert. Der klare Überstand, die Cytosolfraktion, wurde für die Bindungsversuche verwendet. Die Proteinkonzentration der Cytosole wurde nach der Methode von Bradford [2] bestimmt.

Scatchard-Plot-Analyse

0,1 ml-Aliquote wäßriger ^3H-Steroidlösungen (Endkonzentrationen 0,5; 1; 2; 4 und 8 nM) wurden in Doppelansätzen mit 0,1 ml Cytosol 4 Stunden lang bei 4°C inkubiert, entweder allein (Totalbindung) oder mit einem 200fachen molaren Überschuß unmarkierten Kompetitors (unspezifische Bindung). Anschließend wurden 0,5 ml DCC zugesetzt, die Ansätze 10 min bei 4°C inkubiert, und dann die Aktivkohle für 10 min bei 1500 × g und 4°C abzentrifugiert. In einem Aliquot jedes Überstandes wurde die Radioaktivität gemessen. Die Bindungsdaten (Rezeptorkonzentration und K_d-Wert) wurden nach Scatchard [18] rechnerisch ermittelt.

Assoziationsgeschwindigkeit

Für die Messung in humanem Uterus-Cytosol wurden je 100 µl in Dreifachansätzen mit dem entsprechenden Radioliganden (Endkonzentration 8 nM) inkubiert, entweder allein oder zusammen mit einem 200fachen molaren Überschuß an unmarkiertem Dienogest, R5020 oder Progesteron. Nach den angegebenen Zeitintervallen wurden 500 µl DCC zugesetzt, 10 min bei 4°C inkubiert, dann 10 min zentrifugiert und in 500 µl des Überstandes die Radioaktivität gemessen.

Für die Messung mit Kaninchenuterus-Cytosol erfolgte die Assoziation des Liganden in 2,5-ml-Ansätzen. Aus diesen wurden zu den angegebenen Zeitpunkten jeweils 200 µl einpipettiert in 600 µl konzentrierter DCC (2% Norit A/0,2% Dextran T 70), kurz gevortext und nur 3 min zentrifugiert.

Dissoziationsgeschwindigkeit

100 µl-Aliquote humanen Uteruscytosols wurden mit den Radioliganden (Endkonzentration 8 nM) in Dreifachansätzen mit oder ohne einen 200fachen molaren Überschuß an unmarkiertem Kompetitorsteroid inkubiert. Zum Dissoziationsstart wurden 500 µl DCC zugegeben und unter Schütteln weiter inkubiert. In den angegebenen Zeiten (siehe Abb. 3) wurden die Röhrchen zentrifugiert (10 min, 1500 × g, 4°C) und in 500 µl des Überstandes die Radioaktivität gemessen.

Bei den Messungen mit Kaninchenuterus-Cytosol erfolgte der Dissoziationsstart durch Zugabe eines Überschusses des jeweiligen unmarkierten Gestagens zum ^{3}H-Gestagen-Rezeptor-Komplex (zugegeben in 100 µl Puffer zu 1700 µl; Endkonzentration 700 nM). Zum angegebenen Zeitpunkt wurden Aliquote von 200 µl entnommen, in 600 µl DCC (2%/0,2%) von 0°C einpipettiert und nach 3 min Vortexen zentrifugiert. Die unspezifische Bindung wurde ermittelt durch parallele Inkubationen unter Zusatz eines 250fachen Überschusses des jeweiligen unmarkierten Gestagens von Anfang an.

Kompetitionsstudien: Steroidhormon-Rezeptoren

Aliquote der Rezeptorpräparationen wurden mit dem jeweiligen ^{3}H-Liganden zusammen mit steigenden Konzentrationen der verschiedenen Kompetitorsteroide bei 4°C inkubiert (Inkubationsbedingungen siehe Tab. 1). Ungebundene Steroide wurden an DCC adsorbiert und nach Zentrifugation im Überstand die Radioaktivität gemessen. Die relativen molaren Bindungsaffinitäten (RBA-Werte) wurden nach der Methode von Korenman [12] berechnet.

Bindung an Serumproteine

Bei der Bestimmung der relativen Bindungsaffinitäten für CBG und SHBG wurde humanes Schwangerenserum verwendet, das durch Behandlung mit DCC von endogenen Steroiden befreit worden war. ^{3}H-Cortisol (CBG) bzw. ^{3}H-DHT (SHBG) (Endkonzentration 8 nM) wurden mit den Gestagenen und dem 1:50

Tabelle 1 Inkubationsbedingungen für die Kompetitionsexperimente mit den verschiedenen Rezeptorspezies

Rezeptor	^3H-Ligand	Puffer und Additive	Inkubationsbedingungen
Progesteron-Rezeptor human	R5020 8nM	PENG	20 h, 4 °C
Progesteron-Rezeptor Kaninchen	Org2058 5nM	TEDS	18 h, 4 °C
Estradiol-Rezeptor	Estradiol 8nM	PENG	20 h, 4 °C
Mineralocorticoid-Rezeptor	Aldosteron 8nM	PENG, RU28362 1,6 µM	4 h, 4 °C
Glucocorticoid-Rezeptor	Dexamethason 8nM	PENG	4 h, 4 °C
Androgen-Rezeptor	R1881 8nM	PENG, Triamcinolonacetonid 1,6 µM	4 h, 4 °C

verdünnten Serum 2 h bei 4°C inkubiert. Zusätzlich wurde gereinigtes menschliches SHBG [9] eingesetzt sowie Schwangerenserum, dem SHBG affinitätschromatographisch entzogen worden war. Die Trennung von freiem und proteingebundenem Steroid erfolgte durch DCC-Behandlung.

Ergebnisse und Diskussion

Scatchard-Plot-Analyse

Die Scatchard-Plot-Analysen ergeben die für endliche Bindungsstellen typischen Sättigungskurven (Abb. 1). Die am Progesteron-Rezeptor aus Humanuterus ermittelte Dissoziationskonstante (K_d-Wert) für Dienogest beträgt 11,2 nM, was für eine nur mäßige Stabilität des Dienogest-Rezeptorkomplexes spricht. Der K_d-Wert für den Dienogest-Rezeptorkomplex aus Kaninchenuterus war mit 5,9 nM in der gleichen Größenordnung gefunden worden [11].

Assoziations- und Dissoziationsgeschwindigkeiten

Die Assoziationskinetiken radioaktiv markierter Gestagene in Humanuterus-Cytosol sind in Abb. 2 dargestellt. Nach der Absättigung mit markiertem Dienogest, Progesteron oder R5020 innerhalb von 180 min bleibt die Bindung über einen Zeitraum von wenigstens 6 Stunden bei 4°C stabil.

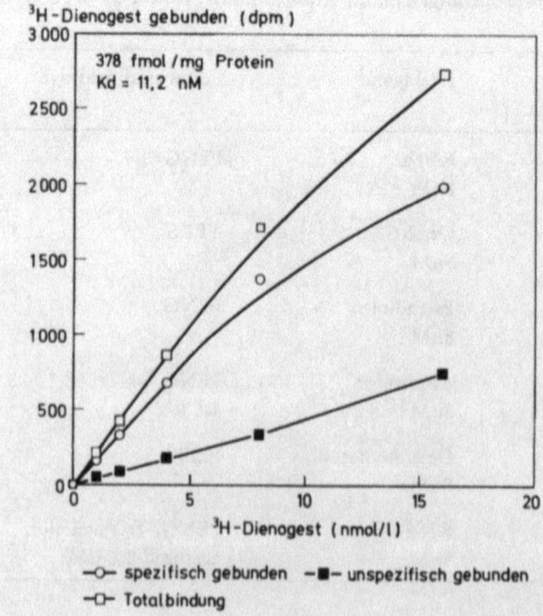

Abb. 1 Titrationsanalyse der Bindungsplätze für ^{3}H-Dienogest in Humanuterus-Cytosol.

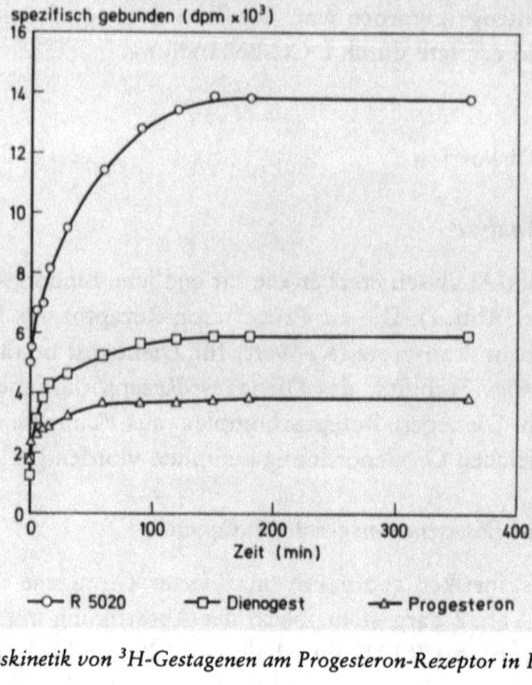

Abb. 2 Assoziationskinetik von ^{3}H-Gestagenen am Progesteron-Rezeptor in Human-Uterus-Cytosol.

Die Dissoziationsgeschwindigkeiten von Dienogest im Vergleich zu Progesteron und R5020, ermittelt in Humanuterus-Cytosol, sind in Abb. 3 dargestellt. Es handelt sich um Reaktionen erster Ordnung, wobei der R5020-Rezeptorkomplex sehr langsam dissoziiert (Halbwertszeit 388 min), während die Rezeptorkomplexe von Progesteron und besonders Dienogest innerhalb kurzer Zeitspannen zerfallen (Halbwertzeiten 74 bzw. 32 min).

Die am Kaninchenuterus-Cytosol erhobenen Assoziations- und Dissoziationskinetiken sind in den Abb. 4 und 5 zusammengefaßt. Die Assoziationsgeschwindigkeiten sind für Dienogest und für Progesteron ähnlich, sowohl bei 0°C als auch bei 25°C. Die Halbwertszeiten der Dissoziation wurden für Dienogest und Progesteron mit 53 bzw. 120 min bei 0°C ermittelt, was einem k_{-1} von 0,013 min^{-1} und 0,0058 min^{-1} entspricht. Bei 25°C ist die Dissoziationsgeschwindigkeit erwartungsgemäß erhöht mit Halbwertzeiten von 5,3 bzw. 12,5 min (k_{-1} 0,13 min^{-1} und 0,055 min^{-1}). Dabei zeigten die Kontrollansätze, daß bei 25°C die Dissoziation durch einen Verlust an bindungsfähigen Rezeptormolekülen überlagert wird.

Kompetition an Steroidrezeptoren

Die relativen Bindungsaffinitäten (RBA-Werte) eines Liganden zu den unterschiedlichen Rezeptorspezies gestatten eine Aussage hinsichtlich der Spezifität

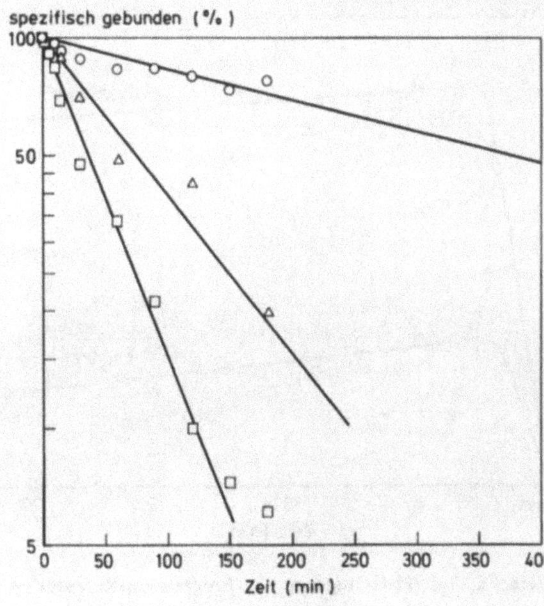

Abb. 3 Dissoziationskinetik der Progesteron-Rezeptor-Komplexe von ³H-Gestagenen in Human-Uterus-Cytosol.

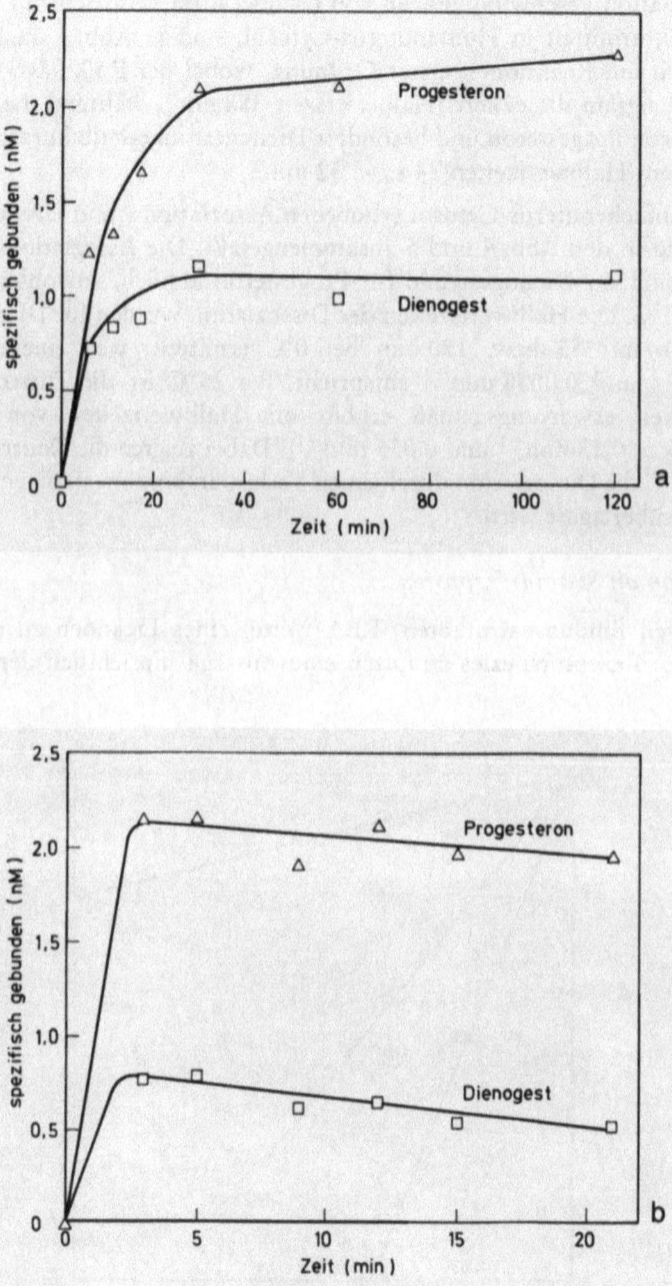

Abb. 4 Assoziationskinetik von ^{3}H-Gestagenen am Progesteron-Rezeptor in Kaninchen-Uterus-Cytosol:

a) Assoziation bei 0°C

b) Assoziation bei 25°C.

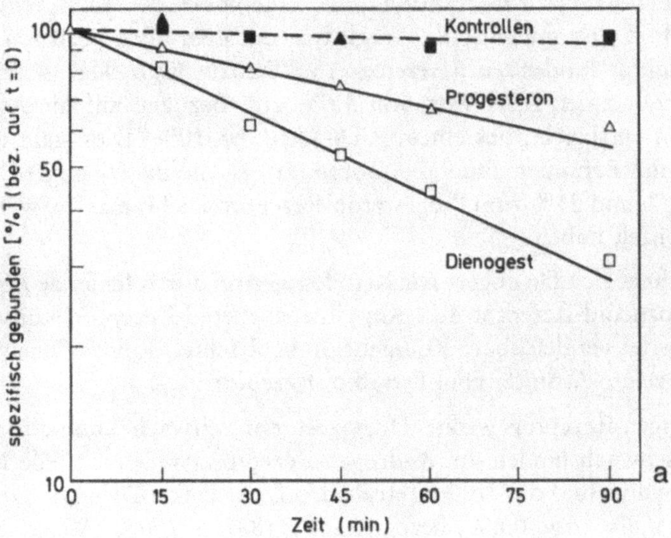

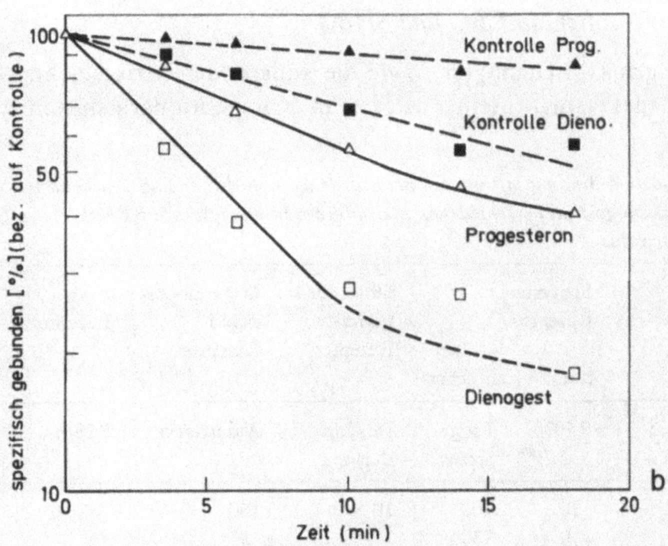

Abb. 5 Dissoziationskinetik der Progesteron-Rezeptor-Komplexe von ^{3}H-Gestagenen in Kaninchen-Uterus-Cytosol:

a) Dissoziation bei 0°C

b) Dissoziation bei 25°C.

der Liganden-Rezeptor-Interaktion. Die Ergebnisse der Kompetitionsstudien sind in Tab. 2 zusammengefaßt. Verglichen mit dem hochspezifisch am Progesteron-Rezeptor bindenden Referenzsteroid R5020 (RBA-Wert = 100%) weist Dienogest nur einen RBA-Wert von 3,6% auf. Bezogen auf die Affinität von Progesteron entspricht dies einem RBA-Wert von 10%. Dies steht in Übereinstimmung mit Befunden anderer Autoren [20, 1], die für Dienogest RBA-Werte zwischen 7% und 25% zum Progesteron-Rezeptor aus Human- bzw. Kaninchenuterus ermittelt haben.

Ferner zeichnet sich Dienogest wie Ketodesogestrel durch fehlende Affinität zum Mineralocorticoid-Rezeptor aus. Am Glucocorticoid-Rezeptor wurde eine dem Levonorgestrel vergleichbare Kompetition beobachtet. Keines der untersuchten Gestagene zeigte Affinität zum Estradiol-Rezeptor.

Am Androgen-Rezeptor wirkte Dienogest nur schwach kompetitiv (Abb. 6). Ebenfalls schwach binden am Androgen-Rezeptor zwei potentielle Metabolite: das 5α-Dihydro- und das 5α,9α-Tetrahydro-Derivat von Dienogest zeigen RBA-Werte von 0,8% bzw. 0,6%, bezogen auf R1881 = 100% (Werte nicht in der Tabelle). Höhere RBA-Werte für Dienogest waren nur in Kurzzeitversuchen bei Kompetition mit dem Liganden ^{3}H-DHT gefunden worden [11]. Der Befund einer schwachen Androgen-Rezeptorbindung steht in guter Übereinstimmung mit den antiandrogenen Nebenwirkungen von Dienogest, die in vivo beobachtet werden [19, 7].

Kompetitionsstudien an CBG und SHBG

Die Bindungen von Dienogest sowie die anderer synthetischer und natürlicher Gestagene an Plasmaproteine wurden in Kompetitionsversuchen miteinander

Tabelle 2 Relative Bindungsaffinitäten verschiedener natürlicher und synthetischer Gestagene im Vergleich zu Dienogest an verschiedenen Steroidhormon-Rezeptoren. RBA-Werte in % des jeweiligen Referenzsteroids

Steroid	Progesteron-Rezeptor human	Progesteron-Rezeptor Kaninchen	Glucocorticoid-Rezeptor	Mineralocorticoid-Rezeptor	Androgen-Rezeptor	Estradiol-Rezeptor
Referenzsteroid = 100% RBA	R5020	Progesteron	Dexamethason	Aldosteron	R1881	Estradiol
Progesteron	30	100	10	100	<0,01	<0,1
R5020	100	730	17	53	<0,1	<0,1
Gestoden	76	880	28	290	72	<0,1
Ketodesogestrel	180	870	9,6	<0,01	29	<0,1
Levonorgestrel	250	670	0,95	79	53	<0,1
Dienogest	3,6	10,5	0,96	<0,01	0,84	<0,1

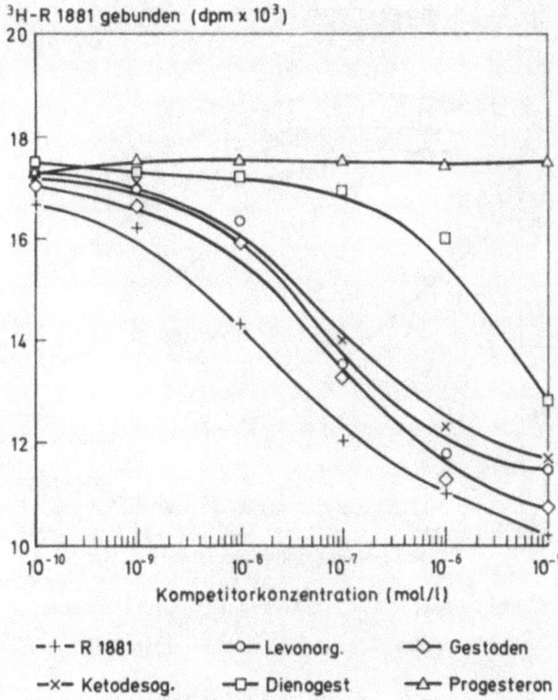

Abb. 6 Kompetitive Bindung von Gestagenen am Androgen-Rezeptor in Ratten-Prostata-Cytosol.

verglichen. Abb. 7 zeigt die Ergebnisse der Bindung an CBG. Im Gegensatz zu Progesteron, das an CBG mit einem RBA-Wert von 53% (bezogen auf Cortisol = 100%) bindet, wurde für synthetische Gestagene vom 19-Nortestosteron-Typ keine Affinität zu CBG verifiziert. Abb. 8 a faßt die Kompetitionskurven bezüglich SHBG (Referenzsteroid ^{3}H-DHT) in nativem Schwangerenserum zusammen, Abb. 8 b demonstriert die Bindungsaffinitäten verschiedener Gestagene zu hochgereinigtem SHBG. Gestoden und Levonorgestrel weisen das für 19-Nortestosteron-Derivate typische Verhalten auf, das sich in der relativ hohen Affinität zu SHBG manifestiert. Progesteron und Dienogest zeigen gegenüber SHBG eine zu vernachlässigende Affinität; eingeschränkt gilt das auch für Ketodesogestrel. Mit gereinigtem SHBG werden analoge Resultate gefunden. Wird Schwangerenserum, dem SHBG fehlt, für die Bindungsstudien eingesetzt (Abb. 8 c), geht die ursprünglich hohe Affinität einiger Gestagene vom 19-Nortestosteron-Typ verständlicherweise verloren, was als Indikator für eine spezifische, SHBG vermittelte Bindung zu werten ist. Die RBA-Werte für CBG und SHBG zeigt Tab. 3.

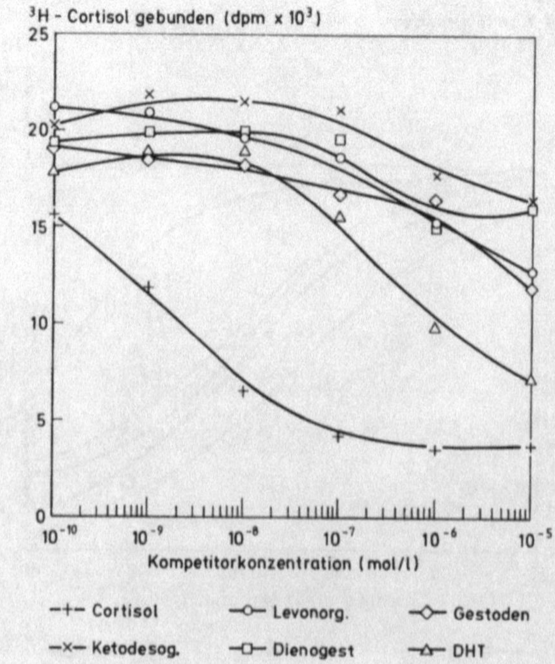

Abb. 7 Kompetitive Bindung von Gestagenen an CBG in Schwangerenserum.

Tabelle 3 Relative Bindungsaffinitäten verschiedener natürlicher und synthetischer Gestagene im Vergleich zu Dienogest an CBG und SHBG. RBA-Werte in % des jeweiligen Referenzsteroids

Steroid	CBG Schwangerenserum	SHBG Schwangerenserum	SHBG hochgereinigt	SHBG-freies Schwangerenserum
Referenzsteroid = 100% RBA	Cortisol	DHT	DHT	DHT
Progesteron	53	<0,1	<0,1	<0,1
Gestoden	<0,1	65	70	<0,1
Ketodesogestrel	<0,1	4	8	<0,1
Levonorgestrel	<0,1	45	50	<0,1
DHT	0,6	100	100	<0,1
Dienogest	<0,1	<0,1	<0,1	<0,1

Abb. 8 Kompetitive Bindung von Gestagenen an SHBG:
a) natives Schwangerenserum
b) SHBG hochgereinigt
c) Schwangerenserum, SHBG affinitätschromatographisch entfernt. (s. S. 132)

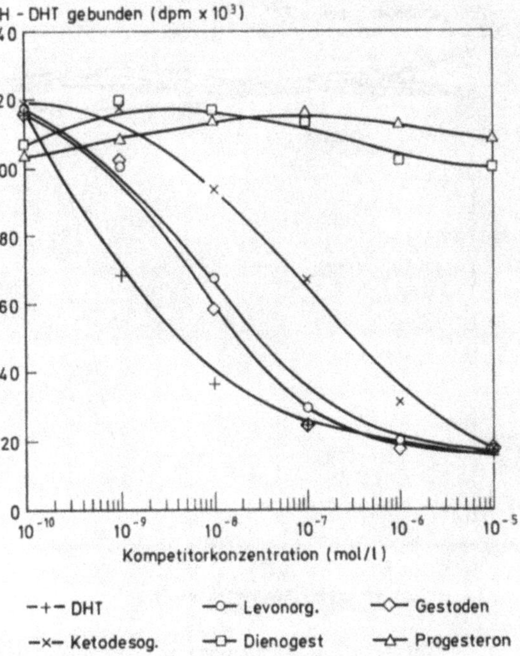

^{3}H - DHT gebunden (dpm x 10^3)
140
120
100
80
60
40
20
0
10^{-10}
10^{-9}
10^{-8}
10^{-7}
10^{-6}
10^{-5}
Kompetitorkonzentration (mol/l)
–+– DHT
–○– Levonorg.
–◇– Gestoden
–×– Ketodesog.
–□– Dienogest
–△– Progesteron

a

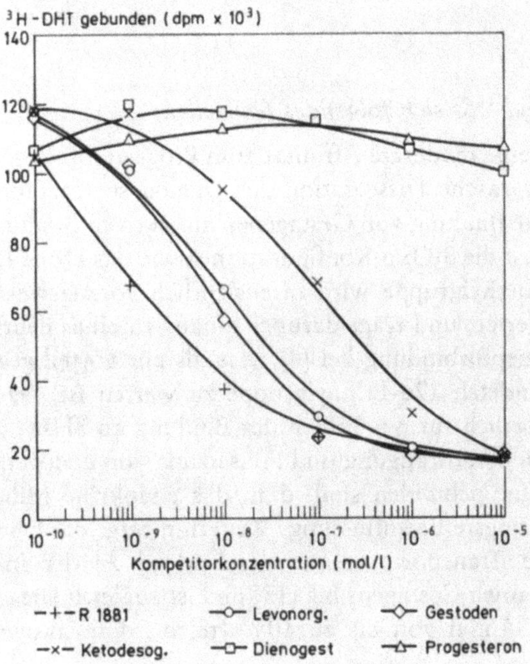

^{3}H - DHT gebunden (dpm x 10^3)
140
120
100
80
60
40
20
0
10^{-10}
10^{-9}
10^{-8}
10^{-7}
10^{-6}
10^{-5}
Kompetitorkonzentration (mol/l)
–+– R 1881
–○– Levonorg.
–◇– Gestoden
–×– Ketodesog.
–□– Dienogest
–△– Progesteron

b

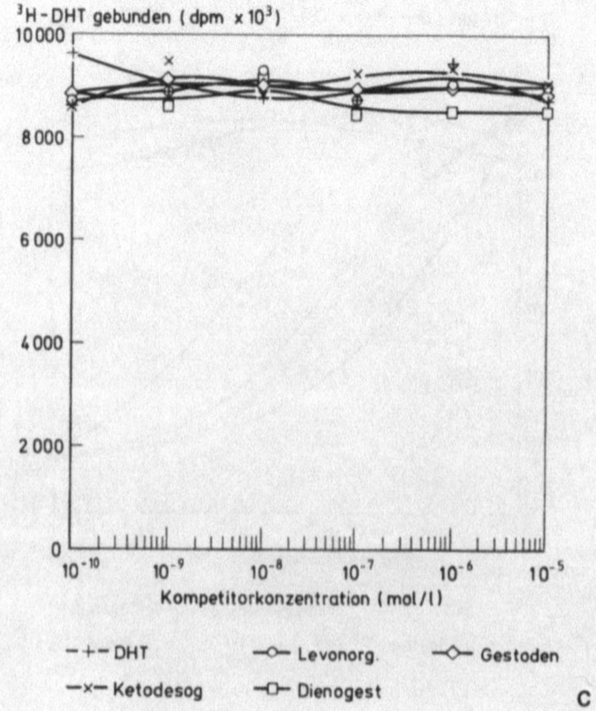

Zusammenfassend läßt sich folgendes feststellen:

Dienogest weist eine moderate Affinität zum Progesteron-Rezeptor auf, bedingt durch die relativ rasche Dissoziation des Dienogest-Rezeptorkomplexes. Voraussetzung für die Bindung von Gestagenen am aktiven Bindungszentrum dieser Rezeptorspezies ist die 3-Oxo-Konfiguration sowie das ebene Ringsystem [3, 4]. Die 17α-Cyanomethylgruppe wird offensichtlich vorzugsweise vom Progesteron-Rezeptor toleriert und trägt darüber hinaus zu einer deutlich erhöhten Selektivität der Rezeptorbindung bei [4], was als ein Vorteil gegenüber der üblicherweise verwendeten 17α-Ethinylgruppe zu werten ist. Das 4,9-Diensystem scheint verantwortlich für das Fehlen der Bindung an SHBG zu sein. Dadurch wiederum entfallen Verdrängung und Freisetzung von endogenen Steroiden, die an Plasma-Proteine gebunden sind, d. h. das endokrine Milieu erfährt durch Dienogest die geringste Beeinflussung. Weiterhin trägt die fehlende Bindung an steroidspezifische Transportproteine entscheidend zu der In-vivo-Effektivität dieses oral wirksamen Gestagens bei [15] und ist zugleich Ursache für den ungewöhnlich hohen Anteil von bis zu 10% freiem, d. h. aktivem Dienogest im Plasma [10].

Literatur

[1] Bohl, M., G. Kaufmann, M. Hübner et al.: A-Ring conformational stability and progesterone-receptor binding affinity of 4-en-3-one steroids. J. Steroid Biochem. 23 (1985) 895.

[2] Bradford, M. M.: A rapid and sensitive method for the quantitation of microgram quantities of protein utilizing the principle of protein-dye binding. Anal. Biochem. 72 (1976) 248.

[3] Delettré, J., J. P. Mornon, G. Lepicard et al.: Steroid flexibility and receptor specificity. J. Steroid Biochem. 13 (1980) 45.

[4] Doré, J. C., J. Gilbert, T. Ojasoo et al.: Correspondence analysis applied to steroid receptor binding. J. Med. Chem. 29 (1986) 54.

[5] Droescher, P., J. Römer (unveröffentlicht).

[6] Elger, W., S. Beier: Überlegungen zur Bedeutung unterschiedlicher hormonaler Wirkungsspektren von Gestagenen. In: J. Hammerstein (Hrsg.): Aktuelle Aspekte der hormonalen Kontrazeption. Excerpta Medica, Amsterdam 1982.

[7] Hagen, H., A. Hagen, W. Lehnert et al.: Klinische und paraklinische Ergebnisse mit einem Dienogest-Kombinationspräparat – antiandrogene Wirksamkeit. IV. Jenaer Symposium zur hormonalen Kontrazeption. Friedrich-Schiller-Universität Jena, 22./23. 03. 1988, 161.

[8] Hammerstein, J., U. Lachnit-Fixson, F. Neumann et al.: Androgenization in women – Acne, seborrhea, androgenic alopecia and hirsutism. Excerpta Medica, Amsterdam 1980.

[9] Heubner, A., O. Belovsky, W. Müller et al.: Application of liquid-liquid partition chromatography in the purification of sexhormone-binding globulin and corticosteroid-binding globulin. J. Chromat. 397 (1987) 419.

[10] Hobe, G., H. G. Hillesheim, B. Küntzel et al.: Studies on non-protein bound dienogest in plasma of different species. Naunyn-Schmiedeberg's Arch. Pharmacol. Suppl. 347 (1993) R44.

[11] Kaufmann, G., J. Schlegel, B. Eychenne et al.: Receptor binding of STS 557. Exper. Clin. Endocrinol. 81 (1983) 222.

[12] Korenman, S. G.: Relation between estrogen inhibitory activity and binding to cytosol of rabbit and human uterus. Endocrinology 87 (1970) 1119.

[13] Losert, W., J. Casals-Stenzel, M. Buse: Progestogens with antimineralocorticoid activity. Drug Research 35 (1985) 459.

[14] Oelkers, W., V. Berger, A. Bolik et al.: Dihydrospirorenone – a new progestagen with antimineralocorticoid activity: effects on ovulation, electrolyte excretion and the renin-aldosterone system in normal women. J. Clin. Endocrinol. Metab. 73 (1991) 837.

[15] Oettel, M., G. Kaufmann, A. Kurischko: Das endokrinologische Profil von Metaboliten des Gestagens Dienogest. Pharmazie 48 (1993) 541.

[16] Oettel, M., A. Kurischko: STS 557, a new orally active progestin with antiprogestational and contragestational properties in rabbits. Contraception 21 (1980) 61.

[17] Pollow, K., M. Juchem, H. J. Grill et al.: Gestodene: a novel synthetic progestin – characterization of binding to receptor and serum proteins. Contraception 40 (1989) 325.

[18] Scatchard, G.: The attraction of proteins for small molecules and ions. Ann. NY Acad. Sci. 51 (1949) 660.

[19] Stölzner, W., A. Kurischko, R. Freund et al.: Tierexperimentell-endokrinologische Charakterisierung des Gestagens Dienogest (STS 557). II. Antigonadotrope, gestagene, androgene und antiandrogene Wirkung. III. Jenaer Symposium zur hormonellen Kontrazeption. Wiss. Beitr. Friedrich-Schiller-Universität Jena 1985, 165.

[20] Verma, U., K. R. Laumas: Screening of anti-progestins using in vitro human uterine progesterone receptor system. J. Steroid Biochem. 14 (1981) 733.

Wirkung von Östradiol und Dienogest auf den Calcium-Influx in Zellkulturen menschlicher Gefäße

A. O. Mück, H. Seeger, T. H. Lippert

Zusammenfassung

Die Ergebnisse der vorliegenden Arbeit weisen darauf hin, daß der vasoaktive Effekt von Östradiol neben anderen Mechanismen auch einen Calciumantagonismus einschließen könnte. Dienogest, ein 19-Norgestagen mit antiandrogenen Eigenschaften, scheint keinen calciumantagonistischen Effekt auszuüben. Bei Kombination von Dienogest mit Östradiol wird die östradiol-induzierte inhibierende Wirkung auf den Calcium-Influx in Zellkulturen menschlicher Gefäße nicht beeinflußt.

Einleitung

Die Inzidenz kardiovaskulärer Erkrankungen steigt in der Postmenopause aufgrund eines Defizits an endogenem Östrogen an. Epidemiologische Studien zeigen, daß eine Östrogensubstitution eine Schutzwirkung hat [2, 10]. Neben den bekannten positiven Effekten des Östradiol auf das Lipidprofil ist aber auch eine direkte vaskuläre Wirkung von Östradiol bei der kardiovaskulären Protektion einer Hormonsubstitution sehr wahrscheinlich. So konnten in unserer Arbeitsgruppe sowohl in vitro als auch in vivo Effekte auf bekannte endothelabhängige Mediatoren wie das Prostacyclin/Thromboxan und NO/cGMP nachgewiesen werden [7–9]. Darüber hinaus wird ein calciumantagonistischer Effekt durch Östradiol vermutet [3].
Ziel dieser Arbeit war es, die Wirkung von Östradiol auf die Calcium-Homöostase in Zellkulturen menschlicher Gefäße zu untersuchen. Da bei der Hormonsubstitution Gestagene zugesetzt werden, um eine Hyperplasie des Endometriums zu vermeiden, wurde zusätzlich das Gestagen Dienogest getestet.

Material und Methoden

Die Substanzen 17β-Östradiol und Dienogest wurden einzeln und in Kombination in den Konzentrationen 10^{-6}, 10^{-7}, 10^{-8} und 10^{-9} M in Zellkulturen von Endothel- und Muskelzellen menschlicher Gefäße untersucht.

Zellkulturen

Endothelzellsuspensionen wurden durch 10minütige Behandlung einer Nabelschnurvene reifer gesunder Kinder mit Kollagenase (0,1% in Phosphatpuffer, pH 7,4) bei Raumtemperatur erhalten, in Kulturschalen überführt und kultiviert in Dulbecco's Modified Eagle Medium/Nutrient Mix F12 (1 : 5) mit den Zusätzen foetales Kälberserum (10%), endothelialer Wachstumsfaktor (Boehringer, Mannheim, 20 μg/ml), Heparin (50 μg/ml), Penicillin (50 μg/ml), Streptomycin (100 μg/ml) und Amphothericin B (2,5 μg/ml) in einer Atmosphäre von 5% CO_2 in Luft.

Humane glatte Muskelzellen aus der Aorta wurden in Dulbecco's Modified Eagle Medium/Nutrient Mix F12 (4 : 1) mit den Zusätzen foetales Kälberserum (10%), Penicillin (25 μg/ml), Streptomycin (50 μg/ml), L-Glutamin (1%), MEM nicht essentielle Aminosäuren (1%) und Natriumpyruvat (1%) kultiviert. Zellkulturmedien und Zusätze wurden von der Firma Gibco, Eggenstein, bezogen.

Assay-Durchführung

Konfluente Zellkulturen aus Endothelzellen (Passage 2) oder glatte Muskelzellen (Passage 7–10) wurden mit physiologischer Salzlösung (PSS-Puffer, 140 mM NaCl, 5 mM KCl, 1,5 mM $CaCl_2$, 1 mM $MgCl_2$, 10 mM Glucose, 10 mM Hepes, pH 7,4) dreimal gewaschen und mit PSS 15 min bei 37 °C inkubiert. Anschließend wurden die Zellen mit einer Lösung von ^{45}Ca (in PSS, ca. 12 kBq/ml) und einer ethanolischen Lösung der Steroide für 2 min bei 37 °C inkubiert. Das Zellmedium wurde abdekantiert, die Zellen dreimal mit calcium-freiem PSS-Puffer gewaschen und mit 0,6N Trichloressigsäure behandelt. Nach dem Abkratzen wurden die Zellen ultrabeschallt (10 s) und die Aktivität von intrazellulärem ^{45}Ca im Beta-Counter bestimmt.

Die Basalwertbestimmung erfolgte durch Zugabe von ^{45}Ca in PSS unter Zugabe von Ethanol; die Konzentration an Ethanol betrug in allen Proben 2,4%. Steroidbedingte Veränderungen wurden in Prozent des Basalwertes, der gleich 100% gesetzt wurde, ausgedrückt. Die statistische Auswertung erfolgte mit der Varianzanalyse nach Kruskal-Wallis.

Ergebnisse

In Abb. 1 ist die Wirkung von Östradiol und Dienogest einzeln und in Kombination auf die Veränderungen des ^{45}Calcium-Einstromes in Endothelzellkulturen abgebildet. Östradiol reduzierte den Influx von ^{45}Ca signifikant in den Konzentrationen 10^{-6} und 10^{-7} M. Die Verminderung des Einstromes betrug 10,2 ± 4,8% für 10^{-6} M und 9,7 ± 4,1% für 10^{-7} M ($p < 0,05$) verglichen mit

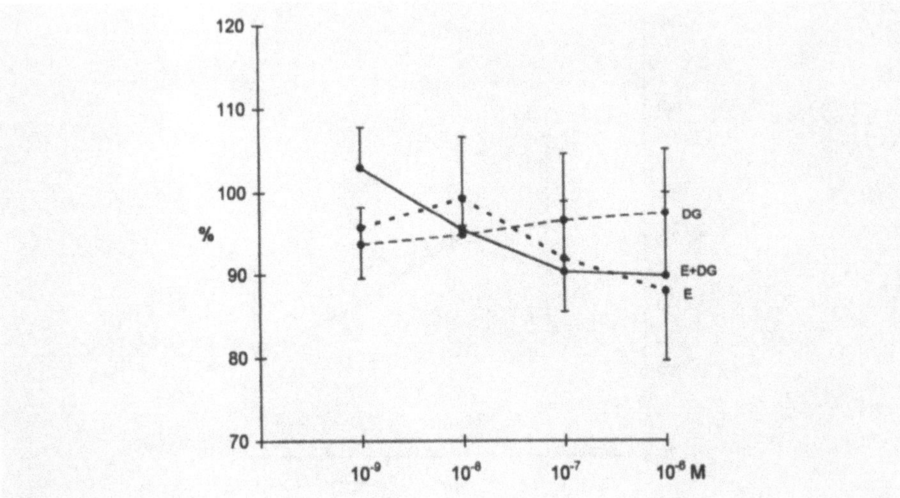

Abb. 1 Hemmung der intrazellulären ^{45}Ca-Aufnahme in menschlichen Endothelzellkulturen nach Zugabe von Östradiol (E) und Dienogest (DG), einzeln und in Kombination. Ordinate = prozentuale ^{45}Ca-Aufnahme in Relation zum Basalwert = 100%. Abszisse = molare Konzentration der Steroide. (Mittelwerte ± SD, n = 5.) Die inhibierende Wirkung von Östradiol allein und in Kombination mit Dienogest ist bei den Konzentrationen 10^{-6} und 10^{-7} M signifikant.

dem Basalwert. Bei den Konzentrationen 10^{-8} M und 10^{-9} M fanden sich keine signifikanten Veränderungen. Dienogest allein verursachte zwar eine leichte Reduzierung des Calcium-Influx, es fand sich aber keine Signifikanz. Östradiol zeigte auch in Kombination mit Dienogest in den Konzentrationen 10^{-6} und 10^{-7} M eine signifikante Reduzierung, mit den Werten 12,0 ± 6,1% bzw. 9,9 ± 3,4% ($p < 0{,}05$). Es konnte wie bei der Alleineinwirkung von Östradiol keine Signifikanz in den Konzentrationen 10^{-8} und 10^{-9} M gefunden werden.

Bei den glatten Muskelzellen zeigte Östradiol ebenfalls eine signifikante Verminderung des Calcium-Einstromes in den Konzentrationen 10^{-6} und 10^{-7} M. Die Werte betrugen 18,1 ± 10,3 bzw. 12,8 ± 8,3% ($p < 0{,}01$) gegenüber dem Basalwert. Für das Dienogest allein fanden sich wiederum keine signifikanten Veränderungen. In Kombination mit Östradiol beeinflußte Dienogest den Effekt von Östradiol nicht, d. h. die östradiolbedingte Reduktion des Calcium-Influxes blieb auch unter Zusatz von Dienogest erhalten (Abb. 2).

Diskussion

Der Mechanismus des protektiven Effektes einer Hormonsubstitution auf kardiovaskuläre Erkrankungen in der Postmenopause ist noch unbekannt. Die Wir-

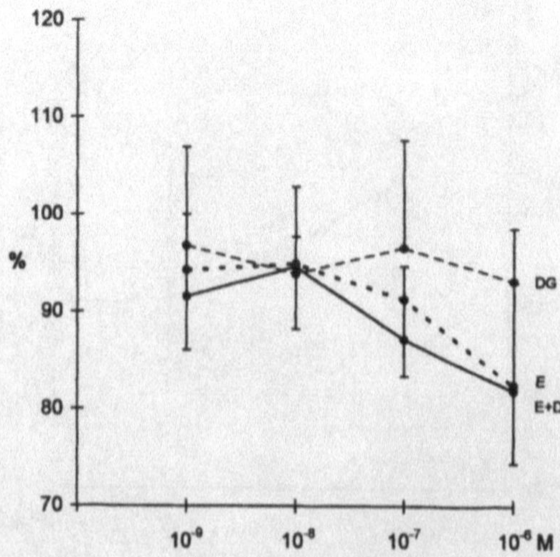

Abb. 2 Hemmung der intrazellulären ^{45}Ca-Aufnahme in menschlichen glatten Muskelzellkulturen nach Zugabe von Östradiol (E) und Dienogest (DG), einzeln und in Kombination. Ordinate = prozentuale ^{45}Ca-Aufnahme in Relation zum Basalwert = 100%. Abszisse = molare Konzentration der Steroide. (Mittelwerte ± SD, n = 5.) Die inhibierende Wirkung von Östradiol allein und in Kombination mit Dienogest ist bei den Konzentrationen 10^{-6} und 10^{-7} M signifikant.

kung von Östradiol auf das Lipidprofil scheint nur für maximal 50% der Protektion verantwortlich zu sein [10]. Nach dopplersonographischen Messungen konnte unter 2–4wöchiger Behandlung postmenopausaler Frauen mit Östradiol eine ausgeprägte Vasodilatation in arteriellen Gefäßen (A. uterina und A. carotica) nachgewiesen werden [1, 4]. In tierexperimentellen Untersuchungen konnte eine calciumantagonistische Wirkung von Östradiol gezeigt werden [5, 6]. Dieser Effekt von Östradiol konnte mit den vorliegenden Untersuchungen von uns zum ersten Mal auch an menschlichen Gefäßen beobachtet werden. Desweiteren konnte in der vorliegenden Arbeit nachgewiesen werden, daß das Gestagen Dienogest (einzeln getestet) keine signifikante Wirkung auf den Calcium-Einstrom in Endothelzellen und glatten Muskelzellen hat. Klinisch bedeutet dies, daß unter Monotherapie mit Dienogest, die insbesondere bei Patientinnen mit Endometriose geprüft wird, nicht mit Gefäßwirkungen zu rechnen ist, die von der Calcium-Homöostase abhängig sind. Weiterhin konnte gezeigt werden, daß in Kombination mit Östradiol Dienogest die inhibierende Wirkung von Östradiol auf den Calcium-Einstrom weder in Endothelzellen noch in glatten Muskelzellen verändert. Im Gegensatz dazu zeigte Norethisteron, ein Gestagen mit partiell androgenen Eigenschaften, eine signifikante Inhibierung des Effektes von Östradiol in beiden Zelltypen (nicht veröffentl. Ergebnisse). Ob dieser unterschiedliche gestagene Effekt auf der partiell verschiedenen endokrinen Wirkungsweise der beiden Gestagene beruht und inwieweit dies klinisch relevant sein könnte, ist noch unklar. Gestageneffekte bei Kombination mit Östrogen sind vor allem bei Anwendung von „Continuous-combined"-Regimen zur Behandlung postmenopausaler Frauen von Bedeutung.

Literatur

[1] Bourne, T., T. C. Hillard, M. I. Whitehead et al.: Oestrogens, arterial status and postmenopausal women. Lancet II (1990) 1470–1471.

[2] Bush, T. L., E. Barrett-Connor, L. D. Cowan et al.: Cardiovascular mortality and noncontraceptive use of estrogen in women: results from the Lipid Research Clinics Program Follow-Up Study. Circulation 75 (1987) 1102–1109.

[3] Collins, P., G. M. C. Rosano, C. Jiang et al.: Cardiovascular protection by oestrogen – a calcium antagonist effect? The Lancet 341 (1993) 1264–1265.

[4] Gangar, K. F., S. Vyas, M. I. Whitehead et al.: Pulsatility index in internal carotid artery in relation to transdermal oestradiol and time since menopause. Lancet 338 (1991) 839–842.

[5] Jiang, C., P. A. Poole-Wilson, P. M. Sarrel et al.: Effect of 17β-oestradiol on contraction, Ca2+ current and intracellular free Ca2+ in guinea-pig isolated cardiac myocytes. Br. J. Pharmacol. 106 (1992) 739–745.

[6] Jiang, C., P. M. Sarrel, D. C. Lindsay et al.: Endothelium-independent relaxation of rabbit coronary artery by 17β-oestradiol in vitro. Br. J. Pharmacol. 104 (1991) 1033–1037.

[7] Mück, A. O., H. Seeger, K. Korte et al.: Natural and snythetic estrogens on prostacyclin production in human endothelial cells from umbilical cord and leg veins. Prostaglandins 45 (1993) 517–525.

[8] Mück, A. O., H. Seeger, K. Korte et al.: Beeinflußt Östradiol das NO/cGMP-System der Gefäße? Untersuchungen zum Mechanismus der kardiovaskulären Protektion durch Östrogensubstitution in der Postmenopause. Zentralbl. Gynäkologie 116 (1994) 507–511.

[9] Mück, A. O., H. Seeger, J. Wiesner et al.: Urinary prostanoids in postmenopausal women after transdermal and oral oestrogen. J. Obstet. Gynaecology 14 (1994) 341–345.

[10] Stampfer, M. J., G. A. Colditz, W. C. Willett et al.: Postmenopausal estrogen therapy and cardiovascular disease. N. Engl. J. Med. 325 (1991) 756–762.

Der Einfluß von Dienogest auf das humane Cytochrom P-450 Enzymsystem in vitro

R. Böcker, B. Kleingeist

Zusammenfassung

Das synthetische Gestagen Dienogest ist an der Position 17α mit einer Cyanomethyl-Gruppe substituiert anstelle einer Acetylen-Funktion, wie bei den meisten im Handel befindlichen oralen Kontrazeptiva. Kürzlich durchgeführte Untersuchungen haben belegt, daß ethinylierte synthetische Steroide in der Lage sind, bei in vitro Experimenten nahezu ausschließlich die Cytochrom P-450 3A Enzyme über eine „mechanism based reaction" zu hemmen. Von den bislang untersuchten Substanzen erwies sich Gestoden als die Substanz, die den höchsten Hemmeffekt verursachte; es ergaben sich Hemmkonzentrationen, bei denen 50% der enzymatischen P-4503A Aktivität gehemmt wurden, von 4 µM für Gestoden und über 20 µM für die anderen ethinylierten Verbindungen. Als Strukturdeterminante scheint neben der C18 positionierten Methylgruppe die Δ-15 Doppelbindung entscheidend für den Hemmeffekt zu sein, während die Substituenten an C11 keinen Einfluß auf das Hemmverhalten der Substanzen zu haben scheinen.

Eine Vorbehandlung der Mikrosomen mit Dienogest in verschiedenen Konzentrationen bis zu 200 µM beeinflussen dagegen die enzymatischen Aktivitäten von keinen der untersuchten Enzyme. Dies würde bedeuten, daß die Cyanomethyl-Gruppe des Dienogest nicht über einen oxidativen Angriff der P-450 Enzyme reaktive Intermediärprodukte liefert, die, wie bei den acetylenierten Verbindungen denkbar, an den Dreifachbindungen gebildet werden können. Möglicherweise ist die Ursache in der sterischen Konfiguration der Cyanomethylgruppe zu sehen, die anders als bei den Ethinyl-Gruppen, aus der Molekülebene herausragt und nicht unter dem Molekül fixiert ist und somit möglicherweise nicht in das aktive Zentrum des P-450 hineinpaßt.

Einleitung

Von verschiedenen Verbindungen mit einer endständigen Acetylenfunktion ist bekannt, daß sie in einer mechanism based reaction nach intermediärer Bildung eines Ketens bzw. im Verlauf dieser Reaktion Enzyme des Cytochrom P-450 entweder über eine Bindung an das Porphyrinsystem oder über die an die Proteinkette inaktivieren können [3, 5, 6, 12]. Während von der Grundstruktur her die planar gebauten Substanzen mit den Enzymen 1A1 oder 2B1 in Wechselwirkung treten können, wurden für die raumfüllenden synthetischen Steroide, die in Position 17α mit einer Ethinylfunktion substitutiert sind, die P-450 3A-Enzyme über in vitro Versuche als die Enzyme identifiziert, die von diesen Verbindungen in einer mechanism based reaction gehemmt werden können [1, 4].

Da die P-450 3A Enzyme den Hauptteil der für den Stoffwechsel körperfremder Substanzen verantwortlichen Cytochrom P-450 Enzyme ausmachen, könnte eine Inaktivierung dieser Enzyme eine Auswirkung auf die Pharmakokinetik solcher Substanzen haben, die an diesen Enzymen metabolisch umgebaut werden, wie es für andere Enzymaktivitäten bereits berichtet wurde [13]. Verantwortlich für das Reaktionsverhalten sind wahrscheinlich die vorliegenden terminal lokalisierten π-Elektronen [7], die in der 17α Konfiguration vorliegen. Es wäre demnach nicht auszuschließen, daß die verschiedenen in Position 17α acetylenierten Steroide in gleicher Weise mit dem Metabolismus an dem P-450 Enzymsystem interferieren, und es wäre auch denkbar, daß das π-elektronenreiche Dienogest, das in 17α mit einer Cyanomethyl-Gruppe substituiert ist über die π-Elektronen der Cyano-Funktion mit dem P-450 in ähnlicher Weise in Wechselwirkung treten kann.

Material und Methoden

Die synthetischen Steroide Gestoden, Desogestrel, 3-Ketodesogestrel und Dienogest waren von Schering AG, Berlin, AKZO-Organon, Oss, Niederlande bzw. Jenapharm GmbH, Jena, zur Verfügung gestellt worden. Das Nifedipin-Analogon (Nifedipin ohne die Nitrogruppe am Aromaten) war wie beschrieben hergestellt [2], Chlorzoxazon und Dextromethorphan waren von Sigma, Deisenhofen, bezogen.

Enzyme und Herkunft der Organproben

Human-Leberproben wurden von Prof. Dr. Wittekind, Institut für Klinische Pathologie der Universität Erlangen-Nürnberg, bereitgestellt. Sie stammten aus Leberteilresektionen, die aus verschiedenen klinischen Gründen notwendig waren. Das Organmaterial, das nicht mehr für die histomorphologische Untersuchung benötigt wurde und das als histomorphologisch normal eingestuft worden war, wurde in kleine Stücke zerteilt, in flüssigem Stickstoff eingefroren und bis zur Präparation der Enzyme bei −70 °C gelagert. Die P-450 Enzyme wurden nach Standardmethoden präpariert und quantifiziert [9, 10, 14]. Die Kennzeichnung der Leberproben erfolgte nach einem institutsinternen Schlüssel. Folgende Leberproben stammten von männlichen Patienten: H10, H11, H12, H14, CH3, CH5, CH22 und CH26. Die übrigen Leberproben stammten von weiblichen Patienten. Das Alter der Patienten lag zwischen 16 und 55 Jahren.

Enzymatische Umsetzungen

Die Dihydrophyridin-Oxidation (Quantifizierung der P-450 3A Enzymaktivität), und die 6 Hydroxilierung des Chlorzoxazons (Quantifizierung der 2E1 Enzymaktivität) und die O-Demethylierung des Dextromethorphan (Quantifizierung der 2D6 Aktivität) wurden durch die jeweiligen HPLC-Methoden quantifiziert [2, 8, 11]. Die Vorinkubation der Mikrosomen in Gegenwart der Steroide und eines NADPH generierenden Systems erfolgte in Experimenten, bei denen verschiedene Konzentrationen der synthetischen Steroide eingesetzt wurden.

Im Überblick zusammengefaßt: 1 nmol/ml P-450 wurde in 0,1 mol/l KH_2PO_4, pH 7,4 in Gegenwart von 0–100 µmol/L der Steroide 30 Minuten vorinkubiert. Das NADPH generierende System bestand aus 6 mmol/L Glucose-6-Phosphat, 0,5 mmol/L NADP+, und 1,5 IU Glucose-6-Phosphat-Dehydrogenase (aus Hefe). Nach der Vorinkubation wurde der Ansatz 1 : 10 verdünnt und die jeweilige Testreaktion nach Zugabe des Substrates durch die erneute Zugabe des NADPH-generierenden Systems gestartet. Die Konzentrationen der Testsubstrate waren: 100 µM für die Dihydropyridin-Oxidation, 500 µM für die Chlorzoxazon-Hydroxilierung und 100 µM für die Dextromethorphan-O-Demethylierung.

Ergebnisse und Diskussion

Die Ausgangswerte für Km und Vmax für die drei Enzymaktivitäten lagen zwischen 2 und 10 nmol Pyridin/nmol P-450/min für die Dihydropyridin-Oxidation, 1–6 nmol 6-Hydroxychlorzoxazon/nmol P-450/min für die 2E1-Aktivität und zwischen 50 und 250 pmol Dextrorphan/nmol P-450/min. Um die Daten, die an verschiedenen Leberproben gewonnen wurden, besser vergleichen zu können, wurden die mikrosomalen Enzymaktivitäten immer als Prozentsatz der jeweiligen Ausgangsaktivität angegeben. In den früheren Arbeiten hatte sich gezeigt, daß sich nach 30 Minuten der Hemmeffekt durch eine Verlängerung der Vorinkubation nicht mehr wesentlich verstärkte. Demzufolge wurde die Vorinkubation über 30 Minuten und die Hauptinkubation mit den verschiedenen Substraten dann anschließend nochmals über 30 Minuten vorgenommen.

Wie schon in früheren Arbeiten gezeigt, führte eine Vorbehandlung der Mikrosomen mit Gestoden zu den höchsten Hemmeffekten, wobei nach einer Vorinkubation humaner Lebermikrosomen mit 50 µM Gestoden nur noch rund 10–20% ihrer Restaktivität zur Oxidation von Dihydropyridinen aufwiesen (Tabelle 1). Die Enzymaktivitäten 2D6 und 2E1 waren von einer Vorbehandlung der Mikrosomen mit Gestoden nicht betroffen und lieferten bei der Umsetzung die jeweils gleichen Produktmengen wie die nur mit Lösungsmittel vorbehandelten Mikrosomen (Kontrollen). Ethinylestradiol, Desogestrel und auch 3-Ketodesogestrel zeigten einen zwar deutlichen aber weniger stark ausgeprägten Hemmeffekt auf die Dihydropyridin-Oxidation (Tabelle 2). Die Restaktivitäten dieser enzymatischen Reaktion nach Vorbehandlung der Mikrosomen mit jeweils 50 µM der Steroide läßt die graduellen Unterschiede der inhibitorischen Potenz der verschiedenen Verbindungen unterscheiden, sie lag zwischen 20% Restaktivität für Gestoden und etwa 40% für Desogestrel. Ein möglicherweise besserer Vergleich der inhibitorischen Potenz ergibt sich aus der Darstellung der Restaktivitäten gegen die Konzentrationen aus den Vorbehandlungen. Hierbei liegt Gestoden mit einer mittleren IC50 Konzentration (d. h. der Konzentration, bei der eine Enzymaktivität zur Hälfte gehemmt wird) bei etwa 4 µM und die der anderen synthetischen Steroide bei 20 µM und höher. Mit Dienogest kann die P-450 Aktivität 3A überhaupt nicht gehemmt werden. Denn wurde die mikrosomale Enzymfraktion mit Dienogest vorbehandelt, dann zeigte sich über den untersuchten Bereich bis zu einer Konzentration von 100 µM keinerlei Hemmeffekt der P-450 3A-Enzymaktivität. Auch die Enzymaktivitäten 2D6 und 2E1 ergaben nach der Vorbehandlung mit Dienogest, wie auch nach der mit den

Tabelle 1 Restaktivitäten der Dihydripyridin-Oxidation (die die P-4503A-Aktivität widerspiegeln) nach Vorbehandlung der mikrosomalen Enzymfraktion mit Dienogest bzw. Gestoden in % der jeweiligen Kontrollaktivitäten (Vorbehandlung der Mikrosomen mit dem Lösungsmittel für die Steroide, Methanol bzw. Acetonitril)

Steroidkonzentration [µg/ml]	Gestoden				Dienogest			
	0	1	5	50	0	10	50	100
Leberprobe								
CH21	100	100	66	13,5	100	100	98,7	93,6
CH22	100	100	61,6	13,2	100	105	110	91,6
CH23	100	89,2	70,3	12,6	100	100	104,5	108
CH24	100	76,4	67,1	6,5	91,8	87,1	98,8	78,8
CH26	100	100	100	27,1	100	82,1	98,1	99
CH29	100	95,1	58,8	12,7	100	100	108	101
CH2	100		47,2	33	100	81,8	92,3	96,6
CH10	100		41,6	23,9	100	90,2	65,6	74,3
P. H.	100		65,7	37	100	105,7	112	114,3
MW			64,3	19,9		94,7	98,7	95,2
± S. D.			16,5	10,6		9,5	14,0	12,7

Tabelle 2 Restaktivitäten der Dihydropyridin-Oxidation (P-450 3A-Aktivität) nach Vorbehandlung der mikrosomalen Enzymfraktion mit Ethinyletradiol, Desogestrel bzw. 3-Ketodesogestrel. Bezugspunkt (= 100%) war die Vorbehandlung der jeweiligen Mikrosomen mit dem Lösungsmittel für die Steroide (Methanol bzw. Acetonitril)

Steroid-konzentration [μg/ml]	Ethinylestradiol				Desogestrel				3-Ketodesogestrel			
	0	1	5	50	0	1	5	50	0	1	5	50
Leberprobe												
H10	100	61	49,5	18,6	100	110,4	96,8	10	100	119,8	90	12,6
H11	100	99,6	84	10,5	100	92	84,6	12,8	100	100	100	11,7
H12	100	135,2	107,8	38,9	100	100,3	98,1	36,2	100	115,7	98,1	37,1
H14	100	–	85,7	17,6	100	–	93,9	42,6	100	–	85,5	55,7
CH2	100	110,4	95,8	44,8	100	–	73,9	103,3	100	104	96,9	110
CH3	100	85,4	75,6	31,7	100	–	75	38	100	–	97,8	22
CH7	100	106	104,5	15,9	100	94,9	112,9	32,9	100	103,6	96,8	11,7
MW		99,6	86,1	25,4		101,6	90,7	39,4		108,6	95	37,3
± S.D.		25	19,8	13		12,3	13,9	30,9		8,6	5,2	36

anderen Steroiden, keine Verminderung der entsprechenden enzymatischen Aktivitäten. Selbst in Konzentrationen bis 200 μM konnte keinerlei Hemmwirkung des Dienogest auf die untersuchten Enzymaktivitäten nachgewiesen werden (Daten nicht dargestellt).

Bei allen bisher vorgenommenen Untersuchungen zeigte sich, daß nicht allein die in Position 17α lokalisierte terminale Acetylen-Funktion für den Hemmeffekt verantwortlich sein kann, da 3-Ketodesogestrel, Desogestrel und Ethinylestradiol einen geringeren Hemmeffekt in dem oben aufgezeigten Konzentrationsbereich auf die P-450 3A Aktivitäten zeigten als das Gestoden. Levonorgestrel oder Norethisteron verursachten praktisch keine Hemmung [1]. Beim Dienogest sind die π-Elektronen in der Cyanomethyl-Gruppe lokalisiert. Dadurch sind diese π-Elektronen um 1 C-Atom weiter von der Position 17α entfernt als z.B. bei den acetylenierten Steroiden. Annäherungsrechnungen zur Molekülstruktur mit dem Programm Alchemy II (Tripos Assoc., St. Louis) zeigen aber, daß die Substituenten am C18 (wie beim Gestoden, Levonorgestrel, Desogestrel oder 3-Ketodesogestrel) zwar gleich sind, aber daß die Doppelbindung in Δ15, wie sie beim Gestoden vorliegt, die räumliche Konfiguration des Steroidmoleküls beeinflussen. Genauere Computer-Analysen könnten möglicherweise Hinweise darauf geben, welche der Strukturen am besten in das reaktive Zentrum des Enzyms passen und so die beobachtete inhibitorische Reaktivität besitzen.

Die relativ groben Molekülberechnungen zeigen aber, daß beim Dienogest in seiner energetisch günstigsten Konformation die Cyano-Methyl-Gruppe zwar in der 17α-Position lokalisiert ist, daß aber die π-elektronenreiche Cyano-Gruppe nicht unter die Moleküleben zu liegen kommt, sondern äquatorial von dem Grundgerüst weggerichtet ist und somit diese π-Elektronen im Verhältnis zu den ethinylierten Verbindungen anders in dem aktiven Zentrum zu liegen kommen (Abb. 1). Möglicherweise sind in diesen geringen Strukturunterschieden neben der polarisierten C-N-Dreifachbindung die Gründe zu suchen, daß diese Substanz am P-4503A zu keiner inhibitorischen Wechselwirkung führt.

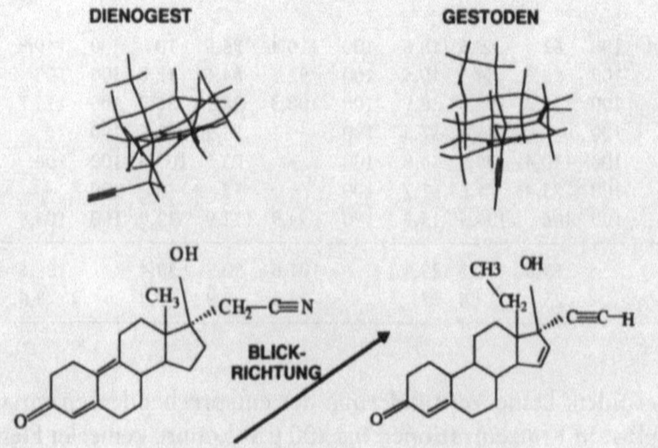

Abb. 1 Sterische Konfiguration von Dienogest bzw. Gestoden in der jeweiligen energetisch günstigsten Konformation. Die Moleküldarstellungen wurden mittels einer Annäherungsrechnung ermittelt (Alchemy II, Tripos Assoc., St. Louis, USA). Die Blickrichtung ist entlang der Längsachse des Steroidgerüstes gerichtet, wie es durch den Pfeil dargestellt ist.

Literatur

[1] Böcker, R., B. Kleingeist, M. Eichhorn et al.: In vitro interaction of contraceptive steroids with human liver cytochrome P-450 enzymes. Advances Contraception 7 (1991) 140.

[2] Böcker, R., F. P. Guengerich: Oxidation of 4-aryl- and 4-alkyl-substituted 2,6-dimethyl-3,5-bis(alkoxycarbonyl)-1,4-dihydropyridines by human liver microsomes and immunochemical evidence for the involvement of a form of cytochrome P-450. J. Med. Chem. 29 (1986) 1596.

[3] Chan, W. K., Z. Sui, P. R. Ortiz de Montellano: Determinants of protein modification versus heme alkylation: Inactivation of cytochrome P450 1A1 by 1-ethynyl-pyrene and phenylacetylene. Chem. Res. Toxicol. 6 (1993) 38.

[4] Guengerich, F. P.: Mechanism based inactivation of human liver microsomal cytochrome P-450 IIIA4 by gestodene. Chem. Res. Toxicol. 3 (1990) 363.

[5] Hammons, G. J., W. L. Alworth, N. E. Hopkins et al.: 2-Ethynylnaphtalene as a mechanism-based inactivator of the cytochrome P-450 catalyzed N-oxidation of 2-naphtylamine. Chem. Res. Toxicol. 2 (1989) 367.

[6] Jacob, C. A., W. K. Chan, E. Shepard et al.: The catalytic site of rat hepatic acid ω-hydroxylase, Protein versus prosthetic heme alkylation in the ω-hydroxylation of acetylenic fatty acids. J. Biol. Chem. 263 (1988) 18640.

[7] Komives, E. A., P. R. Ortiz de Montellano: Mechanism of oxidation of π-bonds by cytochrome P-450. Electronic requirements of the transition state in the turnover of phenylacetylene. J. Biol. Chem. 262 (1987) 9793.

[8] Kronbach, T., D. Mathys, J. Gut et al.: High performance liquid chromatographic assay for bufuralol 1'-hydroxylation, debrisoquine 4-hydroxylase, and dextromethorphane-O-demethylase in microsomes and purified cytochrome P-450 isozymes of human liver. Anal. Biochem. 162 (1987) 24.

[9] Lowry, O. H., N. J. Rosebrough, A. L. Farr et al.: Protein measurement with the Folin phenol reagent. J. Biol. Chem. 193 (1961) 265.

[10] Omura, T., R. Sato: The carbon monoxide-binding pigment of liver microsomes. I. Evidence for its hemoproteine nature. J. Biol. Chem. 239 (1964) 2370.

[11] Peter, R., R. Böcker, P. H. Beaune et al.: Hydroxylation of chlorzoxazone as a specific probe for human liver cytochrome P-450 IIE1. Chem. Res. Toxicol. 3 (1990) 566.

[12] Roberts, E. S., N. E. Hopkins, W. L. Alworth et al.: Mechanism-based inactivation of cytochrome P-450 2B1 by 2-ethynylnaphtalene: Identification of an active-site peptide. Chem. Res. Toxicol. 6 (1993) 470.

[13] Teichmann, A. T.: Influence of oral contraceptives on drug therapy. Am. J. Obstet. Gynecol. 163 (1990) 2208.

[14] van der Hoeven, T. A., M. J. Coon: Preparation and properties of partially purified cytochrome P-450 and reduced nicotineamide adenine dinucleotide phosphate-cytochrome P-450 reductase from rabbit liver microsomes. J. Biol. Chem. 249 (1974) 6302.

Vergleichende Untersuchungen zum Einfluß von Ethinylestradiol-haltigen Kontrazeptiva mit Dienogest- oder Levonorgestrel-Komponente auf die Cytochrom P-450-Funktion in vivo

A. Balogh, M. T. Lautenschlager, F. K. Splinter, M. Hippius, G. Klinger, A. Hoffmann, C. Moore, F. Walter, S. Golbs, M. Oettel

Zusammenfassung

Um den In-vivo-Effekt von oralen Kontrazeptiva auf die Cytochrom P-450 Funktion zu charakterisieren, wurde die Elimination von Coffein, Metamizol-Metaboliten und Nifedipin untersucht. Gesunde junge Frauen (n = 19) nahmen ein Kontrazeptivum (Ethinylestradiol 0,050 mg) entweder mit Dienogest (2 mg) – Gruppe 1 – oder mit Levonorgestrel (0,125 mg) – Gruppe 2 – als Gestagenkomponente ein. Die Elimination von Coffein aus dem Serum und die Menge an Hauptmetaboliten von Metamizol wurde im 0–6-Std.-Sammelurin vor und nach 14tägiger Einnahme des entsprechenden Hormonpräparates bestimmt. Die Clearance von Coffein wird unter dem Einfluß beider Kontrazeptiva signifikant reduziert. Das Ausmaß des Hemmeffektes ist nahezu gleich (36% in Gruppe 1 und 34% in Gruppe 2). Ebenso wird die Ausscheidung der Hauptmetaboliten von Metamizol signifikant reduziert, 33% der Gruppe 1 bzw. 34% in Gruppe 2. Weitere gesunde Probandinnen (n = 23) nahmen ebenfalls ein Ethinylestradiol-haltiges Kontrazeptivum (30 µg EE_2) in einer Kombination entweder mit Dienogest (2 mg) oder mit Levonorgestrel (0,125 mg). Die Fläche unter der Serumkonzentrations-Zeitkurve ($AUC_{0-\infty}$ von Nifedipin wurde vor und nach dreiwöchiger Pilleneinnahme kontrolliert. Es wurden keine signifikanten Veränderungen beobachtet. Während der Metabolismus von Coffein und Metamizol bei gleichzeitiger Einnahme von oralen Kontrazeptiva gehemmt wird, bleibt die metabolische Umwandlung von Nifedipin unbeeinflußt. Die Ursachen dieses Phänomens werden diskutiert.

Einleitung

Hormonelle Kontrazeptiva haben sich einen bevorzugten Platz unter den empfängnisverhütenden Mitteln erobert. Der bleibende Erfolg der „Pille“ beruht nicht zuletzt auf der laufenden Verbesserung ihrer Zusammensetzung in quantitativer und qualitativer Hinsicht. Trotz des ausgewogenen Nutzen-Risiko-Verhältnisses gilt es vorhandene Risiken weiter zu minimieren. Neben den thromboembolischen Komplikationen wird der Beeinflussung des Metabolismus anderer Pharmaka große Aufmerksamkeit gewidmet. Hormonelle Kombinationspräparate beeinflussen nach längerer Anwendung die Funktion Cytochrom P-450-abhängiger Biotransformationsreaktionen. So wird häufig beobachtet, daß Arzneimittel, deren Eliminationsgeschwindigkeit – und damit Wirkdauer – vorwiegend von der Aktivität hepatischer Monooxygenasen abhängt, unter dem Einfluß von Ovulationshemmern langsamer metabolisiert werden [2]. Sowohl für das Ausmaß als auch die Richtung der Wechselwirkung spielen die Art des Sexualsteroids und die Dauer der Applikation eine Rolle. Dies zeigen tierexperimentelle Studien [14, 20, 21].

Zur Untersuchung der Beeinflussung des Metabolismus von Pharmaka in vivo haben sich die Bestimmung der Eliminationsgeschwindigkeit von Modellsubstanzen bewährt. Solche Modellsubstanzen, wie beispielsweise Coffein oder Antipyrin, müssen bestimmte Eigenschaften aufweisen, damit sie als Testpharmaka geeignet sind [16]. Als Parameter zur Charakterisierung der Elimination können dabei die Clearance der unwirksamen Substanz (bestimmt aus der Serumkonzentrations-Zeitkurve) oder die Menge an Metaboliten, die in einer bestimmten Zeit im Urin erscheinen, herangezogen werden.

Auf der Suche nach Sexualsteroiden mit besonderer Wirkqualität wurde in Jena ein Progestagen – Dienogest – aus der Nortestosteronreihe entwickelt [19]. Im Vergleich zu anderen bisher in kontrazeptiven Kombinationen verwendeten Gestagenen besitzt das Dienogest als Strukturbesonderheit am C_{17}-Atom keine Ethinylgruppe. Mittels zweier In-vivo-Modelle, der Messung der Eliminationsgeschwindigkeit von Coffein aus dem Serum und der Bestimmung der Hauptmetaboliten von Metamizol im 0–6-Std.-Sammelurin wurde festgestellt, daß sich die Gestagene Dienogest und Levonorgestrel in bezug auf die Beeinflussung des Metabolismus unterschiedlich verhalten. Zweiwöchige Verabreichung von 2 mg Dienogest täglich (diese Dosis hatte sich zur kontrazeptiven Sicherheit bewährt) verändert die Metabolisierung weder von Coffein noch von Metamizol [3]. Levonorgestrel (0,125 mg täglich) dagegen reduziert die Coffeinausscheidung gering, dennoch signifikant [4]. Alleinige Gabe des Estrogenanteils der Pille – Ethinylestradiol 0,050 mg – über die gleiche Zeitdauer – reduziert die Clearance von Coffein sowie die Ausscheidung der Hauptmetaboliten von Metamizol erheblich.

Es war nun von Interesse herauszufinden, welchen Einfluß zwei Kombinationspräparate, die Ethinylestradiol (EE_2) und als Gestagenanteil entweder Dienogest oder Levonorgestrel enthielten, auf die Elimination von Modellsubstanzen haben. Gesunde junge Frauen nahmen deshalb entweder eine Kombination mit

Dienogest (Gruppe 1 – Tabelle 1) oder Levonorgestrel (Gruppe 2 – Tabelle 1) ein. Der metabolische Abbau der Testpharmaka Coffein und Metamizol wurde jeweils vor und nach 2wöchiger Einnahme kontrolliert. Mittels In-vitro-Studien am menschlichen Mikrosomenmaterial konnten Böcker u. Mitarb. keine Beeinflussung des Coffeinmetabolismus feststellen, dagegen zeigten aber mehrere Untersucher [6, 5, 11, 12], daß der Metabolismus von Nifedipin – einer Substanz, deren Metabolismus vorrangig von Cytochrom P-450-Formen der Familie III abhängt – ganz wesentlich durch die Zugabe von verschiedenen Sexualsteroiden gehemmt wird. Obwohl prinzipiell nicht bekannt ist, ob die gleichen Phänomene, wie sie in vitro beschrieben wurden, auch in vivo eine Rolle spielen, ist es aber dennoch von Interesse nachzusehen, ob der Metabolismus von Nifedipin durch die Einnahme von Kontrazeptiva auch in vivo verändert wird. Das Vorhandensein einer Interaktion hätte Konsequenzen für den therapeutischen Einsatz dieses Pharmakons. Um dies auszuschließen oder zu beweisen, wurde der Einfluß eines Dienogest-haltigen Kombinationspräparates (Gruppe 3 – siehe Tabelle 1) verglichen mit dem einer Levonorgestrel-haltigen Pille (Gruppe 4 – siehe Tabelle 1). Die Menge an Ethinylestradiol betrug 0,030 mg.

Tabelle 1 Angaben zu den Probanden

Gruppe	Steroide		Dosis (mg)	n	Alter (Jahre)	KGW (kg)	Einnahmedauer (Tage)
1	Certostat®	Dienogest Ethinylestradiol	2,00 0,05	10	24,1 ± 0,4	60,6 ± 2,0	14
2	Gravistat®	Levonorgestrel Ethinylestradiol	0,125 0,05	9	22,1 ± 0,9	63,9 ± 2,9	14
3		Dienogest Ethinylestradiol	2,00 0,03	11	25,0 ± 0,9	57,9 ± 2,0	21
4	Minisiston®	Levonorgestrel Ethinylestradiol	0,125 0,03	12	25,4 ± 1,1	65,3 ± 2,9	21

Material und Methode

Insgesamt wurden 42 Frauen in die Untersuchungen einbezogen. Alle Probandinnen waren klinisch gesund, gaben in der Anamnese keine chronischen Leber- oder Nierenerkrankungen an und waren Nichtraucher. Demographische Daten und Angaben zur Dosierung sind in Tabelle 1 zu finden. Mindestens zwei Monate vor der Kontrolluntersuchung nahmen die Frauen keine Sexualsteroide ein. Andere Medikamente durften bis 14 Tage vor Versuchsbeginn und während der Studiendauer nicht eingenommen werden.

Durchführung der Untersuchung

Elimination von Coffein und Metamizol: Die Tests wurden jeweils an zwei aufeinanderfolgenden Tagen durchgeführt. Am ersten Tag nahmen die Probandinnen nach mindestens 12stündiger Nahrungskarenz 1 Tablette Analgin® – Import Bulgarien – (500 mg Metamizol) zusammen mit 100 ml Flüssigkeit ein. Anschließend sammelten die Probandinnen ihren Harn in folgenden Perioden: 0–3, 3–6, 6–9, 9–12 und 12–14 Stunden nach Einnahme der Tablette. Am 2. Untersuchungstag nahmen die Probandinnen 2 Tabletten Coffeinum purum® – Berlin Chemie AG – (200 mg Coffein) wiederum auf nüchternen Magen zusammen mit 100 ml Flüssigkeit ein. Die Blutentnahmen erfolgten zu folgenden Zeiten: 0,25, 0,75, 1, 2, 3, 4, 6, 8 und 12 Stunden nach der Applikation. Die nach der Zentrifugation gewonnenen Serumproben sowie die Urinproben wurden bis zur Bestimmung bei −20 °C aufbewahrt. Die erste Nahrungsaufnahme wurde den Probandinnen an beiden Untersuchungstagen zwei Stunden nach Tabletteneinnahme gestattet. 12 Stunden vor und während der Untersuchung durfte kein Alkohol getrunken werden. Die letzte Zufuhr methylxanthinhaltiger Nahrungs- und Genußmittel erfolgte mindestens 36 Stunden vor Untersuchungsbeginn. Zur Gewinnung von individuellen Vergleichswerten wurden bei allen Probandinnen (n = 19) an zwei aufeinanderfolgenden Tagen in der Mitte des Menstruationszyklus (13. und 14. Zyklustag) die oben angeführten Tests durchgeführt.

Eine Gruppe von Frauen (Gruppe 1 – siehe Tabelle 1) nahm in der follikulären Phase des nächstfolgenden Zyklus 14 Tage lang täglich abends ein Dragee Certostat® (Jenapharm GmbH) ein, während eine weitere Gruppe (Gruppe 2 – siehe Tabelle 1) in der gleichen Zyklusphase jeweils abends täglich ein Dragee Gravistat® (Jenapharm GmbH) einnahm. Die Elimination von Metamizol und Coffein wurde dann erneut am 13. und 14. Zyklustag untersucht.

Elimination von Nifedipin: In einem Kontrollzyklus erfolgte die Bestimmung der Fläche unter der Serumkonzentrations-Zeitkurve (AUC) von Nifedipin am 21. (± 1) Zyklustag. Dazu nahmen die Probandinnen 1 Kapsel Adalat® – Bayer AG Leverkusen (10 mg Nifedipin) mit 200 ml warmem Kräutertee ein. Die erste Nahrungsaufnahme erfolgte erst 4 Stunden nach Einnahme der Testmedikation. Diese Zeit verbrachten die Frauen liegend auf der linken Körperseite, um nahezu gleichbleibende Leberdurchblutung zu gewährleisten [18].

Blutentnahmen erfolgten nüchtern und dann 0,5, 0,75, 1,0, 1,5, 2,0, 3,5, 5,5, 7,5, 9,5, 11,5 und 23,5 Stunden post applicationem. Wegen der Lichtempfindlichkeit der Substanz Nifedipin erfolgten die Blutentnahmen im dunklen Raum bei schwach gelbem Licht. Im darauffolgenden Zyklus nahmen die Probandinnen wie zur Kontrazeption nach randomisierter Zuordnung täglich morgens entweder 1 Dragee einer Kombination von Dienogest (2 mg) und Ethinylestradiol (0,03 mg) oder 1 Dragee Minisiston (beides Jenapharm GmbH) ein (Gruppe 3 und Gruppe 4 – siehe Tabelle 1). Am 21. Zyklustag (der letzte Pilleneinnahmetag) wurden dann erneut – wie im Kontrollzyklus – die Serumkonzentrationen von Nifedipin bestimmt. Pharmakodynamische Effekte von Nifedipin wurden engmaschig während der ersten 4 Stunden kontrolliert. Die nach Zentrifugation gewonnenen Plasmaproben wurden bis zur analytischen Aufarbeitung bei −20 °C aufbewahrt.

Bestimmungsmethoden

1. *Metamizol-Metaboliten:* Der Nachweis der Hauptmetaboliten des Metamizol im Harn, des 4-Aminophenazon (4-AA), des 4-Acetylaminophenazon (4-AAA) und des Formylaminophenazon (4-FAA) erfolgte spektrophotometrisch nach der Methode von Emmerson u. Mitarb. [8].

2. *Coffein:* Die quantitative Bestimmung der Konzentration von Coffein im Serum erfolgte mit einer modifizierten Methode nach Bonati u. Mitarb. [7] mittels Hochleistungs-Flüssigkeitschromatographie.

3. *Nifedipin:* Die Bestimmung des unveränderten Nifedipins erfolgte gaschromatographisch in Anlehnung an eine Bestimmungsmethode von Rämsch u. Mitarb. [17].

Pharmakokinetische Auswertung

Die Berechnung der pharmakokinetischen Parameter des Coffeins erfolgte in Anlehnung an das von Franke und Kuhn [10] entwickelte Rechnerprogramm nach einem Einkompartimentmodell. Die mittels quasilinearer Regression bestimmten Parameter wurden über das Gaußsche Verfahren der Quadratsummenminimierung iterativ verbessert. Die Berechnungen wurden an der EDV-Anlage SM 1420 durchgeführt. Die AUC nach oraler Applikation von Nifedipin wurde nach der linearen Trapezregel zwischen den Meßzeitpunkten t = 0 und t = 11,5 Std. ermittelt. Zur Bestimmung der $AUC_{0-\infty}$ wurde der Konzentrationsverlauf auf $t = \infty$ extrapoliert. Dazu wurde die Eliminationskonstante β aus dem monoexponentiellen Teil der Kurve durch logarithmisch-lineare Regression bestimmt. Die $AUC_{0-\infty}$ errechnet sich dann aus $AUC_{0-t(11,5)} + AUC_{t(11,5)-\infty}$ und $AUC_{1(11,5)-\infty} = C/\beta$. Hierbei ist C der sich aus der Regression ergebene Schätzwert für die letzte von Null verschiedene Konzentration. Die Errechnung erfolgte mit Hilfe des Programmes TOPFIT 2,0 [13]. Die Konzentrationsmaxima C_{max} wurden direkt aus den Rohdaten entnommen. Die Zeiten der Konzentrationsmaxima t_{max} sind die den C_{max} zugeordneten Zeiten.

Statistische Berechnungen

In den Abbildungen und Tabellen wurden arithmetische Mittelwerte mit ihren Standardfehlern (S. E.) angegeben. Die Prüfung auf Signifikanz erfolgte bei verbundenen Stichproben – Vergleich zwischen Kontroll- und Behandlungszyklus – mit dem parameterfreien Test nach Wilcoxon ($\alpha = 0{,}05$ mit zweiseitiger Fragestellung). Für unverbundene Stichproben – Vergleich unterschiedlicher Pillenpräparate – wurde der Rangsummentest nach Mann-Whitney angewendet ($\alpha = 0{,}05$; zweiseitige Fragestellung).

Ergebnisse

Einfluß auf die Coffeinelimination

In Abbildung 1 sind die Verläufe der Serum-Konzentrationen von Coffein in beiden untersuchten Gruppen vor bzw. nach Pilleneinnahme dargestellt. Jeweils nach 14tägiger Verabreichung des entsprechenden Hormonpräparates erfolgte der Abfall der Serum-Konzentration langsamer. Die mittels des Einkompartimentmodells nach oraler Applikation errechneten pharmakokinetischen Parameter verdeutlichen diese Tatsache (siehe Tabelle 2). Während die Coffein-Clearance bei Frauen, welche die Dienogest-haltige Pille einnahmen, signifikant um 36% reduziert wird, beträgt dieser Hemmeffekt in der Gruppe von Frauen, welche die Levonorgestrel-haltige Pille erhielten, 35%. Parallel dazu vergrößert sich die Eliminationshalbwertszeit zu. Das Ausmaß des Hemmeffektes auf den metabolischen Umbau von Coffein ist bei beiden Sexualsteroid-Präparaten gleich.

Tabelle 2 Pharmakokinetische Parameter von Coffein (Gruppe 1 und 2) ($x \pm S.E.$)

Gruppe	$t_{1/2}$ [h]	Cl_{tot} [ml/min]	k_{el} [h^{-1}]	$AUC_{0-\infty}$ [$\mu g \times ml^{-1} \times h$]
1 Dienogest-haltiges Präparat				
vor	6,6 ± 0,8	56,36 ± 1,22	0,1214 ± 0,009	60,69 ± 6,60
nach	9,9 ± 1,2	36,28 ± 3,25	0,0781 ± 0,007	97,86 ± 0,06
2 Levonorgestrel-haltiges Präparat				
vor	4,8 ± 2,3	94,77 ± 11,31	0,3318 ± 0,095	38,39 ± 4,99
nach	7,5 ± 1,8	62,17 ± 9,40	0,3041 ± 0,084	68,99 ± 0,37

Einfluß auf die Ausscheidung der Metaboliten des Metamizols

Um die Biotransformationskapazität von Metamizol einschätzen zu können, hat sich die ausgeschiedene Menge an Hauptmetaboliten (Summe von 4-AA, 4-AA, 4-FAA = im folgenden als Gesamt-AA bezeichnet) im 6-Stunden-Sammelurin als Parameter bewährt. Die in dieser Zeitperiode ausgeschiedene Menge an Ge-

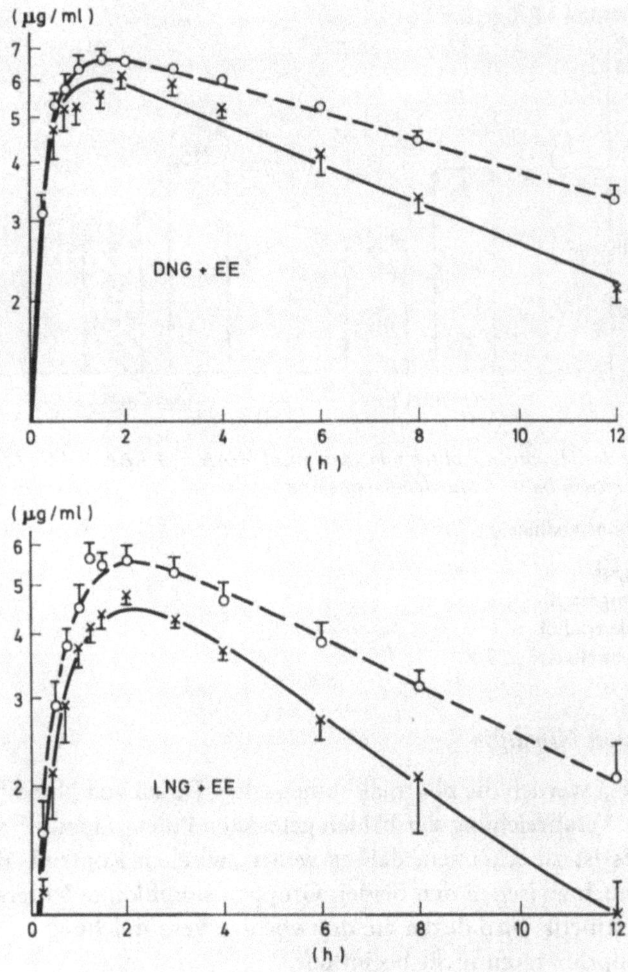

Abb. 1 Verlauf der Serumkonzentration von Coffein

——— vor } Hormoneinnahme
------- nach }

DNG = Dienogest
LNG = Levonorgestrel
EE = Ethinylestradiol
(arithmetische Mittelwerte ± S. E.)

samt-AA betrug in Gruppe 1 nach Hormoneinnahme 67% und in der Gruppe 2 66% des Kontrollwertes. Diese deutlich signifikanten Unterschiede zwischen Kontroll- und Untersuchungstag sind in Abb. 2 dargestellt. Im Ausmaß des Hemmeffektes gibt es zwischen den beiden untersuchten Gruppen keine signifikanten Differenzen.

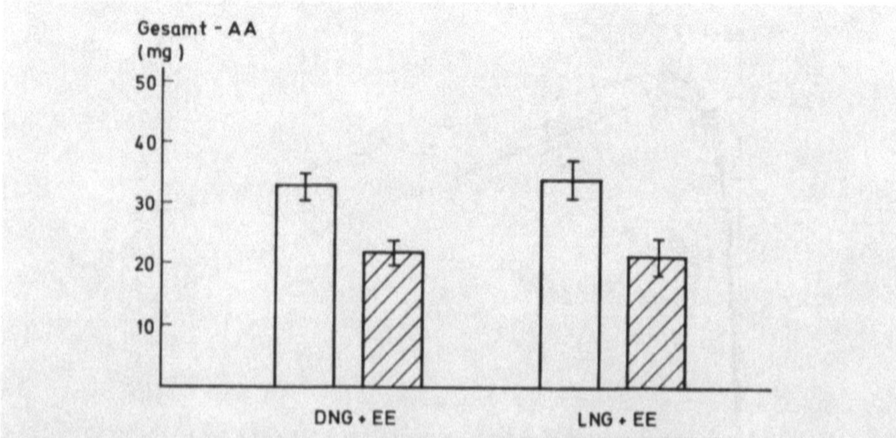

Abb. 2 Summe der Hauptmetaboliten von Metamizol (4-AA + 4-AAA + 4-FAA) bezeichnete als Gesamt-AA erschienen im 0–6 Stunden-Sammelurin

□ vor, ▨ nach } Hormoneinnahme
DNG = Dienogest
LNG = Levonorgestrel
EE = Ethinylestradiol
(arithmetische Mittelwerte ± S. E.)

Elimination von Nifedipin

In der Tabelle 3 werden die pharmakokinetischen Daten von Nifedipin, erhoben vor und nach Verabreichung der beiden getesteten Pillenpräparate, vergleichend aufgeführt. Es ist zu erkennen, daß es weder zwischen Kontroll- und Behandlungszyklus noch zwischen den beiden Gruppen signifikante Unterschiede gibt. Die Nifedipinkinetik wird durch die dreiwöchige Verabreichung von kontrazeptiven Hormonpräparaten nicht beeinflußt.

Tabelle 3 Pharmakokinetische Parameter von Nifedipin

Gruppe	$AUC_{0-11,5}$ [ng × ml^{-1} × h]	$AUC_{0-\infty}$ [ng × ml^{-1} × h]	C_{max} [ng]	t_{max} [h]	$t_{1/2}$ [h]
3 Dienogest-haltiges Präparat					
vor	126,1 ± 12,1	160,0 ± 29,2	46,1 ± 5,1	0,64 ± 0,06	8,89 ± 0,03
nach	124,3 ± 11,6	167,2 ± 20,9	45,0 ± 8,9	0,93 ± 0,14	8,15 ± 2,19
4 Levonorgestrel-haltiges Präparat					
vor	108,1 ± 7,0	138,3 ± 11,6	34,4 ± 5,1	0,98 ± 0,14	7,27 ± 1,61
nach	117,7 ± 13,3	161,2 ± 20,6	48,1 ± 11,0	0,77 ± 0,07	7,53 ± 1,39

Diskussion

Während das vorgestellte Gestagen Dienogest – allein in einer relativ hohen Dosis von 2 mg verabreicht – den Metabolismus von Modellsubstanzen nicht beeinflußt, zeigt die Kombination mit 50 µg Ethinylestradiol einen deutlichen inhibitorischen Effekt. Dies gilt für die Testpharmaka Coffein und Metamizol. Obwohl bei Verabreichung von Levonorgestrel die Ausscheidung von Coffein geringfügig reduziert wird, ist das Ausmaß des Hemmeffektes nach Gabe der Kombination (gleicher EE_2-Gehalt) etwa genauso groß wie nachgewiesen bei dem Dienogest-haltigen Kombinationspräparat. Dies läßt vermuten, daß für die Beeinflussung des Metabolismus von Pharmaka die Art der Gestagenkomponente nicht entscheidend ist. Offenbar ist für das Phänomen in vivo allein der Estrogenbestandteil verantwortlich. Interessant ist die Tatsache, daß die Elimination von Nifedipin weder durch die Dienogest-haltige noch durch die Levonorgestrel-haltige Kombination beeinflußt wird. Die Fläche unter der Serum-Konzentrationszeitkurve von Nifedipin sowie die terminale Halbwertszeit bleibt nach der Einnahme beider Kombinationspräparate, die unterschiedliche Gestagene, aber die gleiche Menge EE_2 (30 µg) enthielten, (Gruppe 3 und 4) unverändert. Man könnte nun die Vermutung äußern, daß der niedrige Gehalt an EE_2 in den Präparationen, welche die Gruppen 3 und 4 erhielten, die Ursache für diese Tatsache sein könnte. Dies ist aber unwahrscheinlich, denn der Metabolismus von Coffein wird auch nach dreiwöchiger Gabe von oralen Kontrazeptiva, welche 30 µg EE_2 enthalten, deutlich gehemmt [1]. Auch bei den Untersuchungen zur Nifedipinkinetik wird deutlich, daß trotz unterschiedlicher Gestagene beide getesteten Kombinationen keinen Einfluß ausüben. Obwohl die Dosis von Dienogest bei den untersuchten Präparaten, die zur Antikonzeption Verwendung finden, im Vergleich zu konventionellen Gestagenen relativ hoch ist (0,06 mg Levonorgestrel sind 1,0 mg Dienogest equivalent bezüglich der Ovulationshemmung [15]), scheint der Effekt, den die Kombination mit EE_2 in bezug auf die Beeinflussung der Cytochromfunktion in vivo hat, sich nicht von dem zu unterscheiden, der auch bei anderen oralen Kombinationspräparaten beobachtet wird.

Die bisherigen Kenntnisse zur Beeinflussung der Kinetik von Pharmaka durch die Verabreichung von Kontrazeptiva in vivo ließen vermuten, daß die Eliminationsgeschwindigkeit dann verzögert wurde, wenn diese hauptsächlich von der Aktivität mikrosomaler Cytochromenzyme abhing. Phase-II-Biotransformationsreaktionen wurden dabei in vivo häufig beschleunigt. Die hier vorgestellten Ergebnisse scheinen dies nicht zu bestätigen. Der Metabolismus von Coffein findet an Cytochromenzymen der Familie I [9] statt, während Nifedipin vorwiegend an Enzymformen der Familie III [6, 11] metabolisiert wird. Für die Modellsubstanz Metamizol liegen noch keine exakten Daten vor. Offenbar beeinflussen die oralen Kontrazeptiva nicht generell alle Mitglieder der Superfamilie der Cytochromenzyme im Sinne einer Inhibition. Allerdings muß auch daran gedacht werden, daß höhere Nifedipin-Dosierungen, z. B. von 20 mg über längere Zeit verabreicht, eine Inhibition möglicherweise doch zu finden ist. Um die Praxisrelevanz richtig einschätzen zu können, wäre es notwendig, Untersuchungen unter Steady-state-Bedingungen durchzuführen.

Die hier in vivo gewonnenen Ergebnisse stimmen nicht mit denen, erhoben unter In-vitro-Bedingungen [6, 5, 11, 12], überein. Die in vitro verwendeten Konzentrationen sind um ein Vielfaches höher als unter In-vivo-Bedingungen im Serum nachgewiesen wurden. Möglicherweise spielen die in vitro beschriebenen Phänomene einer „suicidal inhibition" oder einer „mechanism-based-inactivation" für die in vivo beobachteten Effekte keine Rolle. Indirekte Wirkungen über die Beeinflussung des zentralen Wachstumshormons bzw. peripherer Wachstumsfaktoren sollten in Betracht gezogen werden.

Schlußfolgernd ist gegenwärtig festzustellen, daß die gestagene Substanz Dienogest in Kombination mit Ethinylestradiol keinen Interaktionseffekt auslöst, der über den anderer Sexualsteroide hinausgeht, die in bisherigen Kombinationspräparaten enthalten waren.

Literatur

[1] Balogh, A., G. Klinger, L. Henschel et al.: Comparative investigations into the influence of ethinylestradiol-containing combination oral contraceptives with gestodene or levonorgestrel as progestogenic component on caffeine elimination in women (in Vorbereitung).

[2] Balogh, A.: Arzneimittel unter oraler Kontrazeption. Arzneiverordnung in der Praxis 3 (1993) 4.

[3] Balogh, A., T. Liewald, S. Liewald et al.: Zum Einfluß eines neuen Gestagens – Dienogest – und seiner Kombination mit Ethinylestradiol auf die Aktivität von Biotransformationsreaktionen. Zentr.bl. Gynäkol. 112 (1990) 735–746.

[4] Balogh, A., E. Irmisch, P. Wolf et al.: Zum Einfluß von Levonorgestrel und Ethinylestradiol auf die Aktivität von Biotransformationsreaktionen. Zentr.bl. Gynäkol. 113 (1991) 1388–1396.

[5] Back, D. J., R. Houlgrave, J. F. Tilja et al.: Effect of the progestogens gestodene, 3-ketodesogestrel, levonorgestrel, norethisterone and norgestimate on the oxidation of ethinylestradiol and other substrates by human liver microsomes. J. Steroid. Biochem. Molec. Biol. 38 (1991) 219–225.

[6] Böcker, R., B. Kleingeist, M. Eichhorn et al.: In vitro interaction of contraceptive steroids with human liver cytochrome P-450 enzymes. Adv. Contracept. 7 (Suppl. 3) (1991) 140–148.

[7] Bonati, M., R. Latini, F. Galleti et al.: Caffeine disposition after oral doses. Clin. Pharmacol. Ther. 32 (1982) 98–100.

[8] Emmerson, E., H. H. Beacham, L. C. Beagler: The condensation of aminoantipyrine III. A new color test for phenolic compounds. J. Org. Chem. 8 (1943) 417–428.

[9] Eugster, H. P., M. Probst, F. E. Würgler et al.: Caffeine, estradiol, and progesterone interact with human CYP1 and CYP1A2. Evidence from cDNA-directed expression in Saccaromyces cervisiae. Drug Metabol. Dispos. 21 (1993) 43–49.

[10] Franke, G., B. Kuhn: Ein Rechnerprogramm zur Ermittlung pharmakokinetischer Parameter für Ein- und Zwei-Kompartment-Modelle. Dtsch. Gesundh.wes. 33 (1987) 186–192.

[11] Guengerich, F. P.: Mechanism-based inactivation of human liver microsomal cytochrome P-450 IIIA4 by gestodene. Chem. Res. Tox. 3 (1990) 363–371.

[12] Guengerich, F. P.: Inhibition of oral contraceptive steroid-metabolizing enzymes by steroids and drug. Am. J. Obstet. Gynecol. 163 (1990) 2159–2163.

[13] Heinzel, G., R. Woloszczak, P. Thomann: Topfit Version 2.0 – Pharmacokinetic and Pharmacodynamic Data Analysis System for the PC. Gustav Fischer, Stuttgart–Jena–New York 1993.

[14] Ochs, H., B. Düsterberg, R. Schulte-Hermann: Induction of monooxygenases and growth in rat liver progesterone. Arch. Toxicol. 59 (1986) 146–149.

[15] Oettel, M., G. Klinger, J. Schröder: Präklinik und Klinik des Gestagens Dienogest. Gynäko-Endokrinologie 2, Jph.-Praxisreihe (1993) 17.

[16] Park, B. K.: Methods to study enzyme induction and enzyme inhibition. Pharmacol. Ther. 33 (1987) 109–113.

[17] Rämsch, K. D., K. H. Graefe, D. Scherling et al.: Pharmacokinetics and metabolism of calcium-blocking agents nifedipine, nitrendipine, and nimodipin. Am. J. Nephr. 6 (1986) 73–80.

[18] Renkwick, A. G., C. H. Ahsan, V. F. Challenor et al.: The influence of posture on the pharmacokinetics of orally administered nifedipine. Br. J. clin. Pharmacol. 34 (1992) 332–336.

[19] Schubert, K., K. Ponsold, M. Oettel: Introduction. Exp. Clin. Endocrinol. 81 (1983) 106–108.

[20] Sweely, G. D., F. M. Cole: Effects of ethynyl estradiol on liver microsomal mixed function oxygenase activity in male rats. Lab. Invest. 42 (1980) 231–235.

[21] Tephly, T. R., G. J. Mannering: Inhibition of drug metabolism by steroids. Mol. Pharmacol. 4 (1968) 10–14.

Der Einfluß von Dienogest auf die Ovulation junger Frauen und auf ausgewählte endokrinologische Parameter

C. Moore, F. Walter, G. Klinger, W. Carol

Zusammenfassung

Ziel vorliegender Untersuchungen war festzustellen, inwieweit Dienogest (DNG) in verschiedenen Dosierungen Progesteron, FSH, LH, Estradiol beeinflußt und welche Auswirkungen das Gestagen in der zur Ovulationshemmung eingesetzten Dosierung auf Prolaktin, Sexualhormon-bindendes Globulin (SHBG), Cortisol-bindendes Globulin (CBG) und aktives Renin hat. Weiterhin wollten wir nachweisen, inwiefern die eingenommene DNG-Dosierung mit dem mittleren basalen Serumspiegel korreliert.

Jeweils 8 bis 9 Probandinnen im Alter zwischen 20 und 28 Jahren mit nachgewiesenem biphasischen Zyklusverlauf wurden 0,5 mg, 1,0 mg, 1,5 mg bzw. 2,0 mg DNG pro Tag über 21 Tage (beginnend am 5. Zyklustag) täglich verabreicht. Die Bestimmungen o. g. Parameter erfolgten im einnahmefreien Kontrollzyklus und im Behandlungszyklus an insgesamt jeweils 14 Zyklustagen.

Beim Vergleich von Progesteron, FSH, LH und Estradiol im Kontroll- und im Behandlungszyklus ergaben die Dosierungen 1,0 mg, 1,5 mg und 2,0 mg DNG pro Tag eine Ovulationshemmung. Bei 0,5 mg DNG wurde die Ovulation bei 8 von 9 Frauen gehemmt. Für Prolaktin, SHBG und CBG wurden in der zur Ovulationshemmung angewendeten Dosierungen keine signifikante Veränderungen zwischen Kontroll- und Behandlungszyklus für die untersuchten Zyklustage gemessen. Der signifikante Anstieg des aktiven Renins in der 2. Hälfte des Kontrollzyklus blieb unter DNG-Behandlung aus. Eine estrogene Partialwirkung kann somit anhand der geprüften Parameter für die untersuchten DNG-Dosierungen bei der Frau nicht nachgewiesen werden.

Eine Korrelation zwischen eingenommener DNG-Dosis und dem mittleren basalen Serumspiegel war nachweisbar (2,1 ng/ml bei 0,5 mg DNG und 8,0 ng/ml bei 2,0 mg DNG). Ein Anstieg der DNG-Serumkonzentration im Verlauf der Einnahme konnte nicht beobachtet werden.

DNG hemmt ab einer Dosierung von 1,0 mg pro Tag sicher die Ovulation. Eine estrogene Partialwirkung kann im Dosisbereich bis 2,0 mg anhand der vorliegenden Werte für Prolaktin, SHBG, CBG und aktives Renin nicht nachgewiesen werden. Eine Dosisabhängigkeit des DNG-Serumspiegels ist deutlich erkennbar. Ein kumulativer Konzentrationsanstieg von DNG während der Einnahme ist im untersuchten Dosisbereich nicht festzustellen.

Einleitung

Physiologische ovulatorische Zyklen zeigen im Serum einen präovulatorischen Anstieg des 17β-Estradiol, einen mittzyklischen LH-(FSH-)Gipfel sowie eine Erhöhung der Progesteron-Konzentration in der Lutealphase [4].

Die empfängnisverhütende Wirkung von Gestagenen allein besteht im wesentlichen in der ovulationshemmenden Wirkung. Die Hemmung der Ovulation in höherer Dosierung läßt sich durch Minderung oder Unterdrückung der mittelzyklischen LH- und FSH-Anstiege belegen [3]. Darüber hinaus scheinen periphere Wirkungen von DNG am Ovar selbst eine wichtige Rolle zu spielen [6]. In verminderter Dosierung wird eine Lutealinsuffizienz beobachtet, ohne daß gesicherte Veränderungen des Zyklusverlaufes von LH und FSH gefunden werden. Spona et al. [7] beschreiben an gesunden Frauen im Alter von 20–28 Jahren mit Normzyklusverhalten minimale tägliche Ovulationshemmdosen von 30, 50 bzw. 1000 µg für Norgestrel, Levonorgestrel bzw. Cyproteronacetat bei Verabreichung der Gestagene jeweils vom 5. bis 25. Zyklustag.

Die orale Verabreichung von 1,0 mg DNG pro Woche an weibliche Rhesusaffen ergab eine effektive Ovulationshemmung im Vergleich zu 0,5 mg [8].

Köhler und Wodrig [2] wiesen für eine tägliche Applikation von 2,0 mg DNG bei Endometriosepatientinnen eine Ovulationshemmung (Progesteron unter 3 ng/ml) und eine teilweise Suppression von LH und Estradiol nach. Die FSH-Werte sanken unter Therapie ebenfalls.

In tierexperimentellen Studien sind für Dienogest fehlende estrogene und androgene Partialwirkungen, eine schwache antigonadotrope, jedoch deutliche antiandrogene und implantationshemmende Wirkung des Progestagens nachgewiesen [5].

SHBG und CBG verändern sich in Abhängigkeit von der Stärke der erstrogenen Partialwirkung eines applizierten Gestagens [1]. Sie steigen an mit zunehmender Estrogenität. Estrogene werden zu den prolaktinfreisetzenden Substanzen gezählt [3]. So können auch Gestagene mit einer estrogenen Partialwirkung den Prolaktinspiegel erhöhen. Daß estrogenhaltige Präparate zur Blutdrucksteigerung führen können, ist bekannt. Dieser Effekt ist begründet durch die estrogenabhängige Regelung des Blutdrucks durch das Renin-Angiotensin-System. Renin ist ein Marker für die estrogene Partialwirkung einer Substanz und gleichzeitig für deren Einfluß auf die Blutdruckregulation. In den vorliegenden Untersuchungen wurden daher die Parameter Prolaktin, SHBG, CBG und aktives Renin zur Beurteilung der estrogenen Partialwirkung der Prüfsubstanz herangezogen.

Material und Methode

In die Untersuchung wurden Frauen im Alter zwischen 20 und 28 Jahren und ohne Kontraindikationen gegen die Einnahme von Gestagenen eingeschlossen. Voraussetzung für die Aufnahme der Probandinnen in die Behandlungsserie war ein biphasischer (ovulatorischer) Kontrollzyklus.

DNG wurde in den Dosierungen von 0,5 mg (9 Frauen), 1,0 mg, 1,5 mg und 2,0 mg (je 8 Frauen) täglich vom 5. bis 25. Zyklustag jeweils in der Zeit von 8.00 bis 10.00 Uhr appliziert. An den Zyklustagen 1, 4, 6, 8, 10, 12, 13, 14, 15, 16, 18, 20, 22 und 25 des Kontrollzyklus und des Behandlungszyklus wurden die Serumkonzentrationen von Estradiol, Progesteron, FSH und LH radioimmunologisch bestimmt und im Behandlungszyklus an allen Untersuchungstagen zusätzlich die Spiegel von DNG mittels Radioimmunoassay gemessen.

Die Parameter Prolaktin, SHBG, CBG und aktives Renin wurden für die Zyklustage 6, 10, 16 und 22 des Kontroll- und des Behandlungszyklus ebenfalls radioimmunologisch ermittelt.

Für die Beurteilung des Einflusses auf die Hormone Progesteron, Estradiol, LH und FSH wurden die folgenden methodenspezifischen Grenzwerte zugrunde gelegt:

- Als Nachweis eines follikulären (präovulatorischen) Reifungsprozesses galt eine um mindestens das 5fache des frühfollikulären Estradiol-Spiegels (5./6. Zyklustag) angestiegene Estradiol-Konzentration.
- Als Marker für die suffiziente Lutealphase galt ein Progesteronwert ab 30 nmol/l.
- Progesteron-Konzentrationen zwischen 9,55 und 29 nmol/l wurden als Hinweis auf eine Lutealinsuffizienz registriert.
- Progesteronwerte unter 9,55 nmol/l waren Belege für die nicht erfolgte Ovulation.

Ergebnisse

Die wesentlichsten Ergebnisse im Hinblick auf die Ovulationshemmung sind in Tabelle 1 zusammengefaßt.

Tabelle 1 Effekte unterschiedlicher Dosierungen von Dienogest bei Applikation vom 5.–25. Zyklustag auf die Zyklusfunktion

Dienogest (mg)	n	Ovulations-hemmung	Luteal-insuffizienz	mit Follikel-reifung
0,5	9	8	3	7
1,0	8	7	1(+)	5
1,5	8	8	–	6
2,0	8	8	–	4

(+) siehe Kommentar im Text

Unter der niedrigsten Dosis von 0,5 mg DNG kam es in einem von 9 Zyklen nicht zur Ovulationshemmung. In drei Zyklen wurden Progesteronwerte gemessen, die für eine Lutealinsuffizienz sprechen. Die Dosis von 1,0 mg DNG führte bei 7 von 8 Zyklen zur sicheren Ovulationshemmung. In einem Falle erfolgte die Einnahme von 1,0 mg DNG nicht zyklusgerecht. Die betreffende Probandin wurde daher von der Bewertung ausgeschlossen. Alle übrigen Frauen, welche eine tägliche Dosierung von mindestens 1,0 mg DNG erhielten, wiesen eine Ovulationshemmung auf (Abb. 1).

Beim Vergleich der mittleren DNG-Serumwerte zwischen dem 8. und 25. Zyklustag fällt auf, daß wohl ein deutlicher dosisabhängiger Anstieg der Wirkstoffkonzentration zu beobachten ist, allerdings ein Anstieg im Verlaufe des Zyklus nur für die Dosierung 1,5 mg zu beobachten ist (Tabelle 2). Die Differenz der Werte in dieser Probandengruppe beruht im wesentlichen auf drei extremen Einzelwerten am Zyklustag 25, die nicht mit einer Wirkstoffkumulation zu erklären sind.

Alle folgenden dargestellten Ergebnisse beziehen sich auf die in der Praxis zur Ovulationshemmung eingesetzten Dosierung von 2,0 mg DNG pro Tag. Diese

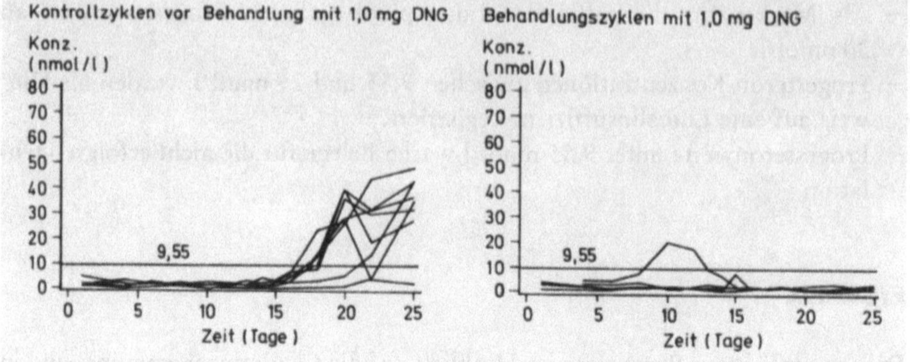

Abb. 1 Individuelle Serumprogesteronspiegel unter Dienogest.

Tabelle 2 Vergleich der mittleren DNG-Serumwerte (ng/ml) zwischen dem 8. und 25. Zyklustag (ZT) in Abhängigkeit von der applizierten Dosis (mg)

DNG-Dosis	8. ZT	25. ZT
0,5	2,2 ± 1,0	2,0 ± 0,7
1,0	4,0 ± 3,3	5,6 ± 3,4
1,5	4,9 ± 1,9	11,1 ± 7,9
2,0	7,0 ± 4,3	9,3 ± 4,2

Dosierung wurde gewählt, da es sich klinisch bewährt hat, zur Empfängnisverhütung die Gestagendosierung im Vergleich zur Ovulationshemmdosis zu verdoppeln.

Gemessen am Anstieg der Estrogenkonzentrationen (Abb. 2) kam es in der Dosierung 2,0 mg zu follikulären Reifungsprozessen, das Follikelwachstum konnte nicht vollständig verhindert werden. Abb. 3 zeigt das Ausmaß der LH-Suppres-

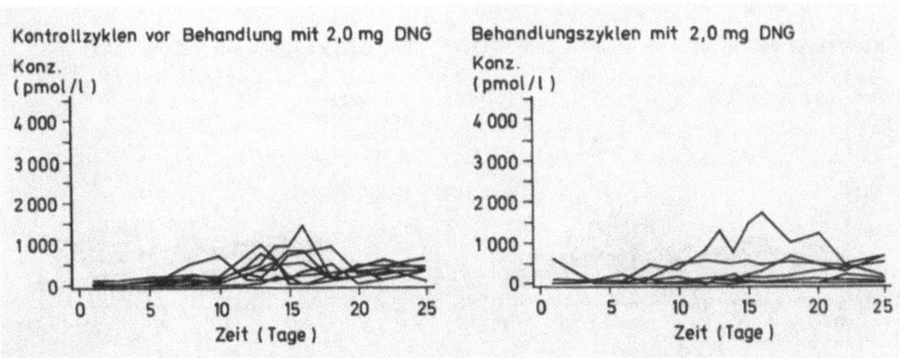

Abb. 2 Individuelle Serumestradiolspiegel unter Dienogest.

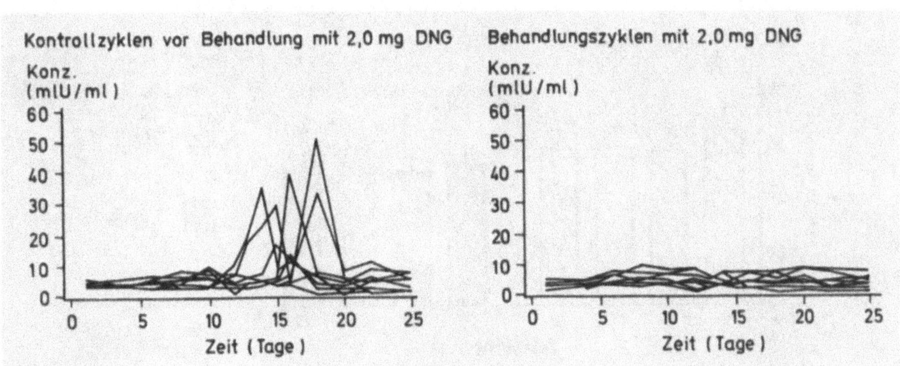

Abb. 3 Individuelle Serum-LH-Spiegel unter Dienogest.

sion unter 2,0 mg DNG. Der LH-Peak ist unter 2,0 mg DNG vollständig unterdrückt. Die FSH-Spiegel wurden durch die dargestellte DNG-Dosierung in der zweiten Zyklushälfte im Vergleich zum hormonfreien Vorzyklus supprimiert (Abb. 4). Die mittleren Serumspiegel von SHBG zeigten kaum Unterschiede zwischen Kontroll- und Behandlungszyklus (Abb. 5). Bei der Betrachtung der Prolaktinserumspiegel fallen bei der DNG-Dosierung 2 mg signifikante Veränderungen zum unbehandelten Zyklus auf (Abb. 6). Nach der Applikation steigen die Prolaktinwerte am 16. Zyklustag signifikant an. Eine Tendenz eines Anstieges oder Abfalls der Prolaktin-Serumkonzentration unter DNG-Gabe läßt sich allerdings aus den gewonnenen Daten nicht ableiten.

Abb. 7 zeigt ein relativ homogenes Bild des Verhaltens der CBG-Serumspiegel. Ein Unterschied zwischen Kontroll- und Behandlungszyklus ist statistisch nicht nachweisbar. Der Parameter aktives Renin zeigt im Zeitraum des normalen unbehandelten Menstruationszyklus der Frau einen charakteristischen estrogenabhängigen Verlauf mit Anstieg in der Lutealphase (Abb. 8). Unter Gabe von 2,0 mg DNG wird dieser Anstieg nicht beobachtet (Abb. 9).

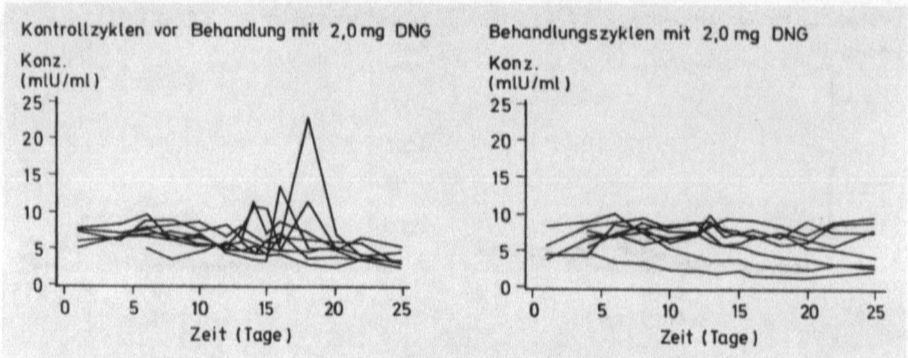

Abb. 4 Individuelle Serum-FSH-Spiegel unter Dienogest.

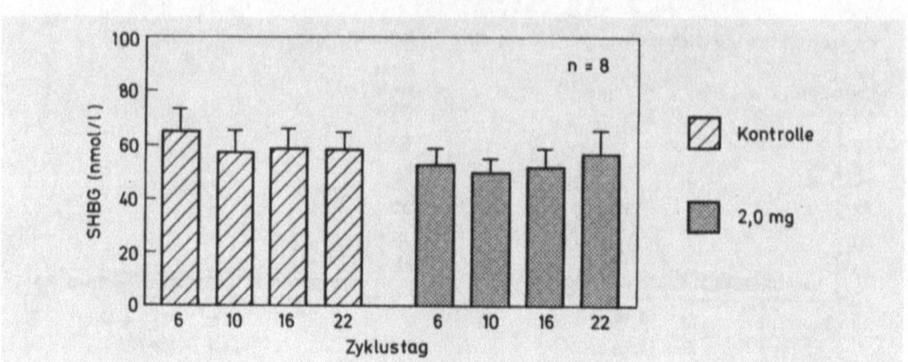

Abb. 5 Mittlere SHBG-Serumspiegel unter Dienogest (Mittelwerte mit Standardfehler).

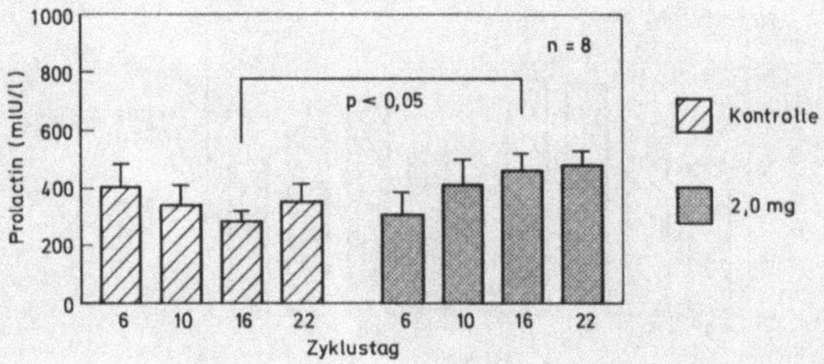

Abb. 6 Mittlere Prolaktin-Serumspiegel unter Dienogest (Mittelwerte mit Standardfehler).

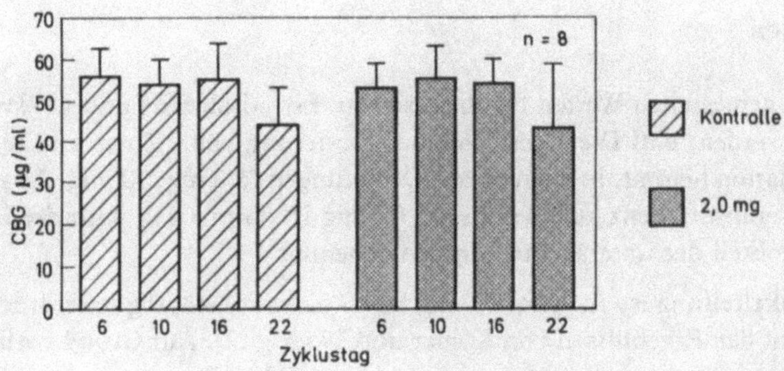

Abb. 7 Mittlere CBG-Serumspiegel unter Dienogest (Mittelwerte mit Standardfehler).

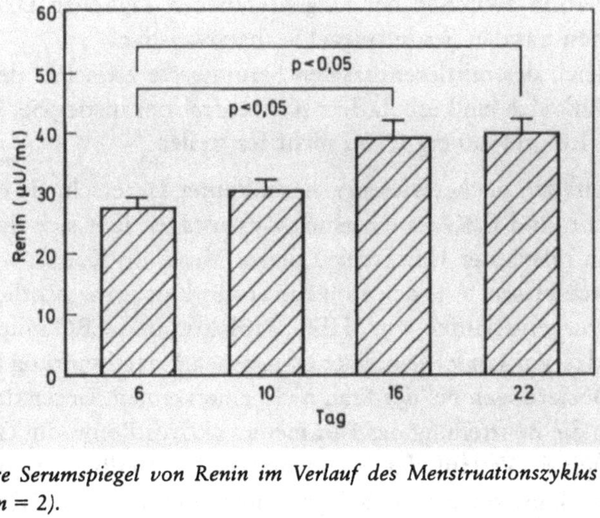

Abb. 8 Mittlere Serumspiegel von Renin im Verlauf des Menstruationszyklus (Mittelwerte mit Standardfehler, n = 2).

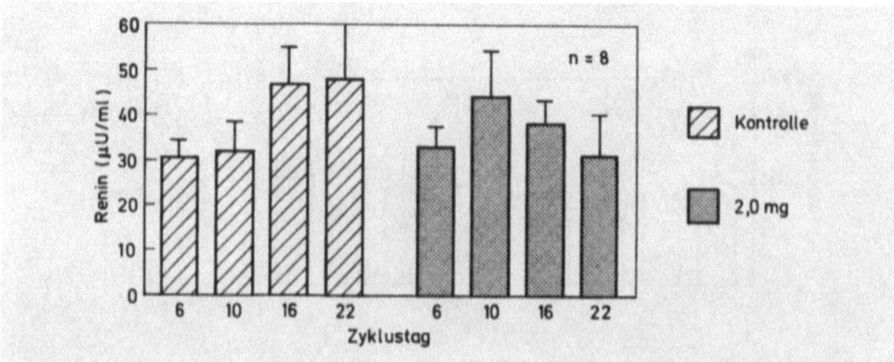

Abb. 9 Mittlere Renin-Serumspiegel unter Dienogest (Mittelwerte mit Standardfehler).

Diskussion

Aus den gemessenen Werten für Progesteron, Estradiol, FSH und LH kann festgestellt werden, daß Dienogest ab einer Dosierung von 1,0 mg pro Tag sicher die Ovulation hemmt. In eben diesen Dosierungen (1,0 mg, 1,5 mg, 2,0 mg) tritt eine Lutealinsuffizienz auf. Bereits bei 0,5 mg DNG pro Tag wird der Eisprung beim Großteil der untersuchten Frauen gehemmt.

Die Follikelreifung ist auch bei 2,0 mg DNG nicht vollständig unterdrückt. Dies entspricht den Ergebnissen von Köhler und Wodrig [2]. Auf Grund vorliegender Ergebnisse ist festzustellen, daß mit steigender DNG-Dosierung die Follikelreifung abnimmt.

Generell können folgende Aussagen getroffen werden:

1. Eine Korrelation zwischen der eingenommenen täglichen DNG-Dosis und dem mittleren basalen Serumspiegel ist nachweisbar.
2. Beim Vergleich der mittleren basalen Serumwerte zwischen dem 8. und 25. Zyklustag läßt sich ein kumulativer Konzentrationsanstieg bei Einnahme der Dosen 0,5, 1,0 und 2,0 mg DNG nicht feststellen.

Trotz in Einzelfällen nachgewiesener signifikanter Unterschiede der Parameter SHBG, Prolaktin und CBG an einzelnen Zyklustagen läßt sich durch die Gabe von DNG kein relevanter Unterschied dieser Werte im Kontroll- und Behandlungszyklus nachweisen. Aus den zum Kontrollzyklus im wesentlichen unveränderten Serumspiegelverläufen von SHBG, Prolaktin und CBG unter Behandlung von DNG ist das Vorhandensein einer estrogenen Partialwirkung in ovulationshemmenden Dosierungen bei der Frau nicht zu erkennen. Unterstützt wird diese Aussage durch die Beurteilung des Parameters aktives Renin. Im Gegensatz zum estrogenabhängigen Verlauf des Reninspiegels innerhalb eines unbehandelten Menstruationszyklus, steigen die Spiegel unter Einnahme von DNG nicht an.

Literatur

[1] Hümpel, M. et al.: Comparison of Serum Ethinylestradiol, Sex-Hormone-Binding Globulin, Corticoid-Binding Globulin and Cortisol Levels in Women Using Two Low-Dose Combined Oral Contraceptives. Horm. Res. 33 (1990) 35.

[2] Köhler, G., W. Wodrig: Endometriosebehandlung mit Dienogest – endokrinologische Befunde. Zusatz zum Gutachten: Endometriosebehandlung mit Dienogest (2 mg) Klinische Prüfung Phase III – Offener Vergleich zu Norethisteronacetat (10 mg). Greifswald 1993.

[3] Leidenberger, F. A.: Klinische Endokrinologie für Frauenärzte. Springer-Verlag Berlin 1992.

[4] Pauerstein, C. J. et al.: Temporal relationships of estrogen, progesterone, and luteinizing hormone levels to ovulation in women and infrahuman primates. Am. J. Obstet. Gynecol. 130 (1978) 876.

[5] Schürenkämper, P., K. Lisse: Effects of the new progestagen STS 557 on the biosynthesis of steroids in tissue slices of the human ovary. Exper. Clin. Endocrinol. 86 (1985) 185.

[6] Schleußner, E., W. Michels, S. Bethge et al.: Die Wirkung von Dienogest auf die hypothalamisch-hypophysäre Achse: Ergebnisse einer Pilotstudie (Beitrag in diesem Buch).

[7] Spona, J. et al.: Ovulation inhibition with different doses of levonorgestrel and other progestogens: clinical and experimental investigations. Acta Obstet. Gynecol. Scand. (Suppl.) 88 (1979) 7.

[8] Wilks, J. W., C. H. Spilman, J. A. Campell: Arrest of folliculogenesis and inhibition of ovulation in the monkey following weekly administration of progestins. Fertility and Sterility 40 (1983) 688.

Die Wirkung von Dienogest auf die hypothalamisch-hypophysäre Achse: Ergebnisse einer Pilotstudie

E. Schleußner, W. Michels, S. Bethge, C. Klinger

Zusammenfassung

Die Wirkung des synthetischen Gestagens Dienogest auf die hypothalamisch gesteuerte pulsatile Gonadotropinsekretion wurde bei sieben gesunden, normozyklischen Frauen geprüft. Unter täglicher Einnahme von 2 mg Dienogest wurden am 5. und 21. Einnahmetag von 18.00–6.00 Uhr ein LH-Sekretionsprofil sowie die mittlere Konzentration von FSH, Östradiol und Progesteron bestimmt. Zum Vergleich diente eine Kontrollgruppe von sieben gesunden, unbehandelten Frauen, bei denen am 5. Zyklustag und zwischen dem 21. und 23. Zyklustag in gleicher Weise ein LH-Sekretionsprofil bestimmt wurde.

Durch Dienogest wurde die hypothalamisch gesteuerte Pulsatilität der LH-Sekretion im Gegensatz zur Wirkung des endogenen Progesterons in der mittleren Lutealphase des Kontrollzyklus nicht beeinflußt. Die mittleren LH- und FSH-Konzentrationen wurden durch die Dienogest-Einnahme nicht gesenkt. Trotzdem war bei allen Probandinnen durch die Dienogest-Einnahme eine komplette Ovulationshemmung, belegt durch niedrige Progesteronspiegel am 21. ET, nachweisbar. Die mittleren Östradiolspiegel unterschieden sich unter Dienogest-Einnahme nicht von den während des Kontrollzyklus gemessenen. Es kann vermutet werden, daß die ovulationshemmende Wirkung von Dienogest nicht auf einer Hemmung der hypothalamisch-hypophysären Achse beruht, sondern über direkte Effekte am Ovar hervorgerufen wird.

Einleitung

Seit fast 40 Jahren werden synthetische Sexualsteroide zur hormonellen Kontrazeption weltweit millionenfach eingesetzt. Ihre antikonzeptive Wirkung beruht dabei auf einer Hemmung der Follikulogenese als Folge der Unterdrückung der basalen Gonadotropinfreisetzung wie auch der Unterdrückung des ovulationsauslösenden LH-peaks [16]. Die Ovulationshemmung wird bei den modernen niedrigdosierten Mikropillen den eingesetzten potenten synthetischen Gestagenen zugeschrieben [9]. Bisher gibt es kaum Untersuchungen über die Beeinflussung der Pulsatilität der Gonadotropinsekretion unter hormonellen Kontrazeptiva [5, 11]. Da der pulsatile Charakter der hyperphysären Hormonausschüttung von dem hypothalamischen GnRH-Pulsgenerator gesteuert wird, ist eine Differenzierung der möglichen Angriffspunkte synthetischer Steroide bei deren ovulationshemmender Wirkung möglich.

Ziel der vorgestellten Pilotstudie ist es, die Wirkung von Dienogest auf die pulsatile Gonadotropinsekretion zu prüfen.

Material und Methoden

Sieben gesunde, normozyklische Frauen, die in den letzten zwei Monaten keine Steroidhormone eingenommen hatten, nahmen vom 1. bis 21. Zyklustag täglich 2 mg Dienogest (Jenapharm GmbH) zwischen 7.00 und 8.00 Uhr morgens ein. Am 5. und 21. Einnahmetag wurde von 18.00–6.00 Uhr ein Gonadotropinsekretionsprofil mittels kontinuierlicher Blutabnahme bestimmt. Dazu wurden nach peripherer Venenpunktion über ein Kathetersystem mittels Schlauchpumpe ca. 0,3 ml/min Blut abgepumpt und mit Hilfe eines Fraktionssammlers in 10-Minuten-Pools gesammelt. Die erhaltenen 72 Proben pro Messung wurden zentrifugiert und das Serum bei −20 °C eingefroren.

Als Kontrollgruppe dienten ebenfalls sieben gesunde, normozyklische Probandinnen, bei denen in einem unbehandelten ovulatorischen Zyklus während der frühen Follikelphase (FFP ≙ 5./6. Zyklustag) und während der mittleren Lutealphase (MLP ≙ 21.–23. Zyklustag) die pulsatile Hormonsekretion über 12 Stunden in oben beschriebener Weise gemessen wurde. Drei der sieben Probandinnen der Kontrollgruppe nahmen anschließend an der Prüfung von Dienogest teil. In drei über die Abnahmezeit des Sekretionsprofils verteilten Proben wurde jeweils die Konzentration von FSH, Östradiol und Progesteron bestimmt, während in jeder gewonnenen Probe die LH-Konzentration gemessen wurde.

Alle Hormonmessungen erfolgten als Doppelbestimmung mit kommerziell erhältlichen RIA-Kits, wobei alle Proben einer Probandin in einem Assay bestimmt wurden. Die Serum-LH- und -FSH-Konzentrationen wurden mittels MAIA CLONE IRMA und die Serumkonzentrationen von Estradiol und Progesteron mittels MAIA CLONE RIA der Firma Serono (Freiburg) gemessen.

Zur Pulsanalyse und Berechnung der mittleren LH-Pulsamplitude und Pulsfrequenz wurde eine computergestützte Version des Cluster-Algorithmus nach Veldhuis verwendet [17] (eine detaillierte Beschreibung der Pulsanalyse siehe ebenda). Zum statistischen Vergleich der Ergebnisse wird der t-Test nach Student für kleine Stichproben genutzt, wobei eine Signifikanz bei $p < 0,05$ angenommen wurde. Alle Werte wurden als Mittelwert ± SD angegeben.

Ergebnisse

Abb. 1 zeigt einen typischen Verlauf der LH-Sekretionsprofile über 12 Stunden während des Kontrollzyklus und unter Dienogesteinnahme bei ein und derselben Probandin. Die mittleren LH-Konzentrationen unterschieden sich während der Dienogesteinnahme (3,63 ± 1,2 mIU/ml bzw. 4,0 ± 2,55 mIU/ml) nicht signifikant von den während der FFP gemessenen LH-Spiegeln von 2,8 ± 0,9 mIU/ml (Abb. 2). Jedoch sanken die LH-Mittelwerte signifikant im Vergleich zur FFP wie auch zum Dienogest-Einnahmezyklus während der MLP des Kontrollzyklus auf 1,59 ± 0,57 mIU/ml ab.

Wie erwartet, sank die LH-Pulsfrequenz unter der Progesteronwirkung während der MLP auf 1,43 ± 1,27 Pulse/12 Stunden im Vergleich zur FFP (5,43 ± 2,23 Pulse/12 Stunden) signifikant ab (Abb. 3). Unter dem synthetischen Gestagen Dienogest veränderte sich die Pulsationsfrequenz der LH-Sekretion nicht (5,0 ± 1,0 Pulse/12 Stunden bzw. 5,57 ± 2,82 Pulse/12 Stunden).

Die in Abb. 4 dargestellten mittleren LH-Pulsamplituden stiegen gering, doch signifikant am 21. Einnahmetag von Dienogest auf 3,09 ± 0,67 mIU/ml im Vergleich zu der während der FFP gemessenen Pulsamplitude von 2,26 ± 0,37 mIU/ml an, währenddessen am 5. Einnahmetag von Dienogest keine signifikante Veränderung nachgewiesen werden konnte (2,77 ± 0,56 mIU/ml). Zu der während der MLP bestimmten Amplitudengröße von 3,56 ± 1,9 mIU/ml ließ sich ein Unterschied statistisch nicht signifikant sichern.

Im Gegensatz zu den abgesunkenen mittleren FSH-Konzentrationen (Abb. 5) unter dem Einfluß von endogenem Progesteron während der MLP des Kontrollzyklus (3,13 ± 1,2 mIU/ml) stiegen die mittleren FSH-Werte unter Dienogesteinnahme auf 5,88 ± 3,66 am 5. Einnahmetag bzw. 6,43 ± 3,4 mIU/ml am 21. Einnahmetag im Vergleich zur FFP (5,4 ± 0,87 mIU/ml) tendenziell an. Dieser Anstieg ließ sich jedoch nicht statistisch absichern.

In Tabelle 1 sind die mittleren Estradiol- und Progesteronspiegel während der Hormonprofilbestimmungen dargestellt. Es finden sich keine signifikanten Un-

Tabelle 1 Mittlere Östradiol- und Progesteronspiegel während der kontinuierlichen Hormonprofilmessung am 5. ZT ≙ FFP und 21.–23. ZT ≙ MLP eines unbehandelten Kontrollzyklus und während der Dienogest-Einnahme am 5. und 21. ET

	Kontrollzyklus		Dienogest	
	FFP	MLP	5. ET	21. ET
Östradiol [pmol/l]	98,75 ± 86,19	114,67 ± 94,71	91,48 ± 62,85	148 ± 127,22
Progesteron [nmol/l]	1,03 ± 0,19	25,04 ± 18,29	1,05 ± 0,57	1,07 ± 0,56

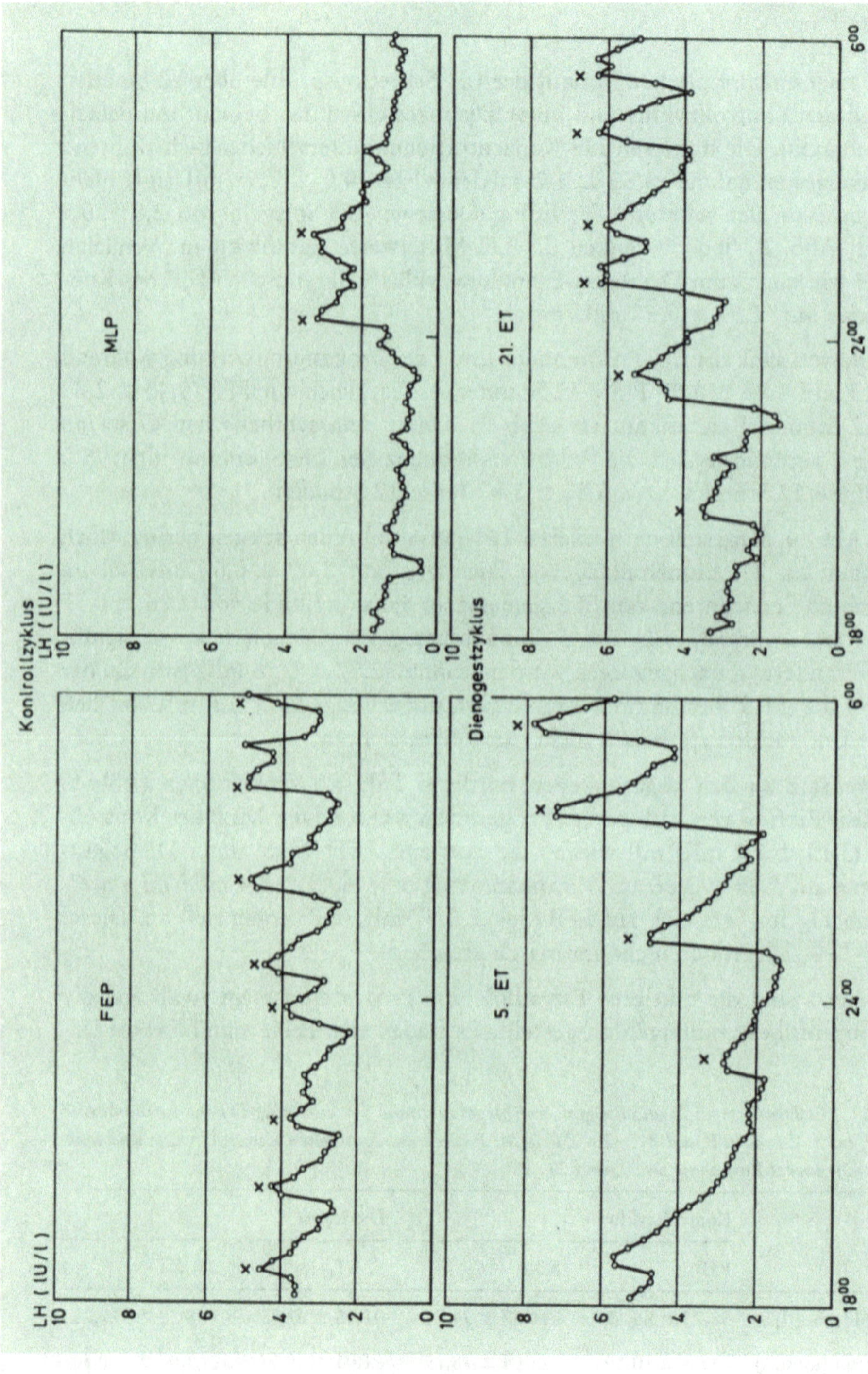

Abb. 1 Typische LH-Sekretionsmuster während der frühen Follikelphase (FFP ≙ 5. Zyklustag) und mittleren Lutealphase (MLP ≙ 21.–23. Zyklustag) eines ovulatorischen Kontrollzyklus und unter Dienogest-Einnahme (Probandin S. B.).
** signifikante LH-Pulse*

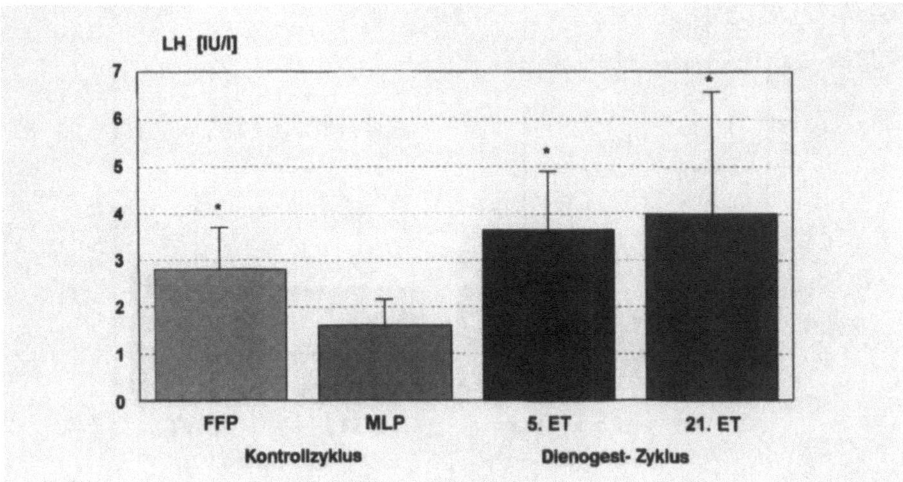

Abb. 2 Mittlere LH-Konzentrationen während der Sekretionsmusterbestimmungen am 5. Zyklustag ≙ FFP und 21.–23. Zyklustag ≙ MLP eines unbehandelten Kontrollzyklus und am 5. Einnahmetag und 21. Einnahmetag von 2 mg Dienogest.
** $p < 0{,}05$ signifikante Differenz zu MLP*

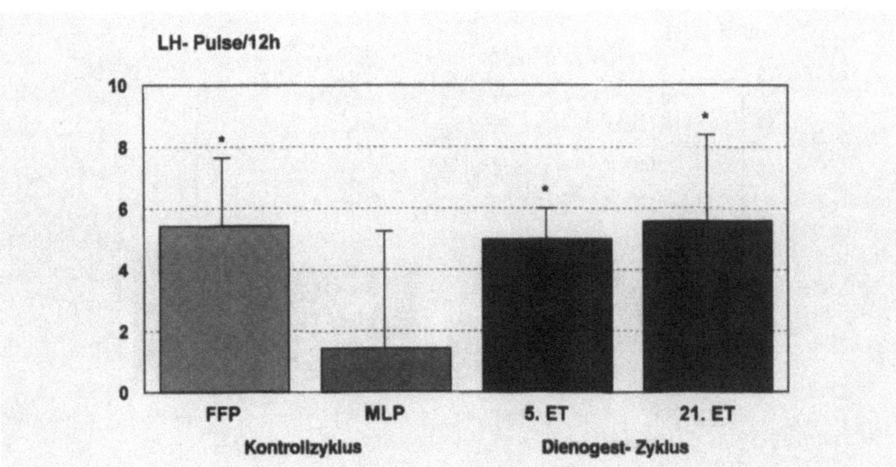

Abb. 3 Mittlere Pulsationsfrequenz der LH-Sekretion in der frühen Follikolphase (FFP) und mittleren Lutealphase (MLP) eines unbehandelten Kontrollzyklus und am 5. ET und 21. ET von Dienogest 2 mg.
** $p < 0{,}05$ signifikante Differenz zu MLP*

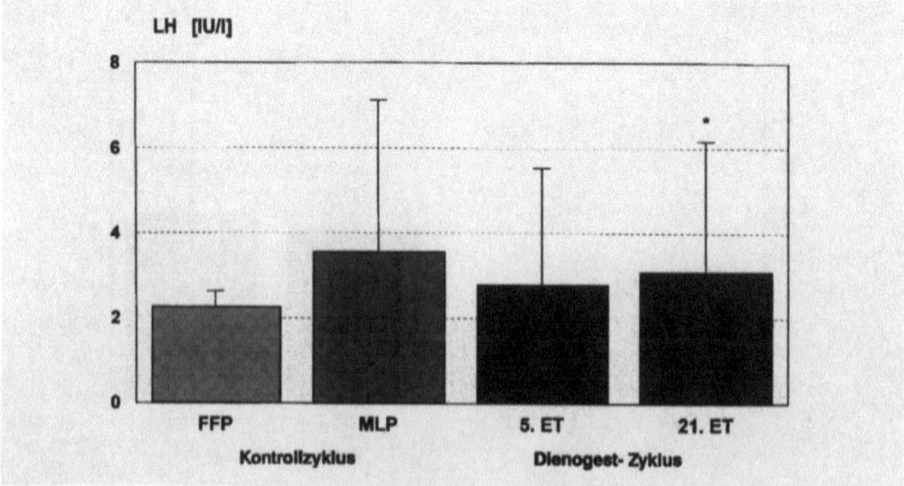

Abb. 4 *Mittlere LH-Pulsamplituden während eines unbehandelten Kontrollzyklus (FFP ≙ 5. ZT; MLP ≙ 21.–23. ZT) und während der Einnahme von 2 mg Dienogest am 5. und 21. ET.*
** $p < 0{,}05$ signifikante Differenz zu MLP*

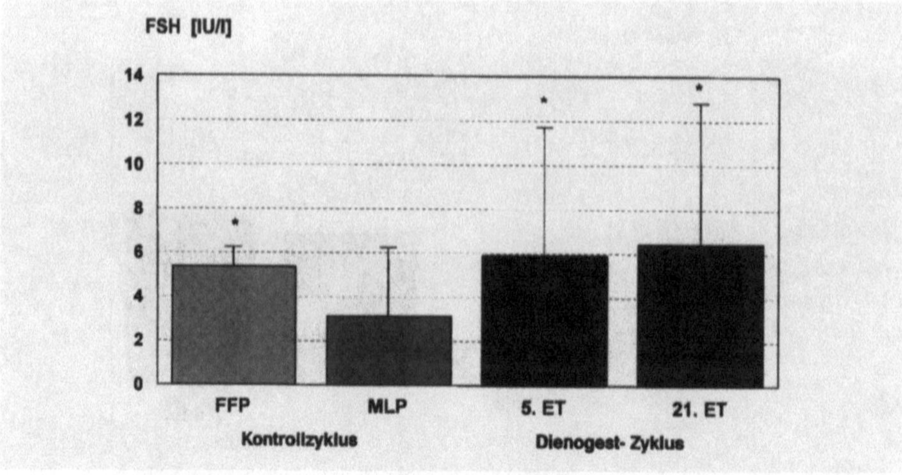

Abb. 5 *Mittlere FSH-Konzentrationen während der Hormonprofilmessungen am 5. ZT (FFP) und 21.–23. ZT (MLP) eines unbehandelten Kontrollzyklus und am 5. ET und 21. ET von 2 mg Dienogest.*
** $p < 0{,}05$ signifikante Differenz zu MLP*

terschiede zwischen Kontrollzyklus und Dienogest-Einnahmezyklus in Bezug auf die mittleren Estradiolkonzentrationen. Die niedrigen Progesteronkonzentrationen unter Dienogesteinnahme beweisen eine komplette Ovulationshemmung durch das synthetische Gestagen.

Diskussion

Wir untersuchten die Wirkung von Dienogest auf den hypothalamischen Pulsgenerator und die hypophysäre Gonadotropinsekretion. Unter Dienogesteinnahme wird der hypothalamische Pulsgenerator nicht beeinflußt. Während unter dem Einfluß des endogenen Progesterons in der MLP des Kontrollzyklus ein deutliches Absinken der Pulsfrequenz beobachtet wurde, finden sich keine Frequenzveränderungen während des Dienogest-Einnahmezyklus. Demgegenüber führte die Einnahme von 150 µg Desogestrel am 21. Einnahmetag zu einer tendenziellen Abnahme der LH-Pulsfrequenz [12], und eine Einnahme von 125 µg Levonorgestrel rief eine signifikante Hemmung der Aktivität des hypothalamischen Pulsgenerators hervor [13], was auch durch Schoemaker et al. bestätigt wurde [14]. Möglicherweise ist bei diesen 19-Nortestosteronderivaten die androgene Partialwirkung für die Beeinflussung der LH-Pulsatilität verantwortlich, währenddessen Dienogest ohne androgene Nebeneffekte keine Veränderungen der LH-Pulsfrequenz hervorruft. Daß Androgene die LH-Pulsfrequenz hemmen können, konnte bei normozyklischen Frauen unter Gabe von Dehydrotestosteron nachgewiesen werden [18].

Dienogest hatte keinen Einfluß auf die mittleren Konzentrationen von LH und FSH. Es scheint in der verwendeten Dosierung die hypophysäre Gonadotropinsekretion nicht zu unterdrücken. Dies steht in Übereinstimmung mit von Moore et al. 1994 berichteten Ergebnissen über die Wirkung verschiedener Dosierungen von Dienogest auf die tonische Gonadotropinsekretion [10].

Ähnliche Erfahrungen liegen mit verschiedenen synthetischen Gestagenen vor, die in niedriger Dosierung als „Minipillen“ eingesetzt wurden [1, 4] und kürzlich von Dericks-Tan et al. für Desogestrel (125 µg/d) bestätigt wurden [2]. Eigene Untersuchungen zeigten jedoch eine signifikante Hemmung des FSH-Spiegels am 21. Einnahmetag von 150 µg Desogestrel. Unter Einnahme von 125 µg Levonorgestrel fanden wir eine signifikante Hemmung sowohl des LH-Spiegels als auch der FSH-Konzentration [13].

Wie die Progesteronkonzentrationen zeigen, wurde durch die Einnahme von 2 mg Dienogest bei allen Probandinnen die Ovulation sicher gehemmt. Die Ovulationshemmdosis für Dienogest liegt nach Untersuchungen von Moore et al. bei 1 mg/die [10]. In Übereinstimmung mit diesen Untersuchungen fanden wir keine deutliche Hemmung der Estradiolsekretion durch Dienogest. Auch nach 21tägiger Einnahme liegen die Estradiolspiegel im Bereich der während der FFP beobachteten Konzentrationen. Dem entspricht in der vaginalsonographischen Untersuchung, daß die Reifung ovarieller Follikel bis zu einer Größe von 10–12 mm erfolgt und auf diesem Niveau stagniert (unveröffentlichte Beobachtung).

Durch Dienogest wird also die Ovulation selbst gehemmt, nicht jedoch die ovarielle Follikulogenese. Da keine Hemmung der hypothalamisch gesteuerten Pulsatilität der Gonadotropinsekretion durch Dienogest hervorgerufen wird, stellt sich die Frage nach dem Angriffspunkt der ovulationshemmenden Wirkung. Bereits 1969 hatte Hoffmann et al. eine Hemmung der Follikelreifung beim Menschen durch intraovarielle Injektion von Lynestrenol hervorgerufen, ohne daß die Gonadotropinsekretion beeinflußt wurde [6]. Von Björklund et al. wird ein ovarieller Angriffspunkt bei der Ovulationshemmung durch Norethisteron vermutet [7]. Dabei soll eine direkte Gestagenwirkung auf die steroidsynthetisierenden Enzyme im Ovar vorliegen [8]. Für Dienogest wurde in vitro die Hemmung der 3β-Hydroxysteroid-Dehydrogenase in humanen Ovarien nachgewiesen [15]. Inwieweit die von Dienogest hervorgerufene Ovulationshemmung ohne gleichzeitige Unterdrückung der zentralnervösen Regulationsmechanismen der Gonadotropinsekretion auf einem direkten ovariellen Effekt beruht, müssen weitere Untersuchungen zeigen.

Literatur

[1] Aktoris, K., W. Krög, J. S. E. Dericks-Tan et al.: Beeinflussung des Ovarialzyklus durch verschiedene Typen hormonaler Kontrazeption. Geburtsh. Frauenheilk. 36 (1976) 318–327.

[2] Dericks-Tan, J. S. E., V. Gudacker, H. D. Taubert: Influence of oral contraceptives on integrated secretion of gonadotropins. Contraception 46 (1992) 369–377.

[3] Evans, W., M. Sollenberger, R. Booth et al.: Contemporary aspects of discrete peak-detection algorithmus. II. The paradigm of the LH pulse signal in women. Endocr. Rev. 13 (1992) 81–102.

[4] Friedrich, E.: Wirkung niedrig dosierter Gestagene auf die hypothalamisch-hypophysär-ovarielle Achse. Fortschr. Med. 95 (1977) 1827–1832.

[5] Hemrika, I. J., E. Slaats, J. E. Kennedy et al.: Pulsatile LH secretion during the first and the fourth cycle on two different oral contraceptives containing gestodene. Acta endocrinol. 129 (1993) 229–236.

[6] Hoffmann, F., J. Eckert, W. Kayser: Über die Wirkung Lynestrenols auf die Follikelreifung und die Ovulation der Frau bei der intraovariellen Applikation. Geburtsh. Frauenheilk. 29 (1969) 242–246.

[7] Kim-Björklund, T., B. M. Landgren, L. Hamberger: Is the contraceptive effect of 300 μg of norethisterone mainly peripheral or central? Contraception 45 (1991) 57–66.

[8] Kim-Björklund, T., B. M. Landgren, L. Hamberger: In vitro synthesis of steroid hormones in corpora lutea from normal women treated with 300 μg norethisterone. Hum. Reprod. 6 (1991) 1050–1055.

[9] Kuhl, H.: Ovulationshemmer: Die Bedeutung der Östrogendosis. Geburtsh. Frauenheilk. 50 (1990) 910–922.

[10] Moore, C., F. Walter, G. Klinger et al.: Der Einfluß von Dienogest auf die Ovulation junger Frauen und auf ausgewählte endokrinologische Parameter (in diesem Buch).

[11] Schleußner, E., A. Börner, W. Michels et al.: Wirkung der Kombination von 20 μg EE und 150 μg Desogestrel auf die pulsatile Gonadotropinsekretion. Fertilität 9 (1993) 95–99.

[12] Schleußner, E., A. Börner, W. Michels et al.: Effects of the synthetic progestagens desogestrel and the combination of 20 μg ethinylestradiol + 150 μg desogestrel on pulsatile gonadotropin secretion. Exp. Clin. Endocrinol. 101 (1993) (suppl. 1) 32.

[13] Schleußner, E., W. Michels, G. Klinger: The effects of synthetic progestagens on pulsatile gonadotropin secretion (1994, im Druck).

[14] Schoemaker, J., D. Hemrika: Pulsatile pattern of LH secretion in relation to the sex steroid milieu. In: W. G. Rossmanith, W. A. Scherbaum (Hrsg.): Neuroendocrinology of sex steroids. De Gruyter, Berlin, New York 1992, S. 125–134.

[15] Schürenkämper, P., K. Lissek: Effects of the new progestagen STS 557 on the biosynthesis of steroids in tissue slices of the human ovary. Exp. Clin. Endocrinol. 86 (1985) 185–189.

[16] Taubert, H. D., H. Kuhl: Kontrazeption mit Hormonen. Thieme Verlag, Stuttgart, New York 1981.

[17] Veldhuis, J. D., M. L. Johnson: Cluster analysis: A simple versatile and robust algorithm for endocrine pulse detection. Am. J. Physiol. 250 (1986) E 486–493.

[18] Vermesk, M., P. D. Silva, R. A. Lobo: Endogenous opioids modulate the inhibitory effects of androgen on the hypothalamic-pituitary axis of normal women. J. Clin. Endocrinol. Metab. 65 (1987) 183–186.

Pilot-Studie an gesunden Probandinnen über 6 Zyklen zum Einfluß von MP 2000 auf kontrazeptive Sicherheit, Zyklusstabilität und Verträglichkeit

C. Moore, G. Klinger, F. Walter, U. Mellinger, H. Hoffmann, S. Golbs

Zusammenfassung

Zur Untersuchung der kontrazeptiven Sicherheit, der Verträglichkeit sowie der Zyklusstabilität einer Kombination aus 0,03 mg Ethinylestradiol und 2,0 mg Dienogest (MP 2000) wurden in einer Pilotstudie 97 Frauen mit Wunsch nach hormonaler oraler Kontrazeption beobachtet. Von ca. 20 Frauen liegen über 6 Einnahmezyklen zusätzlich die Serumprogesteronwerte vor. Im Vergleich zum Kontrollzyklus konnten keine ovulationstypischen Erhöhungen dieses Parameters in der zweiten Zyklushälfte festgestellt werden. Dies korreliert mit der Tatsache, daß unerwünschte Schwangerschaften nicht auftraten. MP 2000 bietet somit einen sicheren kontrazeptiven Schutz. Unter MP 2000 stabilisierte sich der Zyklus sehr rasch: Zwischenblutungsrate und Anteil von silent menstruations nahmen ab, die Gestagenentzugsblutungen waren zu über 50% von leichter Intensität und dauerten im Mittel 4,4 Tage. Hormonspezifische unerwünschte Begleiterscheinungen traten im Verlauf der Beobachtung immer seltener auf. Nur 9,3% der Frauen beendeten die Studie vorzeitig wegen individuell nicht tolerierter unerwünschter Wirkungen. Die klinisch-chemischen Ergebnisse dieser Studie insbesondere zur Stoffwechselbeeinflussung durch MP 2000 werden an anderer Stelle diskutiert.

Nach den Ergebnissen dieser Pilotstudie ist einzuschätzen, daß das Prüfpräparat eine hervorragende kontrazeptive Sicherheit bietet. Zykluskontrolle und Verträglichkeit entsprechen einem niedrigdosierten Kombinationspräparat, das sehr gut akzeptiert wird.

Einleitung

Moderne orale Kontrazeptiva, die 0,02–0,035 mg Ethinylestradiol kombiniert mit einem Gestagen enthalten, zeichnen sich durch hohe kontrazeptive Sicherheit und gute Verträglichkeit aus. Letzteres ist auf die niedrige Estrogendosis und die geringere androgene Partialwirkung der verwendeten Gestagene zurückzuführen.

Das in der vorliegenden Studie geprüfte Kombinationspräparat MP 2000 enthält neben 0,03 mg Ethinylestradiol 2 mg des 19-Norgestagenes Dienogest. Dienogest zeichnet sich gegenüber anderen 19-Norgestagenen durch eine große Wirkungsspezifität aus. Im Vordergrund steht seine hohe transformatorische Aktivität auf das Endometrium, ferner weist es beachtliche antiandrogene Wirkungsqualitäten auf. Estrogene, antiestrogene, androgene oder mineralokortikoide Partialwirkungen fehlen. Dienogest ist toxikologisch unbedenklich, eine insbesondere gentoxische Wirkung ist ausgeschlossen. Zusammenfassende Übersichten finden sich bei Oettel et al. [19, 20], Puri et al. [21], Hoffmann et al. [11].

In nachfolgenden klinischen Studien konnten diese tierexperimentellen Befunde bestätigt werden [10, 12, 13, 15]. In Vorversuchen erwiesen sich 2 mg Dienogest als sicher ovulationshemmend [12]. 1991 wurde die Kombination Ethinylestradiol/Dienogest (0,05 mg/2,00 mg) als Certostat® in die klinische Praxis eingeführt. Nach neuen Untersuchungen wird die Ovulation bei der Frau durch 1 mg/d Dienogest bereits komplett gehemmt [18], wobei offenbar periphere Wirkungen am Ovar dominieren und nur eine geringe Beeinflussung der Hypothalamus-Hypophysen-Achse nachweisbar ist [14, 22].

Ziel der vorliegenden Pilotstudie war, die kontrazeptive Sicherheit, die Zyklusstabilität und die Verträglichkeit des Prüfpräparates MP 2000 (0,03 mg Ethinylestradiol/2 mg Dienogest) an gesunden Probandinnen über insgesamt 6 Zyklen zu untersuchen. Die im Verlaufe der Studie erhaltenen klinisch-biochemischen Befunde sind in einer gesonderten Arbeit dargestellt und diskutiert [9].

Material und Methoden

Probandinnen und Prüfdesign

Die Prüfung erfolgte als randomisierte, offene multizentrisch (9 Prüfzentren) angelegte Phase-III-Studie an 97 gesunden Frauen im Durchschnittsalter von 26 ± 4 Jahren (18–34 Jahre) mit einer mittleren Körpermasse von 63,1 ± 11,0 kg (40,0–107,0 kg) und einer mittleren Körpergröße von 168 ± 5 cm (152–180 cm). Ein positives Votum einer Ethikkommission lag vor. In die Studie wurden Probandinnen aufgenommen, die die Einschlußkriterien erfüllten (mindestens 4 Wochen keine Einnahme von Hormonpräparaten, keine Kontraindikationen für die Einnahme von hormonalen Kontrazeptiva, schriftliches Einverständnis zur Studienteilnahme) und keine Ausschlußkriterien aufwiesen. Der Einnahme des Prüfpräparates war ein Kontrollzyklus vorgelagert. Das Prüfpräparat MP 2000 lag als Dragee vor, das 0,03 mg Ethinylestradiol und 2,00 mg Dienogest enthielt. Es wurde beginnend am 1. Tag des Behandlungszyklus über 21 Tage eingenommen, danach folgte jeweils eine Medikationspause von 7 Tagen. Die Probandinnen wurden zu Beginn der Studie sowie nach dem 3. und 6. Behandlungszyklus allgemeinärztlich und gynäkologisch untersucht.

Meßparameter

Ovulationshemmung: Die radioimmunologische Bestimmung des Progesterons im Serum jeweils am 8., 22. und 24. Zyklustag wurde zur Beurteilung der ovulationshemmenden Effektivität des Prüfpräparates herangezogen. Die Progesteron-Konzentration von 3,5 nmol/l galt als Obergrenze für einen anovulatorischen Zyklus.

Die *Zyklusstabilität* wurde bewertet, indem Blutungsdauer und -stärke, zusätzliche Blutungen sowie Zykluslänge registriert wurden.

Zur Beurteilung der *Verträglichkeit* des Prüfpräparates wurden die Symptome Brustspannen, Kopfschmerzen, Übelkeit, Erbrechen sowie depressive Verstimmung gezielt und standardisiert anhand von Erhebungsbögen erfragt. Darüber hinaus erfolgte die Dokumentation spontan geäußerter Beschwerden. Als schwerwiegende unerwünschte Ereignisse wurden alle jene Vorkommnisse bezeichnet, die einer Hospitalisierung bedurften. Klinisch-chemische Routineparameter wurden zu Beginn und am Ende der Studie erhoben [9].

Ergebnisse

Kontrazeptive Sicherheit

Das Hauptergebnis der vorliegenden Pilotstudie an gesunden Probandinnen, die das Prüfpräparat MP 2000 über insgesamt 6 Zyklen einnahmen, ist die erwartete komplette Hemmung der Ovulation in den Einnahmezyklen. Die im Kontrollzyklus und vom 1. bis 6. Zyklus bei jeweils durchschnittlich 20 Frauen bestimmten Progesteronwerte im Serum sind in Abb. 1 dargestellt. Unter der Einnahme von MP 2000 ist bei keiner Frau ein ovulationsbedingter Anstieg von Progesteron an den Zyklustagen 22 und 24 zu beobachten gewesen. 2 Frauen wiesen am 22. bzw. 24. Zyklustag Progesteronkonzentrationen zwischen 3,75 und 4,92 nmol/l auf. Diese leicht über dem Limit von 3,5 nmol/l liegenden Progesteron-Werte wurden bei beiden Probandinnen allerdings auch am Zyklustag 8 registriert; es kann also von einem leicht erhöhten Basalspiegel ausgegangen werden. Bei keiner der Probandinnen, die das Prüfpräparat einnahmen, kam es zu einer Schwangerschaft (beobachtete Zyklenzahl 686).

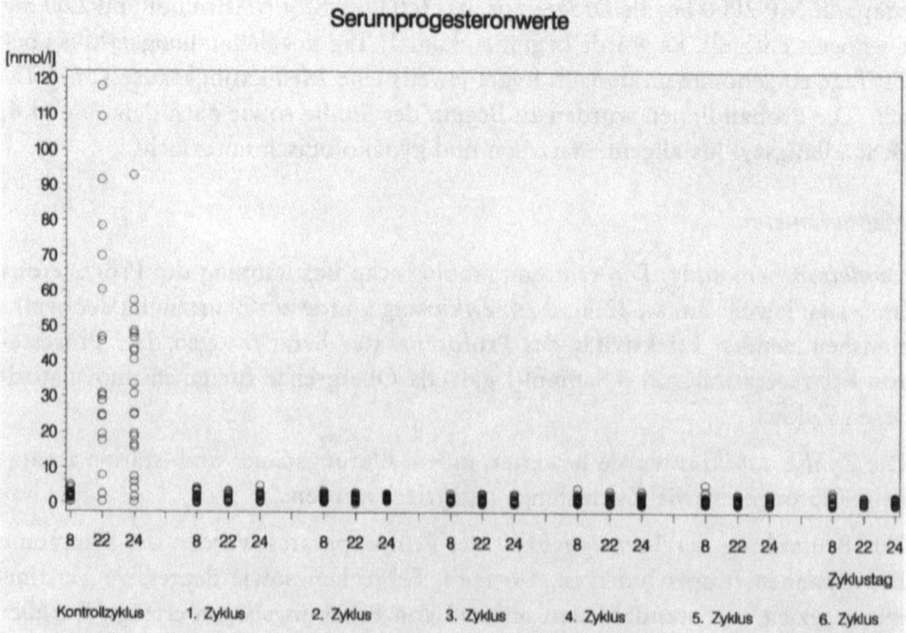

Abb. 1 Progesteronkonzentrationen im Serum von Frauen unter der Einnahme von MP 2000. Dargestellt sind Einzelwerte von jeweils 17–21 Probandinnen/Zyklus. Als Obergrenze für einen anovulatorischen Zyklus gilt 3,5 nmol/l.

Zyklusstabilität

Das Blutungsverhalten der Probandinnen unter der Einnahme des Präparates MP 2000 ist in den Tabellen 1–4 zusammengefaßt. Bezüglich Intensität der Entzugsblutung ist die Tendenz zur Verschiebung der Stärke nach „mittel" bis „leicht" zu erkennen (Tabelle 1). Die Mittelwerte für die Blutungsdauer scheinen sich abhängig von der Einnahmedauer um ca. 1 Tag zu verkürzen (Tabelle 2). Die in Zyklus 1–3 in ca. 5% der Zyklen beobachteten Durchbruchblutungen normalisierten sich in den folgenden Zyklen auf Werte des Kontrollzyklus. Spottings in den Einnahmezyklen wurden angegeben zwischen 8% und 25% verglichen mit nur 2% im Kontrollzyklus (Tabelle 3). Im Kontrollzyklus betrug die Zykluslänge bei 64,3% der Zyklen 27–29 Tage. Dies veränderte sich im Sinne einer Zyklusstabilisierung dahingehend, daß im 6. Einnahmezyklus 76,2% der Zyklen 27–29 Tage dauerten (Tabelle 4). Silent menstruations treten in den Zyklen 1–3 nicht auf, in den Zyklen 4–6 zu ca. 5%.

Verträglichkeit

84 der 97 in die Studie eingeschlossenen Probandinnen beendeten die Studie termingerecht. Geringere Beschwerden, die auf Befragen oder spontan geäußert

Tabelle 1 Stärke der Entzugsblutung unter MP 2000 in Abhängigkeit vom Einnahmezyklus

	Anzahl Zyklen	Intensität (in % der Zyklen)		
		leicht	mittel	stark
Kontrollzyklus	56	12,5	85,7	1,8
1. Zyklus	93	25,8	72,0	2,2
2. Zyklus	92	39,1	59,8	1,1
3. Zyklus	87	27,6	70,1	2,3
4. Zyklus	82	39,0	58,5	2,4
5. Zyklus	81	48,1	48,1	3,7
6. Zyklus	79	50,6	43,0	6,3
Zyklen 1–3	272	30,9	67,3	1,8
Zyklen 4–6	242	45,9	50,0	4,1

Tabelle 2 Dauer der Entzugsblutung unter MP 2000 in Abhängigkeit vom Einnahmezyklus. Mittelwerte mit Standardabweichung

	Anzahl Zyklen	Blutungsdauer (in Tagen)
Kontrollzyklus		
1. Zyklus	56	5,7 ± 1,7
2. Zyklus	93	6,2 ± 3,6
3. Zyklus	92	4,7 ± 1,7
4. Zyklus	87	4,7 ± 1,5
5. Zyklus	82	4,5 ± 1,2
6. Zyklus	80	4,4 ± 1,3
	79	4,4 ± 1,4
Zyklen 1–3	272	5,2 ± 2,5
Zyklen 4–6	242	4,4 ± 1,3

Tabelle 3 Zwischenblutungen (Spottings und Durchbruchblutungen) unter MP 2000

	Anzahl Zyklen	Durchbruchblutungen (in % der Zyklen)	Spotting (in % der Zyklen)
Kontrollzyklus	56	1,8	1,8
1. Zyklus	93	7,5	24,7
2. Zyklus	92	3,3	8,7
3. Zyklus	91	4,4	7,7
4. Zyklus	85	2,4	10,6
5. Zyklus	85	0	8,2
6. Zyklus	84	1,2	13,1
Zyklen 1–3	276	5,1	13,7
Zyklen 4–6	254	1,2	10,6

Tabelle 4 Zykluslänge unter der Einnahme von MP 2000

	Anzahl Zyklen	Zykluslänge (Häufigkeit in %)			
		< 27 Tage	27–29 Tage	> 29 Tage	keine Angaben
Kontrollzyklus	56	8,9	64,3	26,8	0
1. Zyklus	93	75,3	21,5	2,2	1,1
2. Zyklus	92	9,8	81,5	5,4	3,3
3. Zyklus	91	5,5	83,5	4,4	6,6
4. Zyklus	86	5,8	77,9	7,0	9,3
5. Zyklus	85	2,4	84,7	3,5	9,4
6. Zyklus	84	3,6	76,2	13,1	7,1
Zyklen 1–3	276	30,4	62,0	4,0	3,6
Zyklen 4–6	255	3,9	79,6	7,8	8,6

wurden, fanden sich insgesamt in folgender Häufigkeit: Kopfschmerzen (10%, davon über die Hälfte als leicht angegeben), Brustspannen (5,6%), Depression (2,1%), Nausea (1,1%), Erbrechen (0,8%). In der Regel ging die Häufigkeit der Beschwerden nach 2–4 Zyklen auf Normalwerte zurück, berücksichtigt man jene des vorgeschalteten Kontrollzyklus. Im 6. Einnahmezyklus traten, von Erbrechen abgesehen, weniger Beschwerden auf als im Kontrollzyklus (Tabelle 5). An weiteren Beschwerden/unerwünschten Ereignissen im Einnahmezeitraum des Prüfpräparates wurden beobachtet: Hauteffloreszenzen (4 Fälle/0,8%), Dermatitis (4 Fälle/0,8%), Pruritus (4 Fälle/0,8%), Bauchschmerzen (4 Fälle/0,8%), Rückenschmerzen (1 Fall/0,2%). Eine Probandin erkrankte an einer Tonsillitis, die antibiotisch behandelt wurde.

Bei keiner der Probandinnen, die die Studie beendeten, wurden in den klinisch-chemischen Routineuntersuchungen Laborwertveränderungen mit klinischer Signifikanz gefunden. Diese Daten sind in dem Beitrag von Golbs et al. [9] dargestellt.

Wegen unerwünschter Ereignisse schieden insgesamt 9 Probandinnen aus der Studie aus. Dies entspricht einer Rate von 9,3%. Ein schwerwiegendes unerwünschtes Ereignis entsprechend der Definition in dieser Studie wurde registriert: eine Probandin erkrankte im 5. Einnahmezyklus an einer Venenthrombose des rechten Unterschenkels, die stationär behandelt wurde. Weitere Gründe für vorzeitiges Beenden der Studie waren: 1 × hypertone Blutdruckkrise (3. Einnahmezyklus), 3 × starke Kopfschmerzen mit Nausea bzw. Depression (3.–4. Zyklus), 1 × Dauerblutungen (1. Zyklus), 2 × Zwischenblutungen, die von den Frauen nicht toleriert wurden (1. und 4. Zyklus), 1 × starke Brustschmerzen (3. Zyklus). 4 Frauen schieden vorzeitig wegen anderer Gründe aus: Schwangerschaft im Kontrollzyklus, Abbruch der Medikation wegen Schwangerschaftswunsch (5. Zyklus), 2 Probandinnen erschienen nach dem 1. bzw. 2. Zyklus nicht mehr zur Kontrolle. Die Drop-out-Rate betrug insgesamt 13,4%.

Tabelle 5 Art und Häufigkeit von Beschwerden und unerwünschten Ereignissen unter MP 2000 in Abhängigkeit vom Einnahmezyklus

	Beschwerden (in %)					
	Kopf-schmerzen	Brust-spannen	Nausea	Erbrechen	Depression	Andere
Kontrollzyklus (n = 59)	8,5	5,1	0	0	3,4	1,7
1. Zyklus (n = 93)	14,0	8,6	2,2	1,1	3,2	1,1
2. Zyklus (n = 92)	9,8	9,8	1,1	0	2,2	4,4
3. Zyklus (n = 91)	11,0	7,7	2,2	0	4,4	3,3
4. Zyklus (n = 85)	10,6	3,5	1,2	2,4	0	3,6
5. Zyklus (n = 85)	7,1	1,2	0	0	1,2	7,1
6. Zyklus (n = 84)	7,1	2,4	0	1,2	1,2	4,8
Zyklen 1–3 (n = 276)	11,6	8,7	1,8	0,4	3,3	3,0
Zyklen 4–6 (n = 254)	8,3	2,4	0,4	1,2	0,8	5,2
Zyklen 1–6 (n = 530)	10,0	5,7	1,1	0,8	2,1	4,9

Diskussion

In der vorliegenden randomisierten, offenen, multizentrischen Phase-III-Pilotstudie sollten Aussagen über die kontrazeptive Sicherheit, Zyklusbeeinflussung und Verträglichkeit der Kombination aus 0,03 mg Ethinylestradiol und 2,0 mg Dienogest (MP 2000) erhalten werden. Als objektiver Parameter zur Erfassung der Ovulationshemmung wurden die Progesteron-Serumkonzentrationen in der ersten und zweiten Zyklushälfte (8. und 22./24. Zyklustag) bestimmt.

Die an Hand der Serum-Progesteronwerte beurteilte kontrazeptive Sicherheit von MP 2000 kann als exzellent bezeichnet werden: unter Einnahme des Präparates blieb der typische Progesteronanstieg in der zweiten Zyklushälfte bei allen beobachteten Zyklen aus, d. h. es hatten keine Ovulationen stattgefunden. Auch die beiden Zyklen, in denen leicht erhöhte Progesteron-Werte sowohl in der 1. wie auch der 2. Zyklushälfte gefunden wurden, sind als anovulatorisch zu bezeichnen. Da die ovulationshemmende Wirkung einer Kombinationspille auf den Gestageneffekt zurückzuführen ist, bestätigt dies die Ergebnisse vorausgegangener Untersuchungen zu Dienogest bzw. MP 2000 [15, 18, 22].

Die Erzielung einer guten Zykluskontrolle ist als großer Vorteil eines oralen Kontrazeptivum zu sehen [7]. In dieser Studie stabilisierte sich der Zyklus der Probandinnen schon in den ersten Einnahmezyklen: die Blutungsintensität sank zugunsten des Anteils leichter Blutungen, die durchschnittliche Blutungsdauer und deren Streuung sanken ebenfalls kontinuierlich über den beobachteten Zeitraum um über 1 Tag auf 4,4 Tage, die Zykluslänge pegelte sich auf 27–29 Tage von 64% im Kontrollzyklus auf ca. 80% in den letzten 3 Einnahmezyklen ein. Der Anteil der siltent menstruations lag am Ende der beobachteten 6 Zyklen bei 5%. Dunson et al. [6] geben in einer Sammelstatistik noch nach 2 Jahren Einnahme eine Rate an silent menstruations von 10,1% an, während Dieben et al. [5] eine solche von 3% nach 6monatiger Einnahme berichten. Die durchschnittliche Dauer der Gestagenentzugsblutung beträgt auch in anderen Untersuchungen nach 6 Monaten Einnahme ca. 4 Tage [1]. Die anfängliche Erhöhung der Zwischenblutungsrate gilt für niedrigdosierte hormonale Kontrazeptiva als „normal" und wird durch andere Untersuchungen bestätigt [3, 5, 24]. Allgemein sinkt die Zwischenblutungsrate im Laufe der Einnahme, wobei die ersten drei bis sechs Monate als Anpassungsphase beurteilt werden können.

Im Hinblick auf die Zwischenblutungsrate finden sich in der Literatur mit unseren Ergebnissen vergleichbare Daten nach sechsmonatiger Einnahme von Kombinationspräparaten: 7,7% Spottings und 4,1% Durchbruchsblutungen [2], bis zu 12% Spottings und 12% Durchbruchsblutungen [8] bzw. 5,8% Spottings und 9,2% Durchbruchsblutungen [3].

Bei Betrachtung der hier dokumentierten Zykluszahl zeichnet sich MP 2000 somit durch eine gute Zyklusstabilität aus, da für Einphasenkombinationspräparate selbst bei Langzeiteinnahme Zwischenblutungen (Durchbruchsblutungen und Schmierblutungen) beobachtet werden und silent menstruations auftreten [1, 2, 4, 5, 17].

Die Verträglichkeit von MP 2000 erwies sich in dieser Pilot-Studie als gut. Die erfragten hormonspezifischen Begleiterscheinungen (außer Erbrechen) nahmen unter Einnahme von MP 2000 im Vergleich zum Kontrollzyklus ab. Die zu Beginn der Einnahme angegebene Beschwerderate unterscheidet sich nicht von der anderer niedrig oder niedrigstdosierter oraler Kontrazeptiva [5, 6, 8, 24]. Der Nachweis des unmittelbaren Zusammenhangs der Beschwerden mit dem jeweiligen hormonalen Kontrazeptivum scheint unter Berücksichtigung der von Leidenberger [16] gesammelten Daten zu Begleiterscheinungen bei Einnahme von Plazebo anstelle eines Kontrazeptivum problematisch. So berichtet diese Statistik zum Beispiel über 37,8% Kopfschmerzen und 9,4% Übelkeit nach Plazebo-Einnahme.

Für das beobachtete Auftreten der Venenthrombose im Unterschenkel einer Probandin wurden ein wahrscheinlicher Zusammenhang mit der Einnahme von

MP 2000 angenommen. 3,2% aller unerwünschten Ereignisse unter Einnahme oraler Kontrazeptiva sind schwerwiegende Nebenwirkungen [23].

Wegen subjektiv nicht tolerierbarer Begleiterscheinungen der Kontrazeptiva-Einnahme beendeten die Studie 9,3% der Probandinnen. Auch die Drop-out-Rate von insgesamt 13,4% ist niedrig. Beispielsweise wurden von Akerlund et al. [1] Drop-out-Raten bis zu 33% beobachtet.

Nach den Ergebnissen dieser Pilotstudie kann angenommen werden, daß MP 2000, beurteilt an Hand der Serum-Progesteronwerte, eine hervorragende kontrazeptive Sicherheit bietet. Zykluskontrolle und Verträglichkeit von MP 2000 entsprechen einem niedrigdosierten Kombinationspräparat, das sehr gut akzeptiert wird. In diese Wertung sind auch die Ergebnisse der begleitenden klinisch-chemischen Untersuchungen einbezogen, über die Golbs et al. [9] an anderer Stelle berichten. Es wird erwartet, daß diese günstige Beurteilung des Prüfpräparates MP 2000 sich auch im Rahmen der gegenwärtig laufenden Phase-III-Studie über insgesamt 20 000 Zyklen bestätigen wird.

Literatur

[1] Akerlund, M., A. Rode, J. Westergaard: Comparative profiles of reliability, cycle control and side effects of two contraceptive formulations containing 150 µg desogestrel and either 30 or 20 µg ethinylestradiol. Brit. J. Obstet. Gynecol. 100 (1993) 832.

[2] Andolsek, K. M.: Cycle control with triphasic norgestimate and ethinyl estradiol, a new oral contraceptive agent. Acta Obstet. Scand. (Suppl.) 156 (1992) 22.

[3] Archer, D. F.: Clinical and metabolic features of desogestrel: A new oral contraceptive preparation. Am. J. Obstet. Gynecol. 170 (1994) 1550.

[4] Corson, S. L.: Efficacy and safety of a monophasic and a triphasic oral contraceptive containing norgestimate. Am. J. Obstet. Gynecol. 170 (1994) 1556.

[5] Dieben, Th. O. M., M. T. op ten Berg, H. J. T. Coelingh Bennink: Cycle control and side effects of a new combiphasic contraceptive regimen. Drug Res. 44 (1994) 877.

[6] Dunson, T. R., V. L. McLaurin, B. Israngkura et al.: A comperative study of two low-dose combined oral contraceptives: Results from a multicenter trial. Contraception 48 (1993) 109.

[7] Elger, W.: Neue hormonale Ansätze bei der Empfängnisverhütung. Gynäko-Endokrinologie Nr. 1 (1993) 17, Jenapharm-Praxisreihe.

[8] Fortherby, K.: Clinical experience and pharmacological effects of an oral contraceptive containing 20 µg oestrogen. Contraception 46 (1992) 477.

[9] Golbs, S., G. Klinger, C. Moore et al.: Untersuchungen zur Beeinflussung klinisch-chemischer und hämatologischer Parameter nach Verabreichung von MP 2000 über 6 Zyklen an gesunde Probandinnen im Rahmen einer Phase-III-Studie (in diesem Buch).

[10] Hagen, H., A. Hagen, W. Lehnert et al.: Klinische und präklinische Ergebnisse mit einem Dienogest-Kombinationspräparat – Antiandrogene Wirksamkeit. IV. Jenaer Symposium zur hormonalen Kontrazeption. Friedrich-Schiller-Universität Jena, 22.–23. 3. 1988.

[11] Hoffmann, H., H. Zimmermann, H. G. Hillesheim et al.: Pharmakologisch-toxikologisches Wirkprofil von Dienogest (in diesem Buch).

[12] Klinger, G.: Klinische Erprobung Stufe III – Dienogest (STS 557) als Gestagenkomponente eines Kombinationspräparates zur temporären Kontrazeption. Dienogest: 2,0 mg/die, Ethinylestradiol: 0,05 mg/die. Pilotstudie zur Prüfung der Gestagendosierung. Gutachten vom 29. 2. 1988.

[13] Klinger, G.: Klinische Erprobung Stufe IV – Dienogest (STS 557) als Gestagenkomponente eines Kombinationspräparates zur temporären Kontrazeption. Dienogest: 2,0 mg/die, Ethinylestradiol: 0,05 mg/die. Gutachten vom 31. 8. 1991.

[14] Köhler, G., W. Wodrig: Endokrinologische Befunde und die Reaktivität der Hypophyse gegenüber GnRH unter Gestagenmonotherapie der Endometriose mit Dienogest (in diesem Buch).

[15] Köhler, G.: Endometriosebehandlung mit Dienogest (2 mg); Klinische Prüfung Stufe III; offener Vergleich gegen Norethisteronacetat (10 mg). Gutachten für die Jenapharm GmbH, 1991.

[16] Leidenberger, F.: Klinische Endokrinologie für Frauenärzte. Springer-Verlag, Berlin 1992.

[17] Mall-Haefeli, M., I. Werner-Zodrow, P. R. Huber: Klinische Erfahrungen mit Mercilon und Marvelon unter besonderer Berücksichtigung der Ovarfunktion. Geburtsh. Frauenheilk. 51 (1991) 34.

[18] Moore, C., F. Walter, G. Klinger et al.: Der Einfluß von Dienogest auf die Ovulation junger Frauen und auf weitere ausgewählte endokrinologische Parameter (in diesem Buch).

[19] Oettel, M., G. Klinger, J. Schröder: Präklinik und Klinik des Gestagens Dienogest. Gynäko-Endokrinologie Nr. 2 (1993), 17, Jenapharm-Praxisreihe.

[20] Oettel, M., W. Elger, M. Ernst et al.: Experimentelle Endokrinpharmakologie von Dienogest (in diesem Buch).

[21] Puri, Ch., W. Elger, G. Hobe et al.: Endokrinpharmakologische Studien mit Dienogest an Primaten (in diesem Buch).

[22] Schleußner, E., W. Michels, S. Bethge et al.: Die Wirkung von Dienogest auf die hypothalamisch-hypophysäre Achse: Ergebnisse einer Pilotstudie (in diesem Buch).

[23] Walling, M.: A multicenter efficacy and safety study of an oral contraceptive containing 150 µg desogestrel and 30 µg ethinyl estradiol. Contraception 46 (1992) 313.

[24] Weber-Diehl, F., R. Unger, U. Lachnit: Triphasic combination of ethinyl estradiol and gestodene. Contraception 46 (1992) 19.

[25] Weber-Diehl, F., J. Lehnert, U. Lachnit: Comparison of two triphasic oral contraceptives containing either gestodene or norethindrone: A randomized, controlled trial. Contraception 48 (1993) 291.

Beeinflussung klinisch-chemischer und hämatologischer Parameter nach Verabreichung von MP 2000 über 6 Zyklen an gesunde Probandinnen im Rahmen einer Pilot-Studie

S. Golbs, G. Klinger, C. Moore, F. Walter, U. Mellinger

Zusammenfassung

Das orale Kontrazeptivum MP 2000 (Zusammensetzung: 2,00 mg Dienogest und 0,03 mg Ethinylestradiol/d) wurde im Rahmen einer randomisierten, offenen, multizentrischen klinischen Studie der Phase III hinsichtlich seiner Stoffwechselaktivität an gesunden fertilen Frauen im Alter zwischen 18 und 35 Jahren über 6 Zyklen geprüft.

Mit Hilfe hämatologischer (Hämoglobin, Hämatokrit, Blutsenkungsgeschwindigkeit, Differentialblutbild, Erythrozyten, Leukozyten, Thrombozyten) und klinisch-chemischer Parameter (ASAT, ALAT, AP, γ-GT, Bilirubin, Serumkreatinin, Triglyceride, Gesamtcholesterol, HDL-Cholesterol, LDL-Cholesterol, LDL/HDL-Quotient, Antithrombin III) sollten Einflüsse auf ausgewählte Stoffwechselparameter erfaßt werden.

Alle erfaßten hämatologischen und klinisch-chemischen Parameter bewegten sich sowohl im Prämedikationszyklus als auch 6. Behandlungszyklus im entsprechenden Referenzbereich. Die leichte Erhöhung des Gesamtcholesterol im 6. Behandlungszyklus ist nicht relevant und weist nicht auf einen pathophysiologischen Prozeß hin. Triglyzeride und HDL-Cholesterol steigen im Vergleich zum Prämedikationszyklus an, während das LDL-Cholesterol in der Tendenz leicht absinkt. Diese Untersuchungsergebnisse des Lipidstatus sind ähnlich gelagert wie die Ergebnisse anderer moderner Kontrazeptiva [4].

Aus den Untersuchungen kann die Schlußfolgerung gezogen werden, daß das dienogesthaltige Kontrazeptivum MP 2000 auf Grund des Fehlens der 17α-Ethinylgruppe im Steroidmolekül des Gestagens relevante Parameter des Lipid- und Leberstoffwechsels sowie alle anderen untersuchten Stoffwechselsysteme nahezu unbeeinflußt läßt.

Einleitung

Seit der Einführung der ersten Kontrazeptiva in den 60er Jahren wird das Ziel verfolgt, den Ethinylestradiolanteil zu reduzieren, um eine bessere Stoffwechselverträglichkeit zu erreichen. Dabei ist zu gewährleisten, daß eine hohe kontrazeptive Sicherheit und Zyklusstabilität von der gewählten Estrogen/Gestagenkombination garantiert wird.

Die modernen Kontrazeptiva, die 0,02 bis 0,035 mg Ethinylestradiol und ein Gestagen enthalten, zeichnen sich durch eine gute Verträglichkeit und hohe kontrazeptive Sicherheit aus. Die gute Verträglichkeit ist auf die niedrige Ethinylestradioldosis und die geringe androgene Partialwirkung der modernen Gestagene zurückzuführen.

Das im Rahmen der vorliegenden Studie eingesetzte Kontrazeptivum MP 2000 enthält 0,03 mg Ethinylestradiol und 2,0 mg Dienogest. Dienogest zeigt als 19-Norgestagen die strukturelle Besonderheit einer C17α-ständigen Cyanomethylgruppe und besitzt im Gegensatz zu anderen 19-Norgestagenen eine außerordentliche Wirkungsspezifität, d. h. es konnten keine estrogenen, antiestrogenen, androgenen und mineralokortikoiden Nebenwirkungen festgestellt werden. Es ist ein oral stark wirksames Gestagen mit vergleichsweise hoher transformatorischer Aktivität am Endometrium, schwachen antigonadotropen Aktivitäten und relativ kurzer biologischer Halbwertszeit (ca. 9 Stunden). Es besitzt eine gute antiandrogene Wirkung, welche besser ist als die von Chlormadinonacetat. Im Vergleich zu Medroxyprogesteronacetat besitzt Dienogest eine stärkere antiproliferative Wirkung bei transplantierten humanen Endometrium-Krebstumoren bzw. -Krebszellinien [5].

Da Dienogest keine 17α-Ethinylgruppe im Molekül besitzt, konnte weder experimentell noch klinisch eine Beeinflussung von Isoenzymen des Cytochrom-P450-Systems nachgewiesen werden. Guengerich [2] stellte fest, daß Gestagene mit einer 17α-Ethinylgruppe als kompetitive Inhibitoren in diesem System wirksam sind.

Androgene Effekte der Gestagene sind im engen Zusammenhang mit dem Fettstoffwechsel, Kohlenhydratstoffwechsel, Gewichtszunahme, Akne, fettiger Haut und Haarausfall zu betrachten. Auf Grund dieser Tatsachen wird die androgene Partialwirkung des eingesetzten Gestagens als ein entscheidendes Qualitätsmerkmal eines Kontrazeptivums betrachtet.

Mit der vorliegenden Studie sollte nachgewiesen werden, daß durch Dienogest in Kombination mit Ethinylestradiol ausgewählte hämatologische und klinisch-chemische Parameter nach Langzeitapplikation nicht beeinflußt werden.

Material und Methoden

Die Studie wurde als randomisierte, offene multizentrisch angelegte Phase-III-Studie nach Erteilung eines positiven Ethikvotums durchgeführt. In die Studie waren 97 gesunde Frauen im fertilen Alter zwischen 18 und 34 Jahren involviert. Das Prüfpräparat MP 2000 ist ein Dragee, welches 0,03 mg Ethinylestradiol (EE) und 2,00 mg Dienogest (DNG) enthält. Vor Beginn der Applikation von MP 2000 wurde ein Kontrollzyklus vorgeschaltet. Der Einnahmebeginn für das MP 2000 lag am 1. Tag des Interventionszyklus, wobei dem 21tägigen Einnahmeintervall eine 7tägige Medikationspause folgte. In die Studie wurden nur Probandinnen aufgenommen, die die Einschlußkriterien erfüllten, wie z. B. bisher keine Einnahme von Hormonpräparaten bzw. diese liegt mindestens acht Wochen zurück, keine Kontraindikation für den Einsatz von hormonalen Kontrazeptiva, schriftliches Einverständnis zur Teilnahme an der Studie und keines der Ausschlußkriterien aufwiesen.

Zu Beginn der Studie sowie nach 3 und 6 Behandlungszyklen wurden die Probandinnen gynäkologisch untersucht. Das für die Untersuchung der paraklinischen Parameter vorgesehene Blut ist entsprechend der verwendeten validierten Methoden für die Analysen vorbereitet worden.

Um die Stoffwechselverträglichkeit des Kontrazeptivums nachzuweisen, wurden folgende hämatologische und klinisch-chemische Parameter vor Beginn der Studie und am Ende des 6. Einnahmezyklus erhoben:

- Blutsenkungsgeschwindigkeit (BSG)
- Erythrozytenzahl
- Leukozytenzahl
- Hämoglobin
- Hämatokrit
- Differentialblutbild
- Thrombozyten
- ASAT
- ALAT
- AP
- γ-GT
- Bilirubin
- Serumkreatinin
- Triglyzeride
- Gesamtcholesterol
- HDL-Cholesterol
- LDL-Cholesterol
- LDL/HDL-Quotient
- Antithrombin III.

Zur Bestimmung der Untersuchungsparameter wurden jeder Probandin 20 ml Blut zu jedem Untersuchungszeitpunkt mit Hilfe einheitlicher Monovetten und Kanülen entnommen. Die analytischen Arbeiten sind im Labor der Frauenklinik der Friedrich-Schiller-Universität Jena durchgeführt worden.

Mit Hilfe o. g. Prüfparameter war es möglich, den Einfluß des Kontrazeptivums auf ausgewählte Parameter zu ermitteln.

In die biostatistische Auswertung konnten zwischen 52 und 64 Probandinnen einbezogen werden. Lediglich beim Differentialblutbild waren bei den stabkernigen, neutrophilen Granulozyten und basophilen Granulozyten weniger als 41 Probandinnen auswertbar. Berechnet wurden die Mittelwerte und Standardabweichungen (Tabelle 1) bzw. Standardfehler (Abb. 1 bis 4).

Ergebnisse

Die Ergebnisse zur Verträglichkeit von MP 2000, welche im Rahmen der multizentrischen, offenen klinischen Studie erhoben wurden, sind in der Tabelle 1 und den Abb. 1 bis 4 zusammengefaßt worden.

Tabelle 1 Untersuchungen zur Beeinflussung ausgewählter paraklinischer Parameter durch MP 2000 nach 6 Einnahmezyklen

Parameter	Anzahl Probanden (n)		0. Zyklus	6. Zyklus	Normbereich
LDL/HDL	63	Quotient	1,99	1,75	
Thrombozyten	63	Mittelwert	252,70	262,60	150–300
(Gpt/l)	55*	Standardabweichung	67,30	60,90	
Lymphozyten	62	Mittelwert	0,38	0,40	0,2–0,42
(T. v. l)	55*	Standardabweichung	0,10	0,09	
Monozyten	62	Mittelwert	0,07	0,06	0–0,095
(T. v. l)	54*	Standardabweichung	0,03	0,03	
segmentkernige	63	Mittelwert	0,51	0,49	0,36–0,84
Granulozyten (T. v. l)	54*	Standardabweichung	0,11	0,10	
stabkernige	40	Mittelwert	0,04	0,04	0–0,105
Granulozyten (T. v. l)	33*	Standardabweichung	0,03	0,02	
eosinophile	52	Mittelwert	0,02	0,03	0–0,05
Granulozyten (T. v. l)	48*	Standardabweichung	0,02	0,02	
basophile	19	Mittelwert	0	0	0–0,01
Granulozyten	17*	Standardabweichung	0	0	

* Anzahl der auswertbaren Probanden nach dem 6. Einnahmezyklus

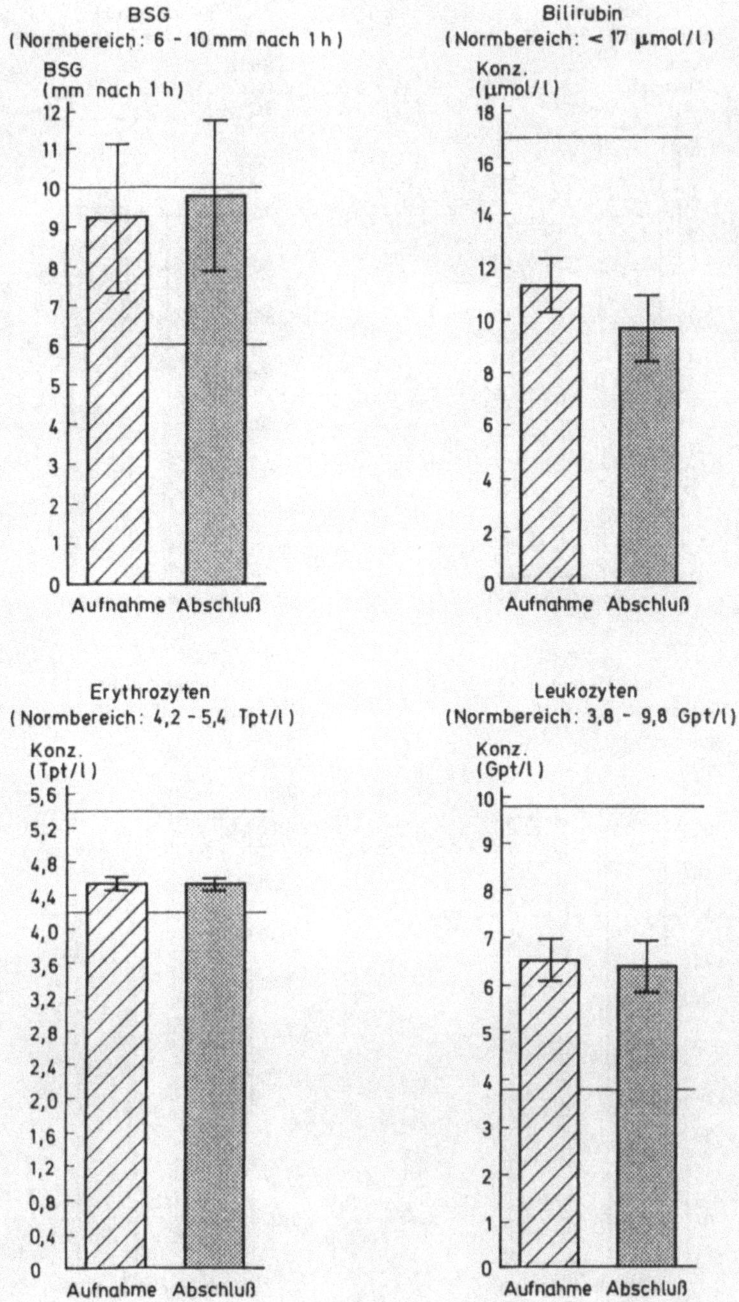

Abb. 1 Untersuchungen zur Beeinflussung von BSG, Bilirubin, Erythrozytenzahl und Leukozytenzahl nach 6monatiger Verabreichung von MP 2000 an gesunde Probandinnen (Mittelwerte und Standardfehler).

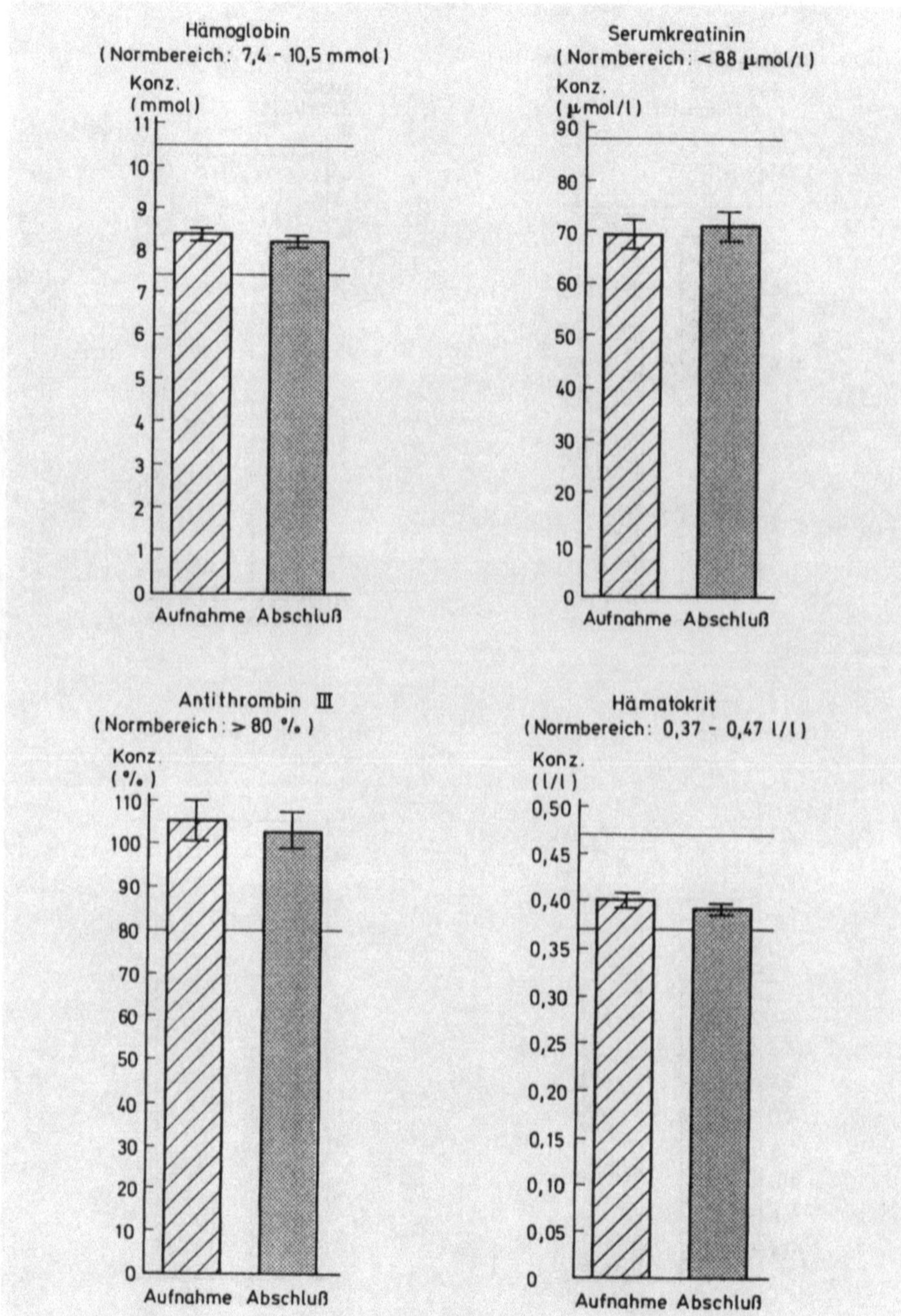

Abb. 2 Untersuchungen zur Beeinflussung von Hämoglobin, Hämatokrit, Serumkreatinin und Antithrombin III nach 6monatiger Verabreichung von MP 2000 an gesunde Probandinnen (Mittelwerte und Standardfehler).

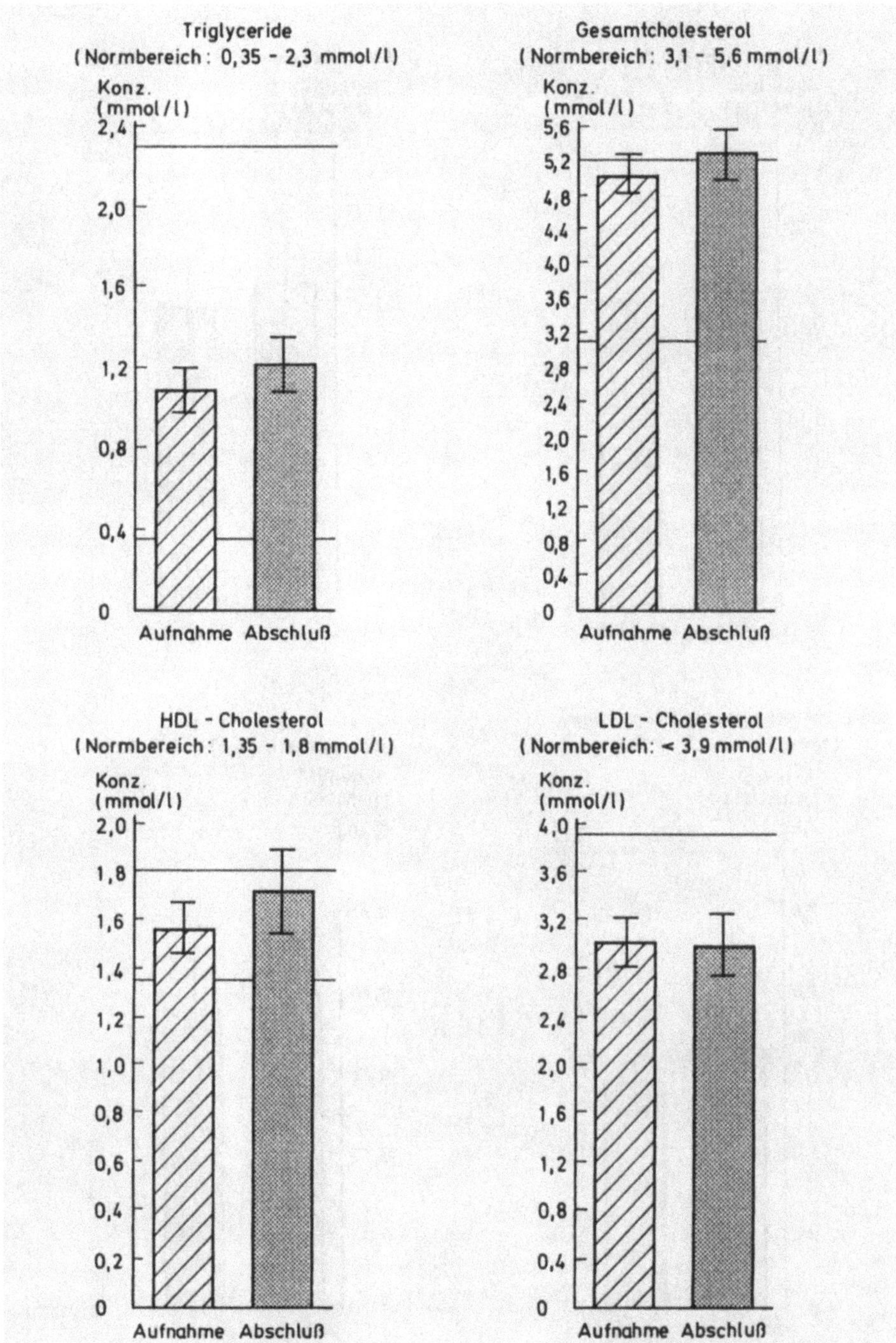

Abb. 3 Untersuchungen zur Beeinflussung ausgewählter Lipidstoffwechselparameter nach 6monatiger Verabreichung von MP 2000 an gesunde Probandinnen (Mittelwerte und Standardfehler).

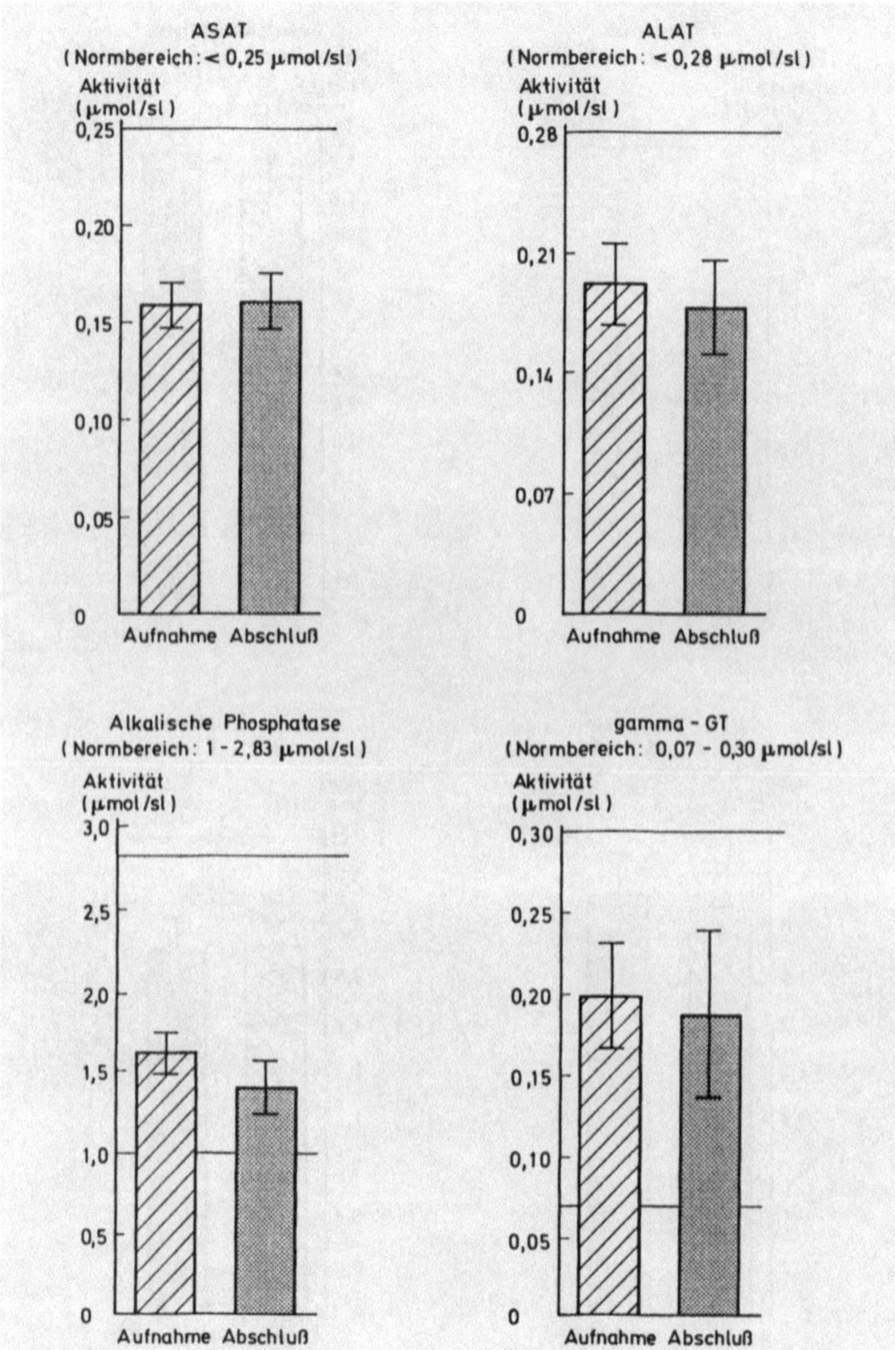

Abb. 4 Untersuchungen zur Beeinflussung der Aktivität ausgewählter Enzyme nach 6monatiger Verabreichung von MP 2000 an gesunde Probandinnen (Mittelwerte und Standardfehler).

Mit Hilfe des Differentialblutbildes, der Thrombozytenzahl (Tabelle 1), der Blutsenkungsgeschwindigkeit, Erythrozytenzahl und Leukozytenzahl (Abb. 1) sowie dem Hämoglobin- und Hämatokritwert (Abb. 2) war es möglich, Einflüsse von MP 2000 auf das hämatopoetische System nach Langzeitapplikation zu erfassen.

Die Untersuchungsergebnisse hinsichtlich der Aktivität der hepatozellulären Enzyme ASAT, ALAT und γ-GT, mit deren Hilfe Leberstoffwechselstörungen, wie Leberparenchymschäden, Leberdystrophie, Cholestasen u. a., nachweisbar sind, werden in der Abb. 4 dargestellt, in der ebenfalls die AP aufgeführt wird.

Bei Hyperbilirubinämie, die durch Lebererkrankungen verschiedener Genese verursacht wird, kommt es zur Konzentrationserhöhung von Bilirubin im Blut. Die Bilirubinwerte aus der Studie sind in der Abb. 1 aufgezeichnet.

Um eine Nierenfunktionsstörung auszuschließen, wurde das Serumkreatinin bestimmt. Die Analysenergebnisse werden in der Abb. 2 dargestellt. Die Analysenergebnisse zum Antithrombin III, ein Marker für das Gerinnungssystem, sind ebenfalls in Abb. 2 aufgeführt.

Pathophysiologische Bedeutung für die Ermittlung von Lipidstoffwechselstörungen besitzen die Triglyceride, Gesamtcholesterol, HDL-Cholesterol und LDL-Cholesterol sowie der LDL/HDL-Quotient. Die Ergebnisse dieser Untersuchungen sind in der Abb. 3 und Tabelle 1 zusammengefaßt worden.

Alle analytisch erfaßten Ergebnisse, das geht aus dem Vergleich mit den Normwerten hervor, bewegen sich im entsprechenden Referenzbereich der einzelnen Parameter (Tabelle 1 und Abb. 1 bis 4). Lediglich beim Gesamtcholesterol ist nach 6 Behandlungszyklen ein leichter Anstieg über den oberen Referenzbereich zu beobachten.

Diskussion

Im Rahmen der Studie MP 2000 wurden neben subjektiven Parametern, die in der Publikation von Moore u. Mitarb. in diesem Buch diskutiert werden, in der vorgelegten Arbeit objektiv faßbare klinisch-chemische und hämatologische Parameter ermittelt und ausgewertet.

Mit Hilfe der festgeschriebenen Kriterien war es möglich, negative Auswirkungen von MP 2000 auf verschiedene relevante Stoffwechselprozesse auszuschließen.

Im Differentialblutbild waren keine Abweichungen im Verlaufe der Studie erkennbar. Ebenfalls lagen die Hämatokritwerte, das Hämoglobin, die Erythrozyten- und Leukozytenzahl sowie die Thrombozytenzahl und Blutsenkungsgeschwindigkeit im Normbereich. Die Ergebnisse verdeutlichen, daß das hämatopoetische System durch die Kombination 0,03 mg EE und 2,0 mg DNG (MP 2000)/d bei den Probandinnen nicht negativ beeinflußt wird (Tabelle 1 und Abb. 1 und 2). Gleiche Ergebnisse konnten von Stech und Lorenz [6] bei einer Studie mit den Kombinationen 0,05 mg EE und 1,5 mg DNG bzw. 0,05 mg EE und 2,0 mg DNG ermittelt werden.

In der Initialphase können synthetische Sexualsteroide den Leberstoffwechsel belasten. Es ist bekannt, daß bei Verabreichung oraler Kontrazeptiva die Serumaktivität der intrazellulär lokalisierten Enzyme ASAT und ALAT erhöht sein kann. Bei den hier dargestellten Versuchsergebnissen kam es zu keiner Erhöhung der Aktivität der hepatozellulären Enzyme. Ebenfalls waren keine erhöhten Bilirubinwerte und Aktivitäten des Zellgrenzflächenenzymes AP nachweisbar (Abb. 1 und 4). Da keine erhöhten AP-Werte ermittelt wurden, können negative Einflüsse auf das häpatobiliäre System ausgeschlossen werden. Bei ALAT, AP, Bilirubin und γ-GT konnte im Vergleich zum Kontrollzyklus sogar eine nicht signifikante abfallende Tendenz beobachtet werden. Daraus kann abgeleitet werden, daß eine Beeinflussung des Leberstoffwechsels durch das Kombinationspräparat MP 2000 auszuschließen ist. Diese Aussage stimmt mit den Ergebnissen von Stech und Lorenz [6] überein.

Im Referenzbereich bewegten sich ebenfalls die Serumkreatininwerte (Abb. 2), so daß auch mit Hilfe dieses Parameters eine Störung der Nierenfunktion auszuschließen ist.

Da die Antithrombin-III-Werte sich innerhalb des Versuchszeitraumes nicht absenkten, sondern sich stets im Normbereich bewegten, ist auch hier eine Beeinflussung dieses Gerinnungsparameters nicht gegeben (Abb. 2).

Kontrazeptiva, welche den Lipidstoffwechsel im Sinne einer Verringerung des HDL-Spiegels und Anstieg des LDL-Blutspiegels beeinflussen, werden als ungünstig bezüglich des Artherosklerose-Risikos gewertet, obwohl bisher eine eindeutige klinische Korrelation nicht ermittelt werden konnte [3]. Grundsätzlich kann davon ausgegangen werden, daß bei erhöhtem HDL-Cholesterolspiegel, wie er in der vorliegenden Studie im Vergleich zum Prämedikationszyklus nachweisbar war (Abb. 3), ein geringeres Risiko für koronare Erkrankungen besteht. Nach Granata und Mitarb. [1] korrelieren erhöhte LDL-Cholesterolwerte mit einem erhöhten kardiovaskulären Risiko. Betrachtet man in diesem Zusammenhang den LDL/HDL-Quotienten, so kann ein erhöhter Quotient als prognostisch ungünstig angesehen werden. Wie aus der Abb. 3 zu entnehmen ist, war eine leichte Tendenz der Abnahme der LDL-Spiegel zu beobachten, und der LDL/HDL-Quotient (Tabelle 1) sank von 1,99 auf 1,75.

Beim Vergleich der Werte der Triglyceride zwischen Prämedikationszyklus und 6. Behandlungszyklus fällt ein leichter Anstieg auf (Abb. 3). Von Stech und Lorenz [6] wurden die gleichen Ergebnisse mit zwei dienogesthaltigen Kontrazeptiva mit einem EE-Gehalt von jeweils 0,05 mg ermittelt. Da Gestagene mit androgener Partialwirkung, wie Levonorgestrel, einen entgegengesetzten Effekt auslösen [4], konnten mit Hilfe dieser Studie die Aussagen erhärtet werden, daß dem Dienogest eine androgene Partialwirkung bei der Frau fehlt. Der geringe Anstieg des Gesamtcholesterol (Abb. 3) nach dem 6. Behandlungszyklus über den oberen Normbereich ist u. a. auf den HDL-Cholesterolanstieg zurückzuführen.

Die vorstehenden Ausführungen verdeutlichen, daß auf Grund der vorliegenden Untersuchungsergebnisse durch Dienogest in der geprüften Kombination im Präparat MP 2000 stoffwechselrelevante Parameter nicht negativ beeinflußt wurden, eine sehr gute Verträglichkeit vorhanden ist, die durch Ethinylestradiol induzierten Leberleistungen nicht verändert werden und daß die Vorteile des Gestagens Dienogest, resultierend aus der Vereinigung von guten Eigenschaften der 19-Norgestagene und der Progesteronderivate, zum Tragen kommen.

Literatur

[1] Granata, A., G. A. Sobbrio, F. D'Arrigo et al.: Effects of desogestrel and gestodene in low-dose oral contraceptive combinations on lipid and lipoprotein status. A randomized prospective study. Acta Eur. Fertil. 21 (1990) 143–146.

[2] Guengerich, F. P.: Inhibition of oral contraceptive steroid-metabolizing enzymes by steroids and drugs. Am. J. Obstet. Gynecol. 163 (1990) 2159–2163.

[3] Kuhl, H.: Hormonale Kontrazeption und Substitutionstherapie: Die Bedeutung des Gestagens für kardiovaskuläre Erkrankungen. Geburtshilfe Frauenheilkd. 52 (1992) 653–662.

[4] März, W., C. Jung-Hoffmann, F. Heidt et al.: Changes in lipid metabolism during 12 months of treatment with two oral contraceptives containing 30 micrograms ethinylestradiol and 75 micrograms gestodene or 150 micrograms desogestrel. Contraception 41 (1990) 245–258.

[5] Oettel, M., G. Klinger, J. Schröder: Präklinik und Klinik des Gestagens Dienogest. Gynäko-Endokrinologie 2 (1993) 17–29.

[6] Stech, J., V. Lorenz: Klinische Erprobung Stufe IV von Dienogest (STS 557) als Gestagenkomponente eines Kombinationspräparates zur temporären Kontrazeption. Dissertationsschrift, Friedrich-Schiller-Universität Jena 1993.

Multizentrische Studie zu kontrazeptiver Sicherheit, Zyklusbeeinflussung und Verträglichkeit von MP 2000 *Mikropille* – ein Zwischenbericht

C. Moore, F. Walter, U. Mellinger, H. P. Zahradnik

Zusammenfassung

In eine multizentrische Studie zur Untersuchung der kontrazeptiven Sicherheit, der Verträglichkeit sowie der Zyklusstabilität einer Kombination aus 0,03 mg Ethinylestradiol und 2,0 mg Dienogest (MP 2000) wurden 2.291 Probandinnen mit dem Wunsch nach einer hormonalen oralen Schwangerschaftsverhütung eingeschlossen. Die hier vorliegende Zwischenauswertung bezieht sich auf 24.719 Zyklen.

Die hohe Sicherheit von MP 2000 wird durch den Pearl-Index von 0,2 unterstrichen. Der Zyklus stabilisierte sich unter MP 2000. Zwischenblutungen verschwanden im Beobachtungszeitraum fast völlig. Dysmenorrhoen traten nach 12 Einnahmezyklen so gut wie nicht mehr auf, die zu 100% leichte/mittelstarke Gestagenentzugsblutung dauerte lediglich 4 Tage.

Hormonspezifische unerwünschte Ereignisse traten im Verlauf der Beobachtung mit abnehmender Häufigkeit auf, so daß nach 12 Einnahmezyklen nur vereinzelt noch Probandinnen mehr über Brustspannen, depressive Verstimmung, Übelkeit/Erbrechen, Kopfschmerzen, Ödeme oder Libidoveränderungen klagten. Nur 11,2% der Frauen beendeten wegen unerwünschter Ereignisse die Studie vorzeitig. Die Akzeptanz von MP 2000 war somit sehr gut.

Bei 64% der Probandinnen in unserer Studie handelt es sich um Frauen, die bisher mit unterschiedlichen oralen Kontrazeptiva nicht zufrieden waren. Unter diesem Blickwinkel sind die hier vorliegenden Zwischenergebnisse zu MP 2000 besonders günstig. Die vorliegenden Ergebnisse sprechen dafür, daß MP 2000 als modernes niedrigdosiertes orales Kontrazeptivum eine hoch effektive Form der Empfängnisverhütung, gepaart mit sehr guter Zyklusstabilität und Verträglichkeit darstellt.

Einleitung

Die Verwendung oraler Kontrazeptiva ist u. a. abhängig von der Nebenwirkungsrate. Berichte über ein erhöhtes Thromboembolierisiko bei hochdosierten Präparaten bewirkten Mitte der 70er Jahre eine merkliche Reduktion der Akzeptanz dieser Präparategruppe. Die notwendige Antwort auf diese Entwicklung war die Dosisreduzierung vor allem bei der Estrogenkomponente. Das Ergebnis war ein erheblicher Rückgang der Nebenwirkungsrate bei den sogenannten Mikropillen. Es gibt jedoch auch heute noch Frauen, die die hormonale Kontrazeption ablehnen. Schuld daran könnten auch die in den Pillen verwendeten Gestagene sein. Ihre tatsächlichen oder potentiellen Nebenwirkungen schränken sicherlich häufig die Akzeptanz ein. Weiterentwickelte Gestagene dürften hier eine entscheidende Verbesserung bewirken.

Jenapharm entwickelte ein orales Kontrazeptivum mit der Tagesdosis 2,0 mg Dienogest + 0,03 mg Ethinylestradiol. Dienogest ist ein 19-Norgestagen, dessen pharmakodynamisches Profil jedoch der Gruppe der Progesteronderivate zuzuordnen ist. Die besonderen Vorteile von Dienogest beziehen sich auf eine hohe transformatorische Aktivität am Endometrium bei vergleichsweise geringer antigonadotroper Wirkung. Es beeinträchtigt nur minimal die Leberfunktion, zeichnet sich damit durch eine gute Verträglichkeit und Steuerbarkeit aus und hat eine deutlich antiandrogene Wirkkomponente [4, 5, 11, 12, 18].

Bei einer Ovulationshemmdosis für Dienogest von 1,0 mg [17] ist die Sicherheit und Verträglichkeit der Kombination 0,03 mg Ethinylestradiol + 2,0 mg Dienogest (MP 2000) hervorragend, wie von Moore et al. [16] und Golbs et al. [10] in einer Pilotstudie gezeigt werden konnte.

Die nachfolgende Arbeit faßt in einer Zwischenauswertung die Ergebnisse einer multizentrischen offenen Phase-III-Studie mit insgesamt 2.291 Probandinnen zu einem Zeitpunkt zusammen, zu dem 24.719 auswertbare Zyklen vorliegen.

Material und Methode

Die Untersuchung hat das Ziel, unter Praxisbedingungen die kontrazeptive Sicherheit, die Verträglichkeit sowie die Zyklusbeeinflussung von MP 2000 zu dokumentieren. Die klinische Studie wird in offener Form in Kooperation mit 146 Gynäkologen in Deutschland durchgeführt. In die Studie wurden gesunde Frauen im Alter von 18 bis 40 Jahren mit Wunsch nach einer hormonellen Schwangerschaftsverhütung und ohne Kontraindikationen für die Anwendung von Estrogen/Gestagen-Kombinationspräparaten aufgenommen. Dabei wurde zwischen Ersteinnehmerinnen und Umsteigerinnen von einem anderen Präparat unterschieden. Die Probandinnen begannen am ersten Tag der Regelblutung des ersten Einnahmezyklus mit der Einnahme von MP 2000 (Dragees aus 0,03 mg Ethinylestradiol + 2,0 mg Dienogest).

Klinische Daten

Allgemeine und spezielle Anamneseerhebung, gynäkologische Untersuchung, Gewichts- und Blutdruckmessung wurden vor Studienbeginn und jeweils nach 3 Zyklen durchgeführt.

Kontrazeptive Sicherheit

Zur Beurteilung der kontrazeptiven Sicherheit wurde der Pearl-Index berechnet. Um über die allein präparatebezogene Versagerquote Aussage treffen zu können, wird der bereinigte Pearl-Index angegeben. Er schließt somit alle Schwangerschaften aus, die aufgrund von Einnahmefehlern, der Einnahme nicht kompatibler Begleitmedikation und pathologischer Veränderungen des Gastrointestinaltraktes eintreten.

Zyklusstabilität

Die Zyklusstabilität wurde anhand des für jeden Zyklus erfaßten Blutungsmusters bewertet. Dabei interessierten insbesondere das Auftreten von Zwischenblutungen (Spotting oder Durchbruchblutung), die Dauer und Stärke der Gestagenentzugsblutung, das Auftreten von silent menstruations und Dysmenorrhoen sowie die Zykluslänge. Die Art der Erhebung war standardisiert. Die Auswertung der Daten erfolgte deskriptiv.

Verträglichkeit

Die Verträglichkeit von MP 2000 wurde anhand der Items Kopfschmerzen, depressive Verstimmungen, Brustspannen, Magenbeschwerden (Übelkeit/Erbrechen), Ödeme und Libidoveränderungen bewertet. Die Erhebung erfolgte gezielt und standardisiert mit Hilfe des Prüfbogens. Die Daten wurden deskriptiv dargestellt.

Ergebnisse

Probandinnenkollektiv

In die Auswertung gingen Daten zu 2.291 Probandinnen im Alter von 27 ± 6 Jahren ein, die über einen Zeitraum von bis zu 21 Zyklen beobachtet wurden. Gegenwärtig sind noch 1.628 Probandinnen in die Studie involviert.

Die Drop-out-Rate beträgt 28,9%. Aufgrund von aufgetretenen hormonell bedingter Beschwerden beendeten 11,2% der Frauen die Studie vorzeitig. Bei 6,0% wurde die Studie wegen Verletzung des Studienprotokolls vorzeitig abgebrochen. Andere Gründe, die nicht mit der Studie im Zusammenhang stehen, gaben 11,7% der Frauen an. Insgesamt können somit Aussagen über 24.719 Einnahmezyklen gemacht werden. 63,9% der Frauen hatten zuvor andere orale Kontrazeptiva eingenommen und wurden auf MP 2000 umgestellt; 21,9% hatten Pillenerfahrung, nahmen MP 2000 allerdings nach einer Pillenpause ein. Die verbleibenden 14,2% waren Neueinstellungen. In der folgenden Auswertung wurden die Probandinnen mit Pillenpause und die Neueinstellungen als Anfängerinnen zusammengefaßt. Insgesamt rauchten 30% der Probandinnen bei Aufnahme in die Studie, davon 2,5% mehr als 15 Zigaretten pro Tag.

Blutdruck

Der Blutdruck betrug zu Beginn der Untersuchung systolisch 118 ± 12 mm Hg, diastolisch 75 ± 9 mm Hg. Nach 6monatiger Einnahme wurden systolisch 117 ± 12 mm Hg und diastolisch 74 ± 10 mm Hg gemessen und nach 12monatiger Einnahme systolisch 118 ± 12 mm Hg und diastolisch 74 ± 9 mm Hg (Tab. 1).

Tabelle 1 Mittlere prozentuale Veränderung des Blutdruckes unter MP 2000

Zyklus	systolisch	diastolisch
Baseline (vor MP 2000)	118 mm Hg	74 mm Hg
6	−0,8%	−0,8%
12	0,2%	−0,3%

Gewicht

Das mittlere Gewicht betrug vor der Einnahme von MP 2000 62,4 ± 9,9 kg, 62,8 ± 10,1 kg nach 6monatiger bzw. 63,2 ± 10,4 kg nach 12monatiger Einnahme. Die Gewichtsunterschiede sind nicht signifikant.

Kontrazeptive Sicherheit

Im Rahmen der Studie traten zwei Schwangerschaften bereits vor der Einnahme von MP 2000 auf. Gründe für weitere Schwangerschaften waren: vergessene Einnahme (4×), Erbrechen, Durchfall (3×), Begleitmedikation, die die Wirkung von Steroidhormonen beeinflußt (3×) (Mehrfachnennungen). Für fünf Graviditäten liegen keine Angaben vor. Bei einer Gesamtzyklenzahl von 24.719 beträgt der bereinigte Pearl-Index 0,2.

Zyklusstabilität

Die irregulären Blutungen wurden nach Spottings (weniger als ein Tampon bzw. eine Vorlage pro Tag) und vorzeitigen Durchbruchblutungen (regelstark) unterschieden. Spottings traten vor Einnahme von MP 2000 bei 6,6% aller Frauen auf, Durchbruchblutungen bei 8,0%. Diese Häufigkeiten stiegen mit Beginn der Einnahme an und verminderten sich im Verlaufe der Einnahme kontinuierlich. Nach 12 Einnahmezyklen berichteten noch 3,6% der Frauen über Durchbruchblutungen und 2,6% der Frauen über Spottings. Bei gesonderter Betrachtung von Umsteigerinnen und Anfängerinnen (Tab. 2) ist festzustellen, daß bei beiden Probandinnengruppen eine Verminderung der Rate irregulärer Blutungen zu beobachten ist, wobei sich die Zyklen von Anfängerinnen etwas eher stabilisierten als die von Umsteigerinnen. Auch Raucherinnen und Nichtraucherinnen profitierten im Hinblick auf die Verringerung der Rate irregulärer Blutungen gleichermaßen durch MP 2000.

Die Gestagenentzugsblutung wurde nach Auftreten, Dauer, Stärke und Schmerzhaftigkeit beurteilt (Tab. 3). Nach dem ersten Einnahmezyklus hatten 4,2% der Probandinnen keine Entzugsblutung. Diese Rate sank während der Einnahme kontinuierlich (2,6% im 12. Einnahmezyklus). Unterschiede zwischen Raucherinnen und Nichtraucherinnen sowie zwischen Umsteigerinnen und Anfängerinnen wurden nicht beobachtet. Die mittlere Blutungsdauer sank von durchschnittlich 5 Tagen vor Einnahme von MP 2000 auf durchschnittlich 4 Tage im 12. Einnahmezyklus. Auffällig war, daß bei Raucherinnen die Ge-

Tabelle 2 Häufigkeit von Zwischenblutungen unter MP 2000

Zyklus	Schmierblutung						Durchbruchblutung					
	Anfänger		Umsteiger		Gesamt		Anfänger		Umsteiger		Gesamt	
	n	%	n	%	n	%	n	%	n	%	n	%
vor MP 2000	44	5,3	107	7,3	151	6,6	46	5,6	138	9,4	184	8,0
1	72	9,7	124	9,0	196	9,3	119	16,1	166	12,1	285	13,5
3	40	5,6	71	5,3	111	5,4	58	8,2	87	6,5	145	7,1
6	25	4,0	54	4,5	79	4,4	34	5,5	69	5,8	1,3	5,7
9	12	2,2	36	3,3	48	3,0	22	4,0	44	4,1	66	4,1
12	11	2,3	26	2,8	37	2,6	11	2,3	40	4,3	51	3,6

Tabelle 3 Gestagenentzugsblutung vor und unter MP 2000

Zyklus	n*	Silent menstruations (%)		mittlere Dauer (in Tagen)	Stärke (%)			Dysmenorrhoe (%)		
		nein	ja		leicht	mittel-(stark)	stark	keine	leicht/mittel	stark
vor MP 2000	2291			4,7	17,4	75,1	7,4	71,2	24,6	4,2
3	2041	94,0	4,2	4,2	45,8	52,3	1,8	92,0	7,5	0,5
6	1813	94,9	3,9	4,1	47,4	50,6	1,9	93,1	6,5	0,3
9	1625	95,6	3,4	4,0	49,3	48,4	2,3	94,1	5,7	0,2
12	1419	91,9	2,6	4,0	47,6	50,5	1,9	94,6	5,3	0,1

n* = Zahl der Frauen, für die der jeweilige Zyklus dokumentiert wurde stagenentzugsblutung während des gesamten Beobachtungszeitraumes durchschnittlich einen Tag länger dauerte als bei Nichtraucherinnen. Ein Unterschied zwischen Anfängerinnen und Umsteigerinnen war nicht zu beobachten.

Die Blutungsstärke nahm unter der Einnahme ebenfalls ab. Betrugen die Anteile der Frauen mit leichter, mittelstarker und starker Blutung vor der Einnahme von MP 2000 17,4%, 75,1% und 7,4%, so änderten sich die entsprechenden Anteile auf 47,6% leichte und 50,5% mittelstarke Blutungen im 12. Einnahmezyklus. Starke Entzugsblutungen traten nur noch bei 2% auf. Die Blutungsstärke nahm bei Nichtraucherinnen ebenso ab wie bei Raucherinnen (48,5% zu 45,3% leichte Blutungen im 12. Einnahmezyklus). Anfängerinnen berichteten im 12. Einnahmezyklus zu 50,5% über leichte Blutungen, während dies bei 46,1% der Umsteigerinnen zu beobachten war.

Während vor der Einnahme von MP 2000 24,6% der Frauen über leichte/mittelschwere und 4,2% über starke dysmenorrhoeische Beschwerden klagten, waren nach 12 Einnahmezyklen bei über 94,6% der Frauen die Blutungen beschwerdefrei.

Die Zykluslänge veränderte sich während der Studie nur unwesentlich. Vor der Einnahme von MP 2000 gaben 80,7% der Frauen eine Zykluslänge von 27–29 Tagen an, 7,6% weniger als 27 Tage und 5,3% mehr als 29 Tage. Nach 12monatiger Einnahme von MP 2000 hatten 84,5% eine Zykluslänge von 27–29 Tagen, 3,8% von weniger als 27 Tagen und 5,3% von mehr als 29 Tagen. Zwischen Anfängerinnen und Umsteigerinnen gab es im Hinblick auf die Zykluslänge keinen Unterschied.

Verträglichkeit

Die Verträglichkeit wurde anhand der geäußerten Beschwerden Kopfschmerzen, depressive Verstimmungen, Brustspannen, Magenbeschwerden (Übelkeit/Erbrechen), Ödeme, Libidoveränderungen und aufgetretener anderer unerwünschter Ereignisse beurteilt (Tab. 4).

Tabelle 4 Häufigkeit von Beschwerden unter MP 2000

Zyklus	n*	Beschwerden (%)						
		Kopfschmerz	Depression	Brustspannen	Übelkeit/Erbrechen	Ödeme	Libido	
							↑	↓
1	2112	17,0	3,2	13,0	7,1	0,8	0,6	2,6
3	2041	12,2	1,5	8,8	3,8	0,5	0,4	1,9
6	1813	7,7	1,4	4,5	1,4	0,2	0,3	1,2
9	1625	6,0	0,9	4,7	1,7	0	0,4	1,0
12	1419	5,1	0,6	3,2	1,1	0	0,1	0,5

n* = Zahl der Frauen, für die der jeweilige Zyklus dokumentiert wurde

Über den gesamten Beobachtungszeitraum war ein deutlicher quantitativer und qualitativer Rückgang der aufgeführten Beschwerden zu erkennen. Die Daten sind mit anderen Präparaten vergleichbar.

Schwerwiegende unerwünschte Ereignisse, bei denen der Zusammenhang mit der Einnahme von MP 2000 wahrscheinlich war, traten in Verlauf der Beobachtung zu 0,5% auf (1× Unterschenkelthrombophlebitis, 2 Ovarialzysten, 1× Venenbeschwerden).

Diskussion

In einer offenen, multizentrischen Studie sollen die kontrazeptive Sicherheit, Zyklusbeeinflussung und Verträglichkeit der Kombination aus 0,03 mg Ethinylestradiol und 2,0 mg Dienogest (MP 2000) untersucht werden. Die vorliegende Arbeit stellt eine Zwischenauswertung dar, in die Daten zu 2.291 Probandinnen eingingen. Es wurden bisher 24.719 Zyklen dokumentiert.

Die kontrazeptive Sicherheit von MP 2000 liegt mit einem Pearl-Index von 0,2 im Bereich anderer oraler Kontrazeptiva. Der Pearl-Index von Kombinationspräparaten liegt nach Leidenberger [14] zwischen 0,03 und 1. Einnahmefehler waren im wesentlichen Umfang schuld am Versagen der Methode. Ferner muß bei einer relativ kurzen Beobachtungszeit unter einem Jahr der Pearl-Index aus methodischen Gründen höher ausfallen als dies bei Langzeitbeobachtungen der Fall ist. Je länger die Studiendauer, um so geringer die Versagerquote, da die Versager im Laufe der Studie natürlich ausscheiden [13]. So wurden in vergleichbaren Studien Pearl-Indices von 0,2 [19], 0,3 [8], 0,64 bzw. 0,62 [6] ermittelt.

Da innerhalb von 12 Monaten unter der Einnahme von MP 2000 Blutdruck und mittleres Gewicht gleich blieben, kann davon ausgegangen werden, daß diese Parameter sich auch bei längerer Einnahme nicht verändern werden, da sie, wenn überhaupt, sehr rasch auf Veränderungen des hormonellen Milieus ansprechen [19].

Die Zyklusstabilität ist besonders wichtig und hat einen hohen Stellenwert für die Akzeptanz hormonaler Kontrazeptiva. In der vorliegenden Untersuchung normalisierte sich der Zyklus bei fast allen Probandinnen sehr schnell. Nach einjähriger Einnahme von MP 2000 traten irreguläre Blutungen zu über 50% seltener auf als zuvor. Silent menstruations wurden in 2,6% der Zyklen beobachtet. Dysmenorrhoen verschwanden fast völlig. Die Entzugsblutung dauerte noch ca. 4 Tage und die Blutungsstärke war zu 50% leicht und zu 50% mittelstark. Diese Stabilisierung des Zyklus unter MP 2000 bestätigt die Ergebnisse der Pilotstudie [16]. Eine anfängliche Erhöhung der Zwischenblutungsrate unter

Pilleneinnahme wird durch andere Untersuchungen mit niedrigdosierten oralen Kontrazeptiva bestätigt [3, 7, 21]. Bereits im dritten Einnahmezyklus liegt die Zwischenblutungsrate unter MP 2000 niedriger als vor Einnahme des Präparates. Somit zeichnet sich MP 2000 durch eine hervorragende Zyklusstabilität aus. Bei anderen Einphasenkombinationspräparaten wurden selbst bei Langzeiteinnahme Zwischenblutungen (Durchbruchblutungen und Schmierblutungen) und silent menstruations beobachtet [1, 2, 6, 7, 15].

MP 2000 kann als gut verträglich beurteilt werden. Die möglichen hormonspezifischen Begleiterscheinungen nahmen unter Einnahme von MP 2000 ab, Kopfschmerzen, Übelkeit/Erbrechen, depressive Verstimmungen, Brustspannen, Ödeme und Libidoveränderungen waren am Ende der Beobachtungszeit nur noch vereinzelt nachweisbar. Es ist allerdings zu bedenken, daß diese subjektiven Angaben starken Schwankungen unterliegen. Die zu Beginn der Einnahme angegebene Beschwerderate unterscheidet sich nicht von der anderer niedrig- oder niedrigstdosierter oraler Kontrazeptiva [7, 8, 9, 20]. Ob es sich dabei wirklich um hormonell bedingte Beschwerden oder Plazeboeffekte handelt, kann nicht eindeutig geklärt werden. Beispielsweise berichtet Leidenberger [14] über eine Libidoverminderung bei 47,8% der Frauen unter Plazeboeinnahme.

Bei den zu 0,5% aufgetretenen schwerwiegenden unerwünschten Ereignissen, für die ein wahrscheinlicher Zusammenhang mit der Einnahme von MP 2000 angenommen wird, war lediglich für die Behandlung der Ovarialzysten eine Hospitalisierung nötig. Bei der Patientin mit Thrombophlebitis lag eine familiäre Belastung vor. Unter Pillen, die eine ebenso niedrige Ethinylestradiolkonzentration haben wie MP 2000, treten schwerwiegende unerwünschte Ereignisse bis zu 3,2% auf [19].

Die Drop-out-Rate von insgesamt 28,9% liegt etwa im Bereich der Rate für vergleichbare Studien. So gibt Akerlund [1] einen Anteil vorzeitiger Studienabschlüsse von 30–33% an. 50% dieser Frauen geben als Begründung für die vorzeitige Studienbeendigung das Auftreten nicht akzeptierter Begleiterscheinungen an [13]. 11,2% unserer Probandinnen (38,7% der Gesamt-drop-out-Rate) beendeten die Einnahme von MP 2000 aufgrund nicht akzeptierter Begleiterscheinungen vorzeitig. Dies spricht für die gute Akzeptanz dieses Präparates [8].

Selbst für Frauen, die vor Umstellung auf MP 2000 schon längere Zeit andere orale Kontrazeptiva einnahmen, stellt diese Ethinylestradiol/Dienogest-Kombination im Hinblick auf Zykluskontrolle und Verträglichkeit eine deutliche Verbesserung dar. Allgemein wird davon ausgegangen, daß orale Kontrazeptiva generell den Zyklusverlauf stabilisieren. Hervorzuheben ist, daß unter Einnahme von MP 2000 sogar Frauen nach langjähriger Erfahrung mit anderen Präparaten in dieser Hinsicht einen nachweisbaren Nutzen hatten. Der in unserer Studie relativ hohe Anteil dieser Frauen beträgt 64%. Es handelt sich dabei um Probandinnen, die bisher mit unterschiedlichen oralen Kontrazeptiva nicht zufrieden waren. Unter diesem Blickwinkel sind die hier vorliegenden Zwischenergebnisse zu MP 2000 als positiv zu werten. Die bisher vorliegenden Ergebnisse sprechen dafür, daß MP 2000 als modernes niedrigdosiertes orales Kontrazeptivum eine effektive Form der Empfängnisverhütung, gepaart mit sehr guter Zyklusstabilität und Verträglichkeit darstellt.

Literatur

[1] Akerlund, M., A. Rode, J. Westergaard: Comparative profiles of reliability, cycle control and side effects of two contraceptive formulations containing 150 µg desogestrel and either 30 or 20 µg ethinyl estradiol. Brit. J. Obstet. Gynecol. 100 (1993) 832.

[2] Andolsek, K. M.: Cycle control with triphasic norgestimate and ethinyl estradiol, a new oral contraceptive agent. Acta Obstet. Scand. (Suppl.) 156 (1992) 22.

[3] Archer, D. F.: Clinical and metabolic features of desogestrel: A new oral contraceptive preparation. Am. J. Obstet. Gynecol. 170 (1994) 1550.

[4] Balogh, A., M. T. Lautenschlager, F. K. Splinter et al.: Vergleichende Untersuchungen zum Einfluß von Ethinylestradiol-haltigen Kontrazeptiva mit Dienogest- oder Levonorgestrel-Komponenten auf die Cytochrom P450-Funktion in vivo (in diesem Buch).

[5] Böcker, R., B. Kleingeist: Der Einfluß von Dienogest auf das humane Cytochrom P450-Enzymsystem in vitro (in diesem Buch).

[6] Corson, S. L.: Efficacy and safety of a monophasic and a triphasic oral contraceptivecontaining norgestimate. Am. J. Obstet. Gynecol. 170 (1994) 1556.

[7] Dieben, Th. O. M., M. T. op ten Berg, H. J. T. Coelingh Bennink: Cycle control and side effects of a new combiphasic contraceptive regimen. Drug Res. 44 (1994) 877.

[8] Dunson, T. R., V. L. McLaurin, B. Israngkura et al.: A comperative study of two low-dose combined oral contraceptives: Results from a multicenter trial. Contraception 48 (1993) 109.

[9] Fortherby, K.: Clinical experience and pharmacological effects of an oral contraceptive containing 20 µg oestrogen. Contraception 46 (1992) 477.

[10] Golbs, S., G. Klinger, C. Moore et al.: Untersuchungen zur Beeinflussung klinisch-chemischer und hämatologischer Parameter nach Verabreichung von MP 2000 über 6 Zyklen an gesunde Probandinnen im Rahmen einer Phase-III-Studie (in diesem Buch).

[11] Hagen, H., A. Hagen, W. Lehnert et al.: Klinische Erfassung antiandrogener Effekte von Dienogest (in diesem Buch).

[12] Köhler, G., W. Wodrig: Endokrinologische Befunde und die Reaktivität der Hypophyse gegenüber GnRH unter Gestagenmonotherapie der Endometriose mit Dienogest (in diesem Buch).

[13] Körner, J., G. Tietgen, D. Zavisic et al.: Erfahrungen bei der Empfängnisverhütung mit einem Dreistufenpräparat. Gynäkologie 8 (1992) 25.

[14] Leidenberger, F.: Klinische Endokrinologie für Frauenärzte. Springer-Verlag, Berlin 1992.

[15] Mall-Haefeli, M., I. Werner-Zodrow, P. R. Huber: Klinische Erfahrungen mit Mercilon und Marvelon unter besonderer Berücksichtigung der Ovarfunktion. Geburtshl. Frauenheilk. 51 (1991) 34.

[16] Moore, G. Klinger, F. Walter et al.: Phase-II-Studie über den Einfluß von MP 2000 auf kontrazeptive Sicherheit, Zyklusverhalten und Verträglichkeit bei gesunden Probandinnen (in diesem Buch).

[17] Moore, C., F. Walter, G. Klinger et al.: Der Einfluß von Dienogest auf die Ovulation junger Frauen und auf weitere ausgewählte endokrinologische Parameter (in diesem Buch).

[18] Schleußner, E., W. Michels, S. Bethge et al.: Die Wirkung von Dienogest auf die hypothalamisch-hypophysäre Achse: Ergebnisse einer Pilotstudie (in diesem Buch).

[19] Walling, M.: A multicenter efficacy and safety study of an oral contraceptive containing 150 µg desogestrel and 30 µg ethinyl estradiol. Contraception 46 (1992) 313.

[20] Weber-Diehl, F., J. Lehnert, U. Lachnit: Comparison of two triphasic oral contraceptives containing either gestodene or norethindrone: A randomized, controlled trial. Contraception 48 (1993) 291.

[21] Weber-Diehl, F., R. Unger, U. Lachnit: Triphasic combination of ethinyl estradiol and gestodene. Contraception 46 (1992) 19.

Langzeituntersuchungen zum Einfluß Chlormadinon-, Levonorgestrel- und Dienogest-haltiger Kontrazeptiva auf die Stimmfunktion der Frau

G. Klinger, P. Schelhorn-Neise, T. Braunschweig, C. Siegert †

Zusammenfassung

Androgene und Gestagene mit inhärenter androgener Partialwirkung können bei der Entstehung von Stimmstörungen kausale Bedeutung erlangen. Die hormonalen Kontrazeptiva Gravistat® 125, Ovosiston®, Certostat®, die mit Levonorgestrel, Chlormadinonazetat und Dienogest Gestagenkomponenten mit klinisch unterschiedlich ausgeprägter Androgen-Potenz besitzen, wurden über den Zeitraum von 12 Monaten bei insgesamt 79 Frauen auf potentielle Beeinflussungen der Stimmfunktion untersucht. Zur phoniatrischen Beurteilung der Wirkung synthetischer Sexualsteroide wurde ein Spektrum von laryngoskopischen, stroboskopischen, klanganalytischen, elektroakustischen und auditiv-perziptiven Verfahren in die Prüfung einbezogen. Obwohl die registrierten Veränderungen sehr diskreter Natur sind und von den Betroffenen gewöhnlich selbst nicht empfunden werden, lassen sich bei Einnahme des Präparates Gravistat® 125 die graduell ausgeprägtesten Effekte festhalten. Eine Zunahme von unvollständigem Glottisschluß, Auflockerung der Stimmlippenschleimhaut, Zunahme des hypofunktionellen Schwingungsverhaltens der Amplituden der Glottisschwingung sowie eine Absenkung der mittleren Sprechstimmlage, lassen sich für dieses Präparat dank seines Levonorgestrel-Anteils am deutlichsten demonstrieren. Dienogest, das sich durch fehlende androgene Eigenschaften auch zur Behandlung der zyklusabhängigen Akne vulgaris sehr gut eignet, bietet sich auch unter diesem Aspekt als echte Alternative an.

Einleitung

Der Kehlkopf ist als Träger der menschlichen Stimme in ein System von endokrinen Regulationen eingebettet. Stimmgebung und Stimmklang werden in entscheidendem Maße hormonell gesteuert. Insbesondere bei Frauen mit sehr stimmintensiven Berufen ist dieses physiologische Wechselspiel leicht irritabel.

Nach Timonen und Mitarb. [18] darf man annehmen, daß etwa 15% aller Dysphonien endokrine Ursachen haben. Stimmschwankungen im Verlaufe der verschiedenen Zyklusphasen sowie während der Gravidität werden besonders von Frauen mit intensiver stimmlicher Belastung empfunden und registriert. Abitol und Mitarb., denen 1989 der Nachweis von Östrogen-Rezeptoren im Kehlkopf gelang, fanden prämenstruell eine laryngeale Wasser-Retention, ein Ödem des interstitiellen Gewebes sowie venöse Dilatationen, die sie als Störung der endogenen Östrogen-Gestagen-Balance deuteten.

Auch mit Applikation synthetischer Sexualsteroide sind Dysphonien induzierbar, die substanz- oder dosisabhängig in unterschiedlicher Ausprägung beobachtet worden sind. Erste Hinweise auf Stimmveränderungen bei Anwendung hormonaler Kontrazeptiva finden sich bereits 1963 bei Moses [11], später bei Ismail [7] und Bauer [2] sowie Wendler [19, 20], Heinemann [5, 6] und Pahn und Mitarb. [12–14], ein Zusammenhang, den Dordain [3] anhand eigener prospektiver Untersuchungen nicht sichern konnte.

Daß hormonal induzierte stimmliche Beeinflussungen bei Frauen im Sinne einer Virilisierung aber zuallererst als Folge einer Anabolika- oder Androgen-Medikation gewertet werden müssen, ist wiederholt bestätigt worden [5, 6, 19, 20].

Im kasuistischen Berichten wird darauf verwiesen, daß Veränderungen in Form einer zunehmend brüchigen, schwerfälligen Stimme mit Höheneinbuße wahrgenommen wurden. Volumenzunahme, Strukturveränderungen mit Auswirkungen auf die Elastizität sowie eine Erschlaffung der Stimmlippen bilden die Ursache dafür.

Die unter hormonaler Kontrazeption beobachteten Stimmstörungen sind wohl zuallererst dem Charakter der Gestagenkomponente anzulasten. Ihr Ausmaß ist jedoch weit geringer als unter der Wirkung einer Anabolika-Substitution.

Obwohl wahrscheinlich alle Gestagen-Typen – dosierungsabhängig – Irritationen der Stimme initiieren können, kommt doch den Derivaten des 19-Nortestosteron gegenüber denen des Hydroxyprogesteron eindeutig mehr Gewicht zu. Aufgrund ihrer unterschiedlich stark ausgeprägten Androgenpotenz können Nortestosteron-Abkömmlinge die endogene Androgen-Östrogen-Balance am Targetorgan in klinisch wahrnehmbaren Dimensionen beeinflussen.

Im Rahmen einer Langzeitstudie an Beagle-Hunden [14] wurden erstmals Kehlkopf-Untersuchungen durchgeführt, um einen potentiellen Gestagen-Einfluß auf dieses sexuell geprägte Organ prüfen zu können. Anhand von Messungen des Elastizitätsmoduls ließen sich dabei gesicherte Zeichen einer Virilisierung substanzabhängig demonstrieren. Dieser Effekt war aufgrund der starken Androgen-Potenz für Levonorgestrel meßbar, während das andere in die Untersuchung einbezogene Gestagen Dienogest aufgrund seiner fehlenden Androgen-Komponente diese Veränderungen vermissen ließ.

Da die Anwendung hormonaler Kontrazeptiva gewöhnlich von dem Wunsch nach Langzeiteinnahme geprägt ist, erschien es wichtig und notwendig, deren potentielle Wirkung auf die Qualität der weiblichen Stimme, der Belastbarkeit und mögliche Frequenzabweichungen über den Zeitraum von mindestens einem Jahr vergleichenderweise zu verfolgen. Mit Ovosiston®, Gravistat® 125 und Certostat® standen drei unterschiedlich strukturierte Kombinationspräparate dafür zur Verfügung.

Da tierexperimentell das Gestagen Dienogest als eine Substanz selektiert werden konnte, die sich durch fehlende androgene und relativ ausgeprägte antiandrogene Eigenschaften auszeichnet, erschien es reizvoll, die klinischen Effekte dieser Gestagene mit unterschiedlich substanzimmanenter Androgen-Natur mit entsprechend sensitiven Methoden zu registrieren.

Material und Methoden

Insgesamt 79 junge Frauen im Alter zwischen 16 und 20 Jahren erhielten erstmals synthetische Sexualsteroide zur hormonalen Kontrazeption. Eine Zuordnung zu den Jenapharm-Präparaten Certostat® (0,05 mg Ethinylestradiol; 2 mg Dienogest), Ovosiston® (0,08 mg Mestranol; 2 mg Chlormadinonazetat) und Gravistat® 125 (0,05 mg Ethinylestradiol; 0,125 mg Levonorgestrel) konnte nahezu gleichmäßig erfolgen (Tabelle 1).

Tabelle 1 Häufigkeit phoniatrischer Kontrollen bei hormonaler Kontrazeption

	Vor Einnahmebeginn	3. Zyklus	6. Zyklus	12. Zyklus
Gravistat® 125	27	25	20	22
Ovosiston®	23	14	10	16
Certostat®	29	27	26	19

Phoniatrische Untersuchungen fanden statt vor Einnahmebeginn sowie im 3., 6. und 12. Medikationszyklus. Um hormonprovozierte Befundschwankungen zu vermeiden, lagen die Konsultationen, wenn möglich, im jeweils letzten Einnahmedrittel, aber nicht während der Menstruation.

Methodik der phoniatrischen Untersuchung

Alle anamnestischen Daten mit potentiellem Einfluß auf die stimmliche Leistungsfähigkeit wie berufliche Anforderungen, Allergien, Medikamente sowie stimmliche Belastungen wurden erfragt.

Die qualitative Beurteilung wurde nach folgenden Kriterien vorgenommen:

Kehlkopf (Stimmbänder, Beweglichkeit, Glottisschluß, Aryknorpel) sowie Mundrachen, Nasenrachen, Nase und Ohren.

Stroboskopie:
Bewegtes Bild bei 240 Hz, 360 Hz, 400 Hz, Beurteilung von Feinbeweglichkeit der Stimmlippen, Amplituden, der Randkantenverschiebung und des Glottisschlusses sowie der Frequenzwechselperioden.
Stehendes Bild mit Phasenverschiebung, Beurteilung von Öffnungs- und Schließbewegung, Öffnungs- und Schließzeit, Amplitude, Randkantenverschiebung, Längswellen, Unschärfen, Glottisschluß sowie die Untersuchungen bei anderen Frequenzen.

Logopädische Untersuchung:
Subjektiv-auditive Beurteilung von Stimmklang, mittlerer Sprechstimmlage, Stimmumfang, Registerübergängen, Tonhaltedauer, Stummatmung, Stimmatmung, Atem-Sinneinheiten, Stimmeinsätzen, Nasalität, Stimmgattung und Schwelltönen.

Funktionsdiagnostische Untersuchung:
Meßtechnische Bestimmung der mittleren Grundfrequenz der Sprechstimme, Tonbandaufnahmen zur auditiven Befundung, Stimmdynamik.

Ergebnisse

Zur phoniatrischen Beurteilung der Wirkung verschiedener hormonaler Kontrazeptiva wurde ein Spektrum von laryngoskopischen, stroboskopischen, klanganalytischen, elektroakustischen und auditiv-perziptiven Verfahren einbezogen.

Vollständiger Glottisschluß (Abb. 1)

Der vollständige Glottisschluß gilt als Ausdruck einer physiologisch-ökonomischen Stimmgebung, da ein Zusammenhang zwischen Öffnungsfunktion der Glottis und der Glottiswelle existiert. Der zur Phonation notwendige Luftverbrauch ist direkt vom Glottisschluß abhängig. Eine Zunahme des unvollständigen Glottisschlusses ist sowohl im Bereich der Sprechstimme als auch insbesondere im Singstimmbereich zu beobachten. Auffällig ist aber, daß die Singstimme stets empfindlicher als die Sprechstimme reagiert. Das Präparat Gravistat® 125 bewirkt eine Schlußinsuffizienz, die im Sprechstimmbereich maximal 60% beträgt und im Bereich der Singstimme sogar 90% über den gesamten Einnahmezeitraum hinweg ausmacht. Mit nur 30% für die Sprechstimme und 5% für die Singstimme weist Certostat® die mit Abstand geringste Irritation auf, während die durch Ovosiston® ausgelösten Veränderungen prozentual zwischen denen von Certostat® und Gravistat® 125 liegen.

Laryngoskopie (Abb. 2)

Am Ende der über 12 Monate hinweg laryngoskopisch kontrollierten Steroid-Applikation waren bei allen Frauen Zeichen einer Auflockerung der Stimmlip-

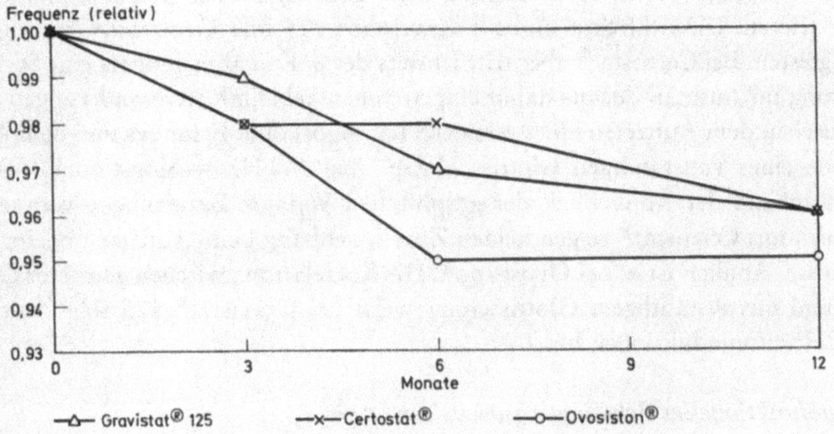

Abb. 1 Grundfrequenz der Sprechstimme bei Einnahme hormonaler Kontrazeptiva

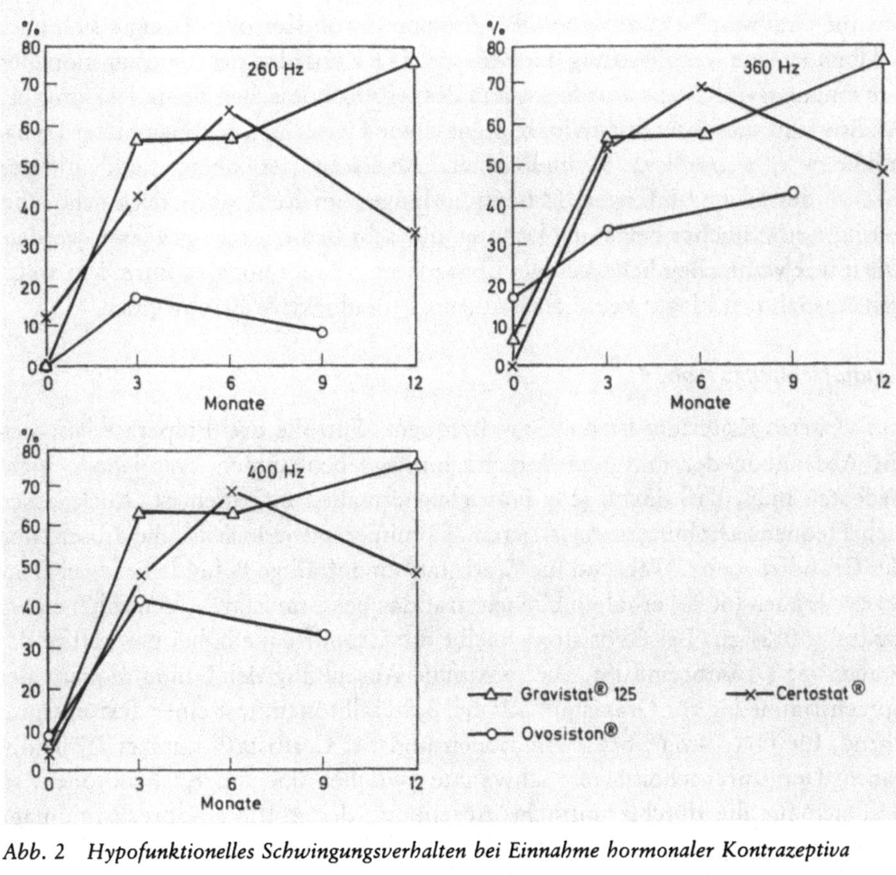

Abb. 2 Hypofunktionelles Schwingungsverhalten bei Einnahme hormonaler Kontrazeptiva

penschleimhaut sowie deren Rötung oder eine vermehrte Gefäßzeichnung zu registrieren. Diese Effekte sind für Gravistat® 125 und Ovosiston® am ausgeprägtesten. Bei Certostat® aber tritt jenseits des 6. Einnahmemonats eine Stabilisierung im Ausmaß der bis dahin eingetretenen Schleimhautveränderungen ein. Zwischen dem Auftreten eines reizlosen Laryngoskopie-Befundes und dem Auftreten eines vollständigen Glottisschlusses (bei 360 Hz = Singstimme) lassen sich anhand der Ähnlichkeit der graphischen Verläufe Beziehungen vermuten. Frauen mit Certostat® zeigen keinen Zusammenhang beim Auftreten beider Ereignisse. Ähnlich ist es bei Ovosiston®. Die Korrelation zwischen geröteter Glottis und unvollständigem Glottisschluß weist bei Gravistat® 125 sehr deutlich auf Hormoninduktionen hin.

Hypofunktionelles Schwingungsverhalten (Abb. 3)

Eine Zunahme des hypofunktionellen Schwingungsverhaltens der Amplituden der Glottisschwingung in allen geprüften Frequenzen, bei 260 Hz, 360 Hz und 400 Hz also, war für die drei Präparate feststellbar. Besonders eindrucksvoll ist das für Gravistat® 125 zu sehen. Bei Einnahme von Certostat® zeigte sich nach 6 Monaten eine Stabilisierung der Befunde. Die Zunahme des hypofunktionellen Schwingungsverhaltens wurde anhand des stroboskopischen Befundes ermittelt. Auditiv und subjektiv feststellbare Signale wie Heiserkeit, herabgesetzter Dynamikbereich, stimmliche Ermüdbarkeit, Absinken der oberen und unteren Grenze des Stimmumfanges, Mißempfindungen im Kehlkopfbereich schon bei geringer stimmlicher Belastung konnten nur sehr bedingt nachgewiesen werden. Dazu war wahrscheinlich auch die Beobachtungsdauer noch zu kurz. Mit wenigen Ausnahmen klagte keine der Frauen über subjektive Beschwerden.

Grundfrequenz (Abb. 4)

Ein weiteres Kriterium ist die Grundfrequenz. Für alle drei Präparate läßt sich die Absenkung der mittleren Sprechstimmlage beobachten, was jedoch nicht bedeuten muß, daß davon jede Frau gleichermaßen betroffen ist. Auch lassen sich Frequenzerhöhungen registrieren. Dominierend jedoch ist die Absenkung der Grundfrequenz. Während für Certostat® unauffällige Befunde bei zwei Drittel der Frauen (60%) erhalten blieben, traf das bei Gravistat® 125 nur bei einem Drittel (30%) zu. Bei Ovosiston® bleibt die Grundfrequenz bei der Hälfte der Frauen (52%) unbeeinflußt. Die maximale Absenkung der Grundfrequenz der Sprechstimme lag für Gravistat® 125 bei 3,8 Halbtönen, fast einer Terz entsprechend, für Ovosiston® bei 2 Halbtönen und bei Certostat® nur bei 1,7 Halbtönen. Der Durchschnittswert schwankte zwischen 0,6 und 1,2 Halbtönen, so daß sich für die durchschnittliche Absenkung der mittleren Sprechstimmlage wesentliche präparatabhängige Unterschiede nicht zeigen ließen.

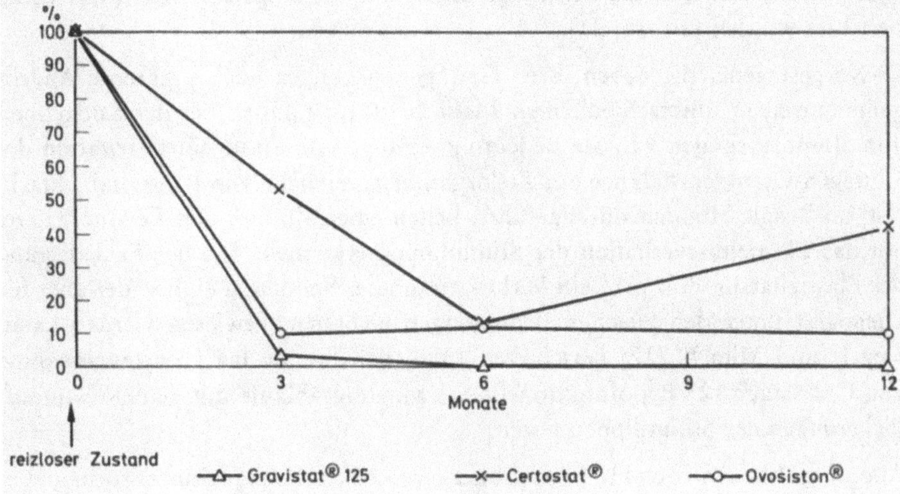

Abb. 3 Laryngoskopie bei Einnahme hormonaler Kontrazeptiva

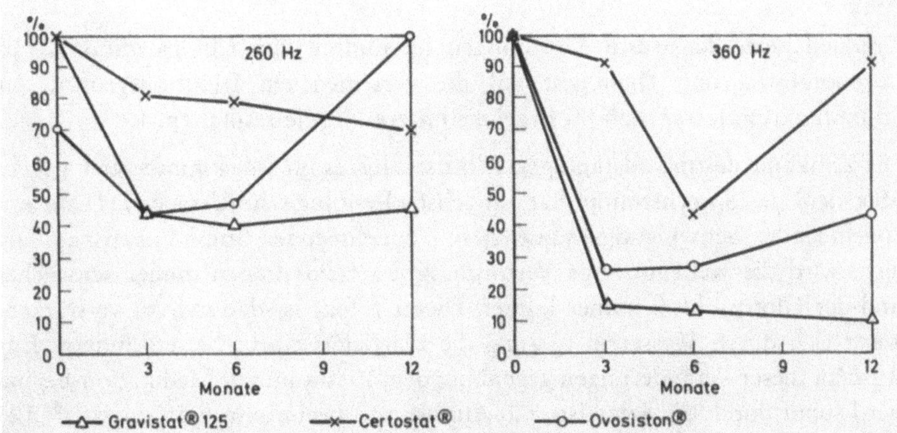

Abb. 4 Vollständiger Glottisschluß bei Einnahme hormonaler Kontrazeptiva

Diskussion

Der Kehlkopf als Träger der menschlichen Stimme ist in ein System endokriner Steuerungen eingebettet. Von Flach und Mitarb. (1969) wurde anhand einer repräsentativen Umfrage festgestellt, daß bei 4 von 5 Sängerinnen intramenstruell Veränderungen von Stimmqualität, Stimmvolumen und Stimmumfang beobachtet wurden. Dysphonien als Folge von Menstruationsstörungen im weitesten Sinne, während der Schwangerschaft und als Folge der Menopause, sind berichtet worden [10, 16, 21].

19-Norgestagene, die neben ihren Gestagenwirkungen auch inhärente Androgenpotenzen in unterschiedlichem Maße besitzen, können bei der Entstehung von Stimmstörungen kausale Bedeutung erlangen im Sinne einer Irritation der Gestagen-Östrogen-Balance am Zielorgan. Tierversuche von Pahn und Mitarb. [14] an Beagle-Hunden durchgeführt, ließen einen Einfluß von Levonorgestrel auf das Elastizitätsverhalten der Stimmlippen erkennen. Mit der Erniedrigung des Elastizitätsmoduls geht ein Verlust an innerer Spannung einher, der aber für Dienogest unter den gleichen Bedingungen nicht nachgewiesen werden kann. Siegert und Mitarb. [17] berichteten 1986, daß Frauen bei Langzeiteinnahme von Gravistat® 125 hypofunktionelle Schwingungsabläufe mit Schleimhautauflockerungen der Stimmlippen boten.

Allerdings können auch Hydroxyprogesteron-Abkömmlinge Stimmstörungen – wenn auch viel seltener – im Sinne einer Laryngopathia gravidarum provozieren [6]. Von Pahn und Göretzlehner [13] liegen Beobachtungen über polypöse Stimmlippenhyperplasien vor, die als Folge androgener Restwirkungen gedeutet werden.

Graduell bemerkenswerte Abstufungen im Einfluß von Chlormadinonazetat, Levonorgestrel und Dienogest auf die verschiedenen Funktionsgrößen der Stimmfunktion lassen sich im Ergebnis unserer Studie festhalten.

Die Zunahme des unvollständigen Glottisschlusses im Singstimmbereich gegenüber dem der Sprechstimme hat zunächst physiologische Ursachen. Denn mit zunehmender Schwingungsfrequenz, mit zunehmender Stimmlippenspannung also, wird die wellenförmige Verformung der Stimmlippen immer schwächer und der Glottisschluß immer kürzer. Dieser Effekt ist dadurch zu verstärken, wenn sich durch Wassereinlagerung die Elastizitätseigenschaften ändern. Das Ausmaß dieser Veränderungen gegenüber dem Zeitraum vor Medikationsbeginn wird somit durch die Sexualsteroid-Applikation beeinflußt. Bei Gravistat® 125 mit Levonorgestrel als Gestagenkomponente reagiert die Glottis am empfindlichsten. Es darf davon ausgegangen werden, daß Wassereinlagerungen eine Massenzunahme des Gewebes bewirken. Da die Schließphase bei höheren Frequenzen immer kürzer und damit immer kritischer wird, ist es naheliegend, daß diese Veränderungen zuerst im Bereich der Singstimmfrequenzen bemerkbar sind. Von diesen Effekten sind diejenigen Frauen, die Certostat® eingenommen haben, am seltensten betroffen.

Die stroboskopisch festgestellte Zunahme des hypofunktionellen Schwingungsverhaltens ist für alle drei Präparate nachzuweisen. Gravistat® 125 zeigt aber auch hier die Effekte am deutlichsten.

Die Abnahme des Elastizitätsmoduls des Musculus vocalis durch dysproportionale Änderung von Stimmlippenlänge und Spannungsapparat ist als Ursache dafür ebenso denkbar, wie die Massenzunahme der passiv schwingenden Partien, entstanden durch Auflockerung der Schleimhaut oder durch Strukturveränderungen innerhalb der Muskulatur.

Die Grundfrequenz, die abhängig ist vom subglottischen Druck und dem Spannungszustand der Stimmlippen, gilt als Äquivalent der mittleren Sprechstimmlage. Ziel dieser Messung sollte es sein, durch kontinuierliches Aufsagen gleicher Worte bei einem Mindestschallwert um 75 dB vor dem Mikrophon die Abweichungen von der mittleren Grundfrequenz zu erfassen, um damit Veränderungen in der physiologisch organischen Disposition des Stimmapparates wahrzunehmen. Während sich für die Absenkung der mittleren Sprechstimmlage präparatabhängige Unterschiede nicht sichern ließen, zeigte sich die deutlichste Absenkung dieser Grundfrequenz bei Gravistat® 125 mit einem Intervall, das etwa einer Terz entspricht (3,8 Halbtöne). Für Certostat® zum Vergleich dazu betrug dieser Wert nur 1,7 Halbtöne.

Obwohl Dienogest der Reihe der 19-Nortestosteron-Derivate zuzuordnen ist, läßt sich gesichert demonstrieren, daß diesem Gestagen im Gegensatz zu anderen Substanzen gleicher Provenienz androgene Potenzen fehlen bei gleichzeitig nachweisbarer Antiandrogenität. Mit biochemischen Markern wie SHBG, freiem Testosteron oder Parametern des Lipidstoffwechsels lassen sich diese antiandrogenen Merkmale eindrucksvoll bestätigen [8, 9].

Ziel dieser Studie sollte es deshalb sein, das endokrinologische Wirkprofil von Dienogest im Vergleich zu anderen Gestagenen auch unter dem Aspekt einer potentiellen Beeinflussung der Stimmfunktion durch Langzeitkontrollen zu beurteilen. Das für diesen Zusammenhang erwartete Fehlen androgener Effekte ist mit den Ergebnissen der vorliegenden phoniatrischen Untersuchungen sichtbar zu belegen.

Da die Stimmbelastung bei den von uns kontrollierten Frauen nur der eines umgangssprachlichen Gebrauches gleichzusetzen war, darf es nicht verwundern, daß keine von ihnen während des gesamten Untersuchungszeitraumes selbstempfundene Änderungen bemerkt hat. In der Regel sind die von uns beobachteten Veränderungen so diskreter Natur, daß der Terminus „Virilisierung“ für diese Befunde nicht in Anspruch genommen werden kann. Um alle Restrisiken zu vermeiden, ist es aber heute notwendig und sicher richtig, daß diejenigen Frauen, die sich für eine Laufbahn als Sängerin entschieden haben, von der Einnahme synthetischer Sexualsteroide Abstand nehmen. Da die Hochleistungsstimme so sensibel gegenüber hormonellen Dysregulationen reagieren kann, sollten alle potentiellen Irritationen vermieden werden.

So läßt sich zusammenfassend sagen, daß von allen Frauen, die bei Einnahme hormonaler Kontrazeptiva über ein Jahr hinweg phoniatrisch betreut wurden, diejenigen die auffälligsten Veränderungen der Stimmfunktion zeigten, die sich für Gravistat® 125 entschieden hatten. Dienogest als Bestandteil des Kombinationspräparates Certostat®, das sich klinisch durch fehlende androgene Restwirkungen auszeichnet, bietet sich unter diesem Aspekt als Alternative an.

Literatur

[1] Abitbol, J., J. de Brux, G. Millot et al.: J. Voice 3 (1989) 157.
[2] Bauer, H.: Z. Laryngol. Rhinol. Otol. 46 (1967) 155.
[3] Dordain, M.: Folia Phoniatr. 24 (1972) 86.
[4] Flach, M., H. Schwickardi, R. Simon: Folia Phoniatr. 21 (1969) 199.
[5] Heinemann, M.: Hormone und Stimme. Barth Verlag, Leipzig 1976.
[6] Heinemann, M.: Proc. 11. Congr. UEP, Wien 1986, 9.
[7] Ismail, H.: Proc. 8. Int. Congr. ORL, Tokyo 1966, 764.
[8] Klinger, G., W. Carol: Kongreßband III. Jenaer Symposium zur hormonalen Kontrazeption 1985, 125.
[9] Klinger, G., W. Carol: Kongreßband IV. Jenaer Symposium zur hormonalen Kontrazeption 1989, 30.
[10] Lacina, O.: Folia Phoniatr. 20 (1968) 13.
[11] Moses, P.: Z. Laryngol. Rhinol. Otol. 42 (1963) 445.
[12] Pahn, J., G. Göretzlehner: Zentralbl. Gynaekol. 100 (1978) 341.
[13] Pahn, J., G. Göretzlehner: HNO-Prax. 4 (1979) 220.
[14] Pahn, J., R. Dettmann, B. Kramp et al.: HNO-Prax. 6 (1981) 206.
[15] Pahn, J., G. Göretzlehner, H. Zemisch: Med. aktuell 11 (1981) 481.
[16] Perello, J.: Acta oto-rino-laring. Ibero-Am. 13 (1962) 561.
[17] Siegert, C., E. Schleier, M. Ulrich et al.: Proc. 11. Congr. UEP, Wien 1986, 22.
[18] Timonen, S., S. Sonnenin, K. Wichmann: Ann. Chir.-Gynecol. Fenn. 107 (1962) 3.
[19] Wendler, J.: Dt. Gesundh.-wesen 23 (1968) 267.
[20] Wendler, J.: Folia Phoniatr. 24 (1972) 259.
[21] Will, I.: Münch. Med. Wochenschr. 102 (1960) 2605.

Klinische Erfassung antiandrogener Effekte von Dienogest

H. Hagen, A. Hagen, W. Lehnert, H. Börrnert, H. Hoffmann

Zusammenfassung

Im Rahmen einer multizentrischen Phase-III-Studie mit dem kontrazeptiven Kombinationspräparat Ethinylestradiol/Dienogest (0,05 mg/2,00 mg) wurde die antiandrogene Wirksamkeit dieser Kombination in einer Pilotstudie an 20 Frauen mit unterschiedlichen Graden von Hirsutismus (mit oder ohne Akne, Seborrhoe und Alopezie) untersucht. Die Ergebnisse der Messung von Haarschaftdurchmesser, Haarfollikel- und Talgdrüsenvolumen zu den Zeitpunkten 6.–11. und 12.–26. Monat nach Behandlungsbeginn im Vergleich zu den Ausgangswerten vor Therapie zeigten in den meisten Fällen einen positiven Effekt auf die genannten Parameter. Dies ging konform mit den von den Patientinnen angegebenen subjektiven Besserungen des Krankheitsbildes. Aufgrund seiner antiandrogenen Wirksamkeit erwies sich Dienogest als Gestagenkomponente in der geprüften Kombination als effektive Behandlung bei Frauen mit funktionell entstandenen und auch idiopathischen Hirsutismus. Entsprechend dem Einnahmemodus des Präparates bestand gleichzeitig eine hohe kontrazeptive Sicherheit. Seine gute Verträglichkeit, der regelmäßige Eintritt der Abbruchblutung und das Fehlen von Durchbruch- und Zwischenblutungen zwangen in keinem Fall zum Absetzen des Präparates.

Einleitung

In Mitteleuropa wird der Anteil von Frauen mit unterschiedlicher Ausprägung von Hirsutismus, Akne und Seborrhoe und gelegentlich Alopezie zwischen 3 und 11% angesetzt. Es handelt sich also um eine nicht geringe Zahl von Frauen, die alle im fertilen Alter sind und deren Leidensdruck allgemein recht groß ist. Der pathogenetische Hintergrund für die verschiedenen Formen des Hirsutismus ist vielschichtig: funktionelle endokrinologische Störungen mit erhöhten Androgenwerten im Blut, erhöhte α-Reduktaseaktivität mit vermehrtem Angebot von Dihydrotestosteron bzw. verstärkte Sensibilität oder Zahl der Androgenrezeptoren am Haarbalg [1, 2, 5, 8, 9]. Diskutiert wird auch das Wirksamwerden von potenten Androgenen/-metaboliten am Haarbalg, die ihre Präkursoren im Dehydroandrosteronsulfat- und Androstendiolsulfat-Pool haben [10].

Im Rahmen einer multizentrischen Phase-III-Studie mit der kontrazeptiven Estrogen-Gestagen-Kombination Ethinylestradiol/Dienogest (EE2 0,05 mg/ DNG 2,00 mg) wurde in einer davon abgetrennten Teilstudie die antiandrogene Partialwirkung dieser Kombination untersucht. Nach tierexperimentellen Befunden wies das Gestagen Dienogest eine bemerkenswerte antiandrogene Wirkqualität auf, die jener von Cyproteronacetat nahekommt [14, sowie Beitrag v. Oettel et al. in diesem Buch]. Dies konnte nachfolgend im Rahmen einer klinischen Studie zur Behandlung der Endometriose mit DNG insofern bestätigt werden, als antiandrogene Partialwirkungen von DNG wie Libidoabnahme oder Verminderung von Akne oder Hirsutismus von den Patientinnen berichtet wurden [6, sowie Beitrag von Köhler in diesem Buch]. Ziel der vorliegenden Teilstudie war es, diese Wirkung von DNG in der Kombination mit Ethinylestradiol (2,00 mg/0,05 mg) anhand objektiver (Haarschaftdurchmesser, Haarfollikel- und Talgdrüsenvolumen) und subjektiver Parameter bei Frauen mit verschiedenen Hirsutismusformen und unterschiedlicher Ausprägung zu erfassen.

Methoden

Patientengut

In die Studie wurden 20 Frauen einbezogen, die eine unterschiedlich starke androgene Stimulation im Phenotyp aufwiesen. In die engere Auswertung kamen 18 Frauen, Durchschnittsalter 25,2 Jahre. Eine objektive Einteilung des Phenotyps ist schwierig, da sowohl Symptome wie Lokalisation unterschiedlich ausgeprägt sein können [7, 12, 15]. Wir folgten der Einteilung nach Baron [1, 2], der 3 Grade des Hirsutismus unterscheidet: 1. Rhomboide Pubesbehaarung und mäßige Behaarung von Oberlippe und Brustwarzenhöfen mit dunklem, telogenem Haar, 2. zusätzlich zu 1. Kinn- und Backenbart und Behaarung der Oberschenkel, 3. zusätzlich zu 1. und 2. Behaarung von Sternum, Schulter, Gesäß, Lumbalgegend und Handrücken. Unsere Patienten gehörten in eine dieser 3 Gruppen, zusätzlich wurden Seborrhoe, Akne und Alopezie in die Bewertung einbezogen.

Die Abgrenzung gegenüber Virilismus und Hypertrichose war unschwer möglich. Wir definierten Hirsutismus unabhängig von der primären Auslösung als androgeninduzierte Umwandlung von feinem pigmentfreiem Vellushaar in langes und dunkles Terminalhaar mit männlichem Verteilungsmuster.

Diagnostische Kriterien zur Abgrenzung der verschiedenen Hirsutismusformen waren:

– Anamnese: Menarche, Zyklusverhalten, Körpergewichtsentwicklung, Fettverteilung, Größe, Dauer und Zunahme der Ausprägung der Androgenisierungserscheinungen, Anzahl der täglich verlorenen Haare bei Alopezie, Häufigkeit der wöchentlichen Kopfwäsche bei Seborrhoe, Behaarungstyp. Medikamente?

– Allgemeininternistischer Status: Blutdruck, Funktion von Leber, Pankreas, Schilddrüse; Lipidstoffwechsel.

– Hormonbestimmungen: Gesamt-Testosteron, freies Testosteron, Androstendion, DHEA, DHEAS, Cortisol, Prolactin, LH, E2, Progesteron, ferner SHBG.

– Apparative Diagnostik: Ultraschall (Ovarien, Endometrium), CT (Nebennieren, Sella), Laparoskopie (PCO, Mißbildungen), Chromosomenanalyse (Intersexualität), bei einigen Frauen Ovarialvenenkatheterisierung (Ausschluß hormonaktiver Tumoren).

Bei den von uns untersuchten Probanden fanden sich folgende Formen des Hirsutismus:

– „Funktionelle" Störungen von Ovar und/oder Nebennierenrindenaktivität: Mehrfachuntersuchungen ergaben Werte von Androgenen und Proandrogenen im oberen Bereich oder nur wenig oberhalb der Normalwerte. Zyklusstörungen lagen nicht vor.

– „Idiopathische" Form: Androgene und Proandrogene im Normbereich, Verdacht auf erhöhte Sensibilität oder Anzahl von Androgen-Rezeptoren am Haarbalg.

– Verdacht auf erhöhte periphere Konversion von Proandrogenen, ferner Adipositas, Anovulation, relative E2-Erhöhung, LH-FSH Ratio erhöht, anatomisch-ovariell kein PCO-Hinweis, Gesamt-Testosteron und Androstendion im oberen Normbereich.

– Genetisch-familiäre Disposition: dunkler Haut- und Haartyp, Terminalhaarzunahme, Typ 1 nach Baron, Hormonwerte im Normbereich.

Vom Phenotyp des Hirsutismus ließen sich 8 Frauen dem Typ 1 nach Baron, 4 Frauen dem Typ 2 und 6 Frauen dem Typ 3 zuordnen. In allen Fällen war der Kinderwunsch sekundär. Der Hirsutismus erzeugte einen starken Leidensdruck, von dem die Frauen primär befreit werden wollten. Häufig bestanden Probleme am Arbeitsplatz und in der Ehe. Versuche mechanischer und physikalischer Epilation waren meist ohne wesentlichen Erfolg vorausgegangen. Nach einem ausführlichen Aufklärungsgespräch über den Ablauf der Studie wurde das Einverständnis der Frauen schriftlich eingeholt.

Vor der Einnahme des Prüfpräparates (Zeitpunkt 1), zwischen dem 6. und 11. Monat der Behandlung (Zeitpunkt 2) und zwischen dem 12. und 26. Monat

(Zeitpunkt 3) wurden Haarschaftmessungen sowie Follikel- und Talgdrüsenvolumenbestimmungen durchgeführt, wobei im allgemeinen ein mindestens 6- bis 8monatiges Intervall zwischen den einzelnen Untersuchungen eingehalten wurde.

Meßparameter

Haarschaftdurchmesser nach Jost [4]: Die Methode der standardisierten Messung von Haardurchmesser in hirsuten Regionen eignet sich zur präzisen quantitativen Erfassung und Verlaufbeurteilung des Hirsutismus. Sie basiert auf der Tatsache, daß Ausbildung und Rückgang des Hirsutismus mit Zu- oder Abnahme des Haardurchmessers verbunden sind. Grenzen der Methode liegen darin, daß der Haarschaftdurchmesser mit der Schwere des Hirsutismus nicht weiter wächst und die Zunahme der Symptomatik nach Erreichen eines Maximalwertes nicht mehr erfaßt werden kann. Eine Seborrhoe bestand bei 6 Patientinnen mit Hirsutismus Typ 1, bei 3 Frauen mit Typ 2 und 4 Frauen mit Typ 3. Eine androgenetische Alopezie fand sich bei 1 Patientin mit Hirsutismus Typ 1, bei 3 Patientinnen von Typ 1 mit Seborrhoe und bei 1 Patientin mit Typ 2 und Seborrhoe. Bei jeder Vorstellung erfolgte die Entnahme von Haarproben eines 4 × 4 cm großen Areals der Oberschenkelinnenseite, in einigen Fällen Kopfoberhaar oder Schläfenhaar. Parallel erfolgte die vergleichende Fotografie. Es erfolgte die Einbettung von 5 bis 7 nicht ausgewählten Haaren in Kanada-Balsam und Messung im Spezialmikroskop. Von jedem Einzelhaar wurden 7 bis 10 Meßwerte zur Mittelwertsbildung gewonnen. Dieses war deshalb erforderlich, weil das Haar eine in sich gedrehte dreidimensionale Faser mit ovalem oder elliptischem Durchschnitt darstellt. Erfaßt wurde nur Terminalhaar. Die Ergebnisse der verschiedenen Zeiträume wurden miteinander verglichen. Mittelwerte und Standardabweichungen wurden errechnet und die Mittelwerte auf Signifikanz geprüft (t-Test bzw. Wilcoxon-Test). Bei nicht homogener Varianz wurde der Test nach Welch angewendet.

Follikel- und Talgdrüsenvolumenmessung: Den Ausgangspunkt für morphometrische Untersuchungen an Talgdrüsen und Haarfollikeln bildet die Beziehung von Größe und Funktion. Über die Messungen von Talgdrüsen- und Follikelvolumen durch Morphometrie zur Therapiebeurteilung beim Menschen sind uns keine Literaturbeispiele bekannt. Das Untersuchungsmaterial wurde durch diagnostische Exzision gewonnen, wobei für die Verlaufskontrolle die Grenzen der Zumutbarkeit tangiert waren. Dennoch wurde diese Methodik nach umfassender Aufklärung von allen Frauen akzeptiert. Offenbar stand der Leidensdruck bei den Patientinnen im Vordergrund ihrer Entscheidung. Es mußten in allen Fällen bis zu 3 Exzisionen an möglichst gleichen Arealen im Bereich von Haarstirn-Grenze, Schläfenhaar und Oberschenkelinnenseite durchgeführt werden. In dem gesamten Material erfolgte nur einmal eine Sekundärheilung, die nach

Behandlung komplikationslos abheilte. Die Gewebsentnahmen und Aufbereitungen in Stufenschnitten erfolgten in der Hautklinik des Klinikums der Charité Berlin. Die Exzision erfolgte in der Regel mit dem Skalpell. Bei 10 der 13 Patienten mit Seborrhoe erfolgte die Entnahme ausschließlich an Kopfhaut. Pro Exzision wurden durchschnittlich 18 Schnitte angefertigt. Zur stereologischen Untersuchung wurde ein Spezialmikroskop verwendet mit Punktzählverfahren nach Glagoleff [3]. Die festgelegten Punkte in den einzelnen Gewebsstrukturen wurden in einem Klarsichtgitter ausgezählt.

Ergebnisse und Diskussion

Beeinflussung des Haarschaftdurchmessers

Bei Betrachtung der Einzelpatienten fanden sich sowohl Patientinnen mit signifikanter Abnahme des Haarschaftdurchmessers als auch Patientinnen ohne signifikante Veränderungen. Bei der Auswertung der Therapieergebnisse der gesamten Patientengruppe konnten im t-Test keine signifikanten Unterschiede zwischen den einzelnen Untersuchungszeitpunkten ermittelt werden (Abb. 1).

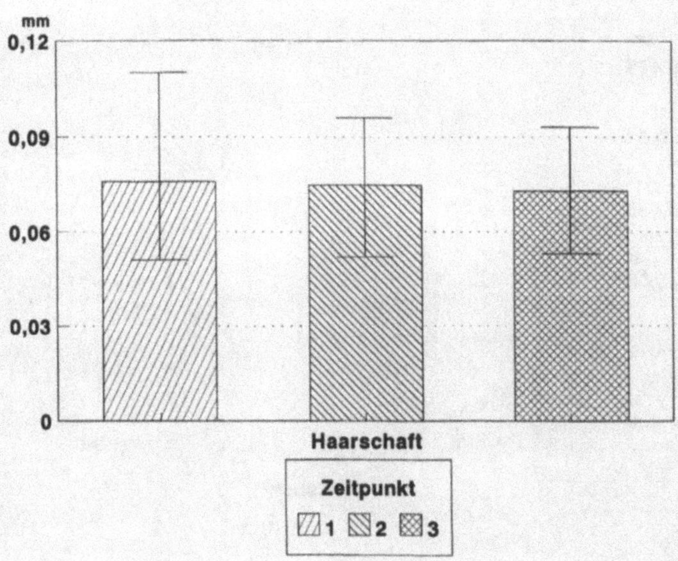

Abb. 1 Verhalten der Haarschaftdurchmesser bei hisurten Frauen unter der Behandlung mit einem kontrazeptiven Kombinationspräparat (EE2 0,05 mg/Dienogest 2,00 mg).
1 = vor Behandlungsbeginn, 2 = 6.–11. Monat, 3 = 12.–26. Monat n. Behandlungsbeginn. M ± SD.

Beeinflussung von Haarfollikel- und Talgdrüsenvolumen

Die beurteilten Strukturen veränderten sich an den jeweiligen Untersuchungszeitpunkten nach Therapiebeginn meist in die gleiche Richtung (Abb. 2). Die signifikante Abnahme des Follikelvolumens zwischen Zeitpunkt 1 und 2 (t-Test) und zwischen 2 und 3 sowie 1 und 3 (Wilcoxon-Test) spricht ebenso für eine antiandrogene Wirksamkeit von Dienogest, wie die signifikante Abnahme des Drüsenvolumens zwischen Zeitpunkt 1 und 2 (t-Test) und 1 und 2 sowie 2 und 3 (Wilcoxon-Test). Lediglich bei 1 Patientin wurde zunächst Verschlechterung, dann Besserung festgestellt. Talgdrüsen- und Follikelveränderungen scheinen nicht zwangsläufig mit der Beeinflussung des Hirsutismus parallel verlaufen zu müssen. Vergleiche mit Ergebnissen aus der Literatur fehlen. Die nur wenig differenzierten Ergebnisse sind nicht überraschend, da die Wirkung des Präparates auf Haarfollikel und Haardrüse nicht in gleichem Sinne verlaufen muß. Das Talgdrüsenvolumen nimmt im Gegensatz zum Haarfollikelvolumen unter der Therapie mit Dienogest in der 2. Behandlungsperiode (> 1 Jahr) nicht weiter ab. Inwieweit dies methodisch mitbedingt ist (Art des Lösungsmittels, Fixierung u. a.), ist nicht zu entscheiden.

Subjektive Beurteilung

Da Frauen mit Hirsutismus gewohnt sind, sich sehr sorgfältig zu beobachten, kommt der kritischen subjektiven Bewertung von therapiebedingten Verände-

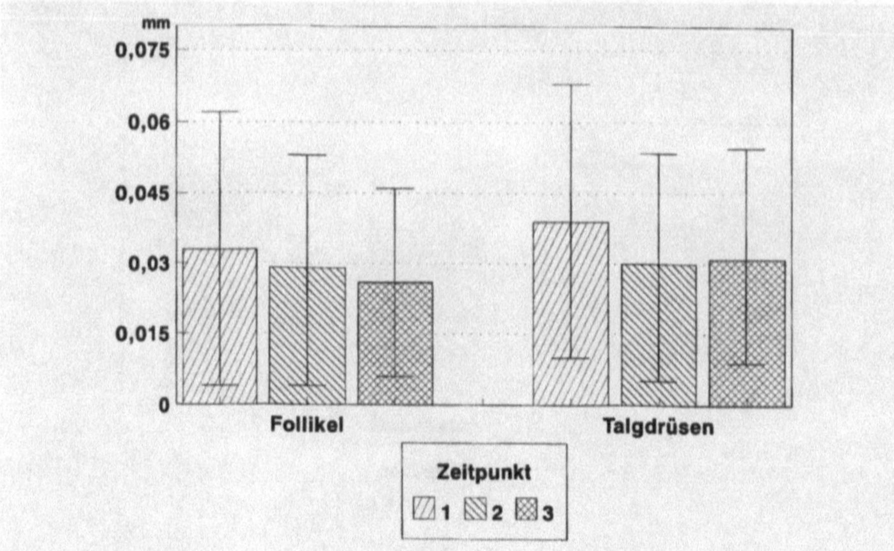

Abb. 2 Verhalten von Haarfollikel- und Talgdrüsenvolumina bei hisurten Frauen unter der Behandlung mit einem kontrazeptiven Kombinationspräparat (EE2 0,05 mg/Dienogest 2,00 mg). 1 = vor Behandlungsbeginn, 2 = 6.–11. Monat, 3 = 12.–26. Monat n. Behandlungsbeginn. M ± SD.

rungen durch die Frauen selbst eine wichtige Rolle zu. Einen Rückgang der Behaarung unter der Behandlung mit dem Dienogest-haltigen Kombinationspräparat gaben 2 von 8 Frauen mit Hirsutismus Typ 1, 3 von 4 Frauen mit Typ 2 und 6 von 6 Frauen mit Typ 3 an. Bemerkenswert ist, daß gerade bei Frauen mit ausgeprägtem Hirsutismus die Therapieergebnisse am günstigsten waren.

Bei bestehender Seborrhoe vermerkten 9 von 13 Frauen eine deutliche Besserung, gemessen an der Häufigkeit wöchentlicher Haarwaschungen. In 4 Fällen waren die Veränderungen geringer. Dies steht in Einklang mit den Ergebnissen der morphometrischen Untersuchungen.

Bei androgenetischer Alopezie gaben 3 von 5 Patientinnen ein deutliches Haarwachstum an. In den beiden restlichen Fällen kam es zu keinem weiteren Haarausfall. Auffällig ist, daß die Haarregeneration erst zwischen dem 11. und 22. Behandlungsmonat nachweisbar wurde.

Die vorliegenden Untersuchungsergebnisse zur Messung des Haarschaftdurchmessers und der Haarfollikel- und Talgdrüsenvolumina ergaben zwar einen unterschiedlichen aber in fast allen Fällen positiven Effekt, der mit den subjektiven Besserungen des Krankheitsbildes in den meisten Fällen konform ging. Aufgrund seiner antiandrogenen Wirksamkeit erwies sich Dienogest als Gestagenkomponente in einer Estrogen/Gestagen-Kombination als effektive Behandlung bei Frauen mit funktionell entstandenem und auch idiopathischem Hirsutismus mit und ohne Akne, mit Seborrhoe und/oder Alopezie. Entsprechend dem Einnahmemodus des Kombinationspräparates bestand gleichzeitig eine hohe kontrazeptive Sicherheit. Die gute Verträglichkeit des Präparates, der regelmäßige Eintritt der Abbruchblutung und das Fehlen von Durchbruch- und Zwischenblutungen zwangen in keinem Fall zum Absetzen des Präparates.

Literatur

[1] Baron, J.: Diagnostik und Therapie des Hirsutismus. Zbl. Gynäk. 96 (1974) 129.

[2] Demisch, K. et al.: Untersuchungen über das Verhalten der Androgene im Plasma hirsuter Frauen. Dtsch. med. Wschr. 100 (1975) 1117.

[3] Glagoleff, A.: zitiert in A. M. Carpenter: Scanning methods, volume quantitation of tissue cells and subcellular components. J. Histochem. Cytochem. 14 (1966) 834.

[4] Jost, B. et al.: Trichometrische Quantifizierung und Verlaufsbeurteilung des Hirsutismus. Dtsch. med. Wschr. 99 (1974) 2395.

[5] Kiesewetter, F. et al.: Cell kinetics of anagen scalp hair bulbs in hirsutism analysed by DNA-flow cytometry. Arch. Derm. Res. 28 (1988) 507.

[6] Köhler, G., G. Göretzlehner, I. Ammon: Endometriosetherapie mit Dienogest. Zbl. Gynäkol. 109 (1987) 795.

[7] Lauritzen, C.: Die männlich behaarte Frau. Sexualmedizin 8 (1975) 855.

[8] Mauvais-Jarvis, P.: Androgen metabolism in human normal and abnormal target cells. In: L. Molinatti (Hrsg.): Androgenization in women. Raven Press, New York 1983, 47.

[9] Montalto, J. et al.: Serum C19 steroid sulphate in females with clinical hyperandrogenism. J. Steroid Biochem. 34 (1989) 531.

[10] Montalto, J. et al.: Plasma C19 steroid sulphate levels and indices of androgen bioavailability in female patter androgenic alopecia. Clin. Endocrinol. 32 (1990) 1.

[11] Oettel, M., H. Freund, G. Hesse et al.: Inhibition of male fertility by STS 557. Exp. Clin. Endocrinol. 81 (1983) 137.

[12] Seif, F. J.: Hirsutismus, ein alltägliches Symptom. Therapiewoche 35 (1985) 1133.

[13] Serafini, P., R. A. Lobo: Increased 5-alpha reductase activity in idiopathic hirsutism. Fertil. Steril. 43 (1985) 1133.

[14] Stölzner, W., A. Kurischko, R. Freund et al.: Tierexperimentell-endokrinologische Charakterisierung des Gestagens Dienogest (STS557. II. Antigonadotrope, gestagene, androgene und antiandrogene Wirkungen. Wissenschaftl. Beiträge der Friedrich-Schiller-Universität Jena 1985, 165.

[15] Zaun, H.: Ovulationshemmer und Antiandrogene in dermatologischer Indikation. Fortschr. Prakt. Derm. 9 (1979) 371.

Behandlung der Endometriose mit Dienogest – Einfluß auf den Rezeptorstatus im Endometrium und vergleichende Bindungsstudien

E. Seliger, P. Kaltwaßer, F. Schneider, K. Rothe, F. Röpke

Zusammenfassung

Im Rahmen einer klinischen Studie wurde die Eignung von Dienogest zur Behandlung milder Formen der Endometriose im Vergleich zu Norethisteronacetat überprüft. Die therapeutischen Ergebnisse hinsichtlich der Beschwerdefreiheit waren vergleichbar. Ins Auge fällt die sehr hohe Rate von Zwischenblutungen unter der primär gewählten Dosierung von 2 mg Dienogest/Tag. Drei Monate nach Behandlungsbeginn war eine generelle Downregulation der Steroidhormonrezeptoren im Endometrium zu beobachten. Dabei war für Norethisteronacetat ein signifikant stärkerer Effekt zu verzeichnen. In Kompetitionsversuchen wurde die relative Bindungsaffinität von Dienogest mit der des Norethisteron verglichen. Die höchste Affinität des Dienogest war in humanem Endometrium mit etwa 22% zu verzeichnen. Im Gegensatz zu den anderen getesteten Gestagenen stellten wir eine, wenn auch geringe Bindung von Dienogest am Estrogenrezeptor fest.

Einleitung

Medikamentöse Therapien der Endometriose verfolgen das Ziel, die Rückbildung der Herde dadurch zu erreichen, daß der veränderte hormonelle Status der Patientin zu einer Atrophie des Endometriums und einer Amenorrhoe führt. Die eingesetzten Präparate reichen von GnRH-Analoga über Androgene, Gestagene bis zur Kombination der genannten Hormone. Unterschiedliches Ansprechen auf die Therapie, ungeklärte Aspekte der Pathogenese und unterschiedliche Nebenwirkungen sind die Faktoren, die eine individuelle Behandlung erfordern und eine so große biochemische Bandbreite der anwendbaren Präparate rechtfertigen. Die Einflüsse auf den Lipidmetabolismus, die Aktivität der Leberenzyme und ein veränderter Knochenstoffwechsel abhängig vom gewählten Wirkprinzip sollen hier genannt sein.

Material und Methodik

Im Rahmen einer vergleichenden klinischen Erprobung wurden insgesamt 35 Patientinnen mit einer gesicherten Endometriose der Stadien I und II über einen

Zeitraum von 6 Monaten mit Gestagenpräparaten behandelt. 20 Frauen (Durchschnittsalter 27,5 Jahre) erhielten täglich 2 mg Dienogest (17α-Cyanomethyl-17β-hydroxyestra-4,9-dien-3-on, DNG). Beim Auftreten von Zwischenblutungen wurde die tägliche Dosis verdoppelt. 15 Patientinnen (Durchschnittsalter 28,6 Jahre) nahmen täglich 10 mg Norethisteronazetat (17α-Äthinyl-19-nortestosteron-Azetat, NEA) ein. Am 7. hyperthermen Tag des prätherapeutischen Zyklus und nach dreimonatiger Gestagenbehandlung erfolgte eine Strichküretage mit nachfolgender Bestimmung der zytoplasmatischen Steroidhormonrezeptoren im Endometrium.

Bei der in unserem Labor gebräuchlichen Variante der DDC-Sättigungsanalyse zur Rezeptorbestimmung [8] setzen wir als tritiummarkierte Tracer [2,4,6,7-^{3}H] Estradiol und [6,7-^{3}H] ORG 2058 der Firma Amersham mit einer spezifischen Aktivität von etwa 105 Ci/mmol bzw. 45 Ci/mmol ein. Die jeweils 5 Konzentrationsstufen reichen von 0,4–6,8 nmol/l Estradiol und 0,8–10,6 nmol/l ORG 2058. Die Eliminierung der unspezifischen Bindung erfolgt mit einem 200–500fachen Überschuß des nichtmarkierten Hormons.

In den Bindungsuntersuchungen wurde das Cytosol aus Gewebeaufschlüssen von Kalbsuteri bzw. menschlichem Endometrium und Mammacarcinomgewebe eingesetzt. Die Präparate wurden jeweils unmittelbar nach dem Schlachten bzw. nach der Entnahme unter einer Operation in flüssigem Stickstoff schockgefroren. Der Aufschluß erfolgte am Ultraturrax, das Cytosol wurde mit einer Ultrazentrifugation bei 100 000 g/60 min gewonnen. Die Konzentration des radioaktiven Steroids im Kompetitionsansatz betrug jeweils 10,2 nmol/l (Estradiol) und 20,5 nmol/l (ORG 2058), die der konkurrierenden Substanzen lagen zwischen 5×10^{-10} und 5×10^{-5} mol/l (Gestagenrezeptor) bzw. $4,5 \times 10^{-10}$ und $4,5 \times 10^{-4}$ mol/l (Estrogenrezeptor).

Zum Ausschluß der unspezifischen Bindung wurde ein 200facher Überschuß der unmarkierten Form des als Tracer verwendeten Steroids eingesetzt. Die Inkubation der Proben erfolgte 18 h bei +2 bis +4°C.

Ergebnisse

Therapieergebnisse

Unmittelbar nach der sechsmonatigen Behandlung wurde versucht, anhand eines Kriterienkatalogs die Effektivität der jeweils gewählten Therapieform zu ermitteln. Die zusammengefaßten Ergebnisse sind in Tabelle 1 gegenübergestellt.

Das Hauptziel, die Beseitigung oder doch wesentliche Besserung der Beschwerden und Schmerzen, war mit beiden Präparaten in vergleichbarem Umfang erreichbar. Bei den Nebenwirkungen fällt der gravierende Unterschied in der Häu-

Tabelle 1 Besserung der subjektiven Symptomatik und Nebenwirkungen der Gestagentherapie

Symptomatik, Nebenwirkung	Dienogest (n = 20)	NEA (n = 13)
Unterbauchbeschwerden		
vor Behandlung	19	11
davon nach Behandlung:		
keine Beschwerden	8	7
wesentliche Besserung	6	2
leichte Besserung	5	2
Dyspareunie		
vor Behandlung	6	1
davon nach Behandlung:		
keine Beschwerden	2	
Besserung	3	
unverändert	1	1
Zwischenblutungen	19	3
davon:		
leichte Spottings 1. und 2. Monat	4	3
durch Dosis 2 × 2 verschwunden	11	
Verschlechterung der Hautbeschaffenheit	4	3
Kopfschmerz/Migräne		2
Libido/Appetit	unveränd.	unveränd.

figkeit von Zwischenblutungen auf. Bis auf eine Patientin geben alle mit Dienogest behandelten Frauen diese Nebenwirkung an. Durch eine Dosisverdopplung auf 4 mg/d waren aber im Endeffekt bei 75% der Probandinnen die Zwischenblutungen zu verhindern. Der Unterschied von NEA und DNG in dieser Beziehung ist Hintergrund für die folgenden Untersuchungen zur Rezeptorbindung und Rezeptorexpression unter Therapie.

Die nur unvollständigen Rückmeldungen zum Wiedereinsetzen der Menses nach Behandlungsende weisen auf eine Verzögerung um rund eine Woche bei den NEA-Patientinnen gegenüber der Dienogestgruppe hin. Der Zeitraum betrug absolut etwa 3 bis 5 Wochen. Die Schwangerschaftsraten von 6 nach Dienogest- und 5 nach NEA-Behandlung sind bei der geringen Gesamtzahl der Probandinnen nicht statistisch vergleichbar. Dabei ist es wesentlich darauf hinzuweisen, daß die Wichtung des Anteils der Endometriose an der Sterilitätsursache nicht möglich ist.

Rezeptorgehalt des Endometriums

Sowohl unter DNG- als auch NEA-Therapie erfolgt eine hochsignifikante Downregulation der zytoplasmatischen Steroidhormonrezeptoren im Endometrium (Abb. 1 a/b). Ebenso signifikant ist allerdings auch der wesentlich stärkere Effekt von Norethisteronacetat gegenüber Dienogest.

Bemerkenswert sind die noch dem Normbereich einer sekretorischen Phase zuzurechnenden Estrogenrezeptorkonzentrationen nach dreimonatiger Dienogesteinnahme (Abb. 1 a). Mit der Berechnung der Dissoziationskonstanten erhält man ein Maß für die Affinität der Rezeptoren gegenüber dem jeweiligen Liganden (Estradiol bzw. ORG 2058). Die Affinität der Rezeptoren ist statistisch gesehen auch nach einer dreimonatigen Therapie unverändert (Tabelle 2).

Tabelle 2 Dissoziationskonstanten der Steroidhormonrezeptoren (K_D in nmol/l)

Gestagen		Estrogenrezeptor	Gestagenrezeptor
Dienogest	vor Behandlung	0,24 ± 0,18	2,60 ± 2,80
	3monatige Behandlung	0,41 ± 0,35	2,45 ± 1,36
NEA	vor Behandlung	0,15 ± 0,06	1,96 ± 1,65
	3monatige Behandlung	0,35 ± 0,22	2,17 ± 0,91

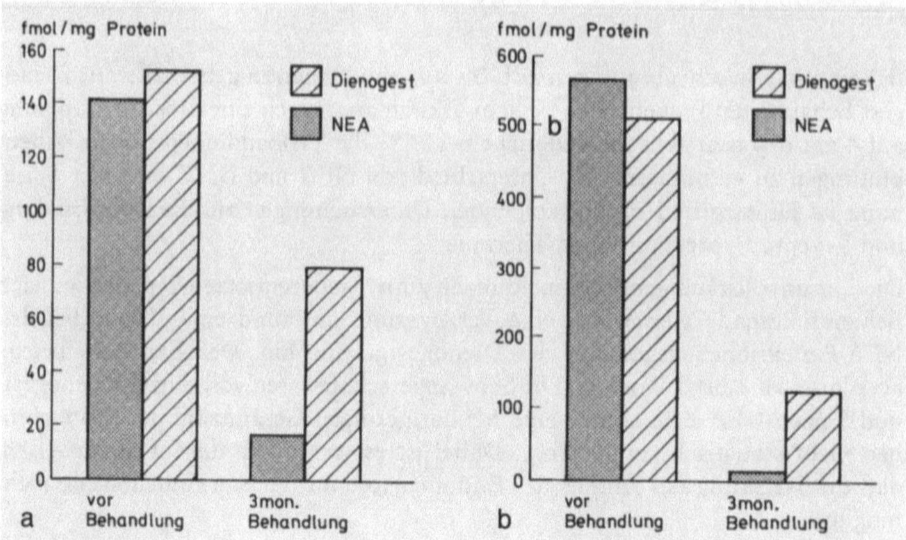

Abb. 1 Rezeptorenkonzentrationen (B_{max} in mol/mg Protein) im Endometrium vor und unter einer Gestagentherapie.
a) Estrogenrezeptor
b) Gestagenrezeptor

Vergleichende Bindungsuntersuchungen

Im kompetitiven Bindungsversuch konkurriert eine steigende Konzentration des nichtmarkierten Steroids mit einer konstanten Menge tritiummarkierter Ligandenmoleküle. Die Verlaufskurven für die Verdrängungsanalysen sind in den Abb. 2 a–c und 3 a–c dargestellt. Die einzelnen Punkte sind Mittelwerte aus mindestens 4 Versuchen. Das Verhältnis B/B_0 gibt die prozentuale Verdrängung des radioaktiv markierten Liganden von den Rezeptorbindungsstellen wieder.

Die Bindungsstärke am Gestagenrezeptor aus Kalbsuteri nimmt in der Reihenfolge ORG 2058 – NEA – Dienogest ab (Abb. 2 a). Die Verhältnisse im humanen Endometrium und im Mammacarcinomgewebe sind analog (Abb. 2 b und 2 c).

Eine quantitative Gegenüberstellung erfolgt in Tabelle 3 a/b. Dabei ist der IC 50 (IC 25)-Wert die Kompetitorkonzentration, die eine Verdrängung des markierten Liganden vom Rezeptor zu 50% (25%) bewirkt. Aus dem Verhältnis der IC 50-Werte läßt sich die relative Bindungsaffinität (RBA) gegenüber dem

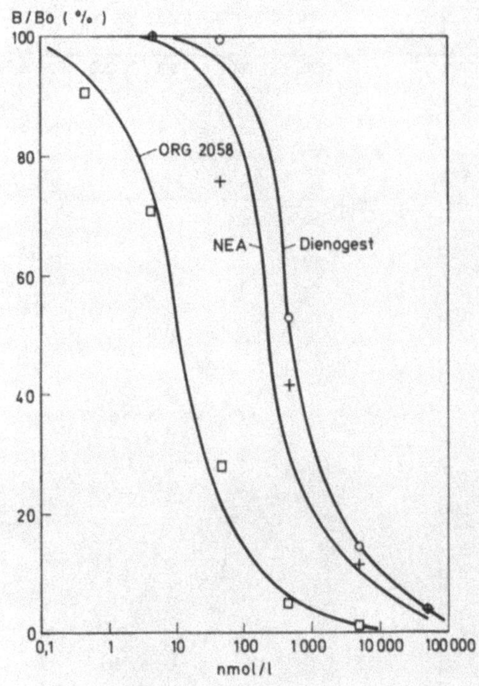

a

Abb. 2 Verdrängung von ^{3}H-ORG 2058 vom Gestagenrezeptor durch steigende Konzentrationen unmarkierter Gestagene im Inkubationsansatz
a) Kalbsuterus
b) human. Endometrium (s. S. 236)
c) Mammacarcinomgewebe (s. S. 236).

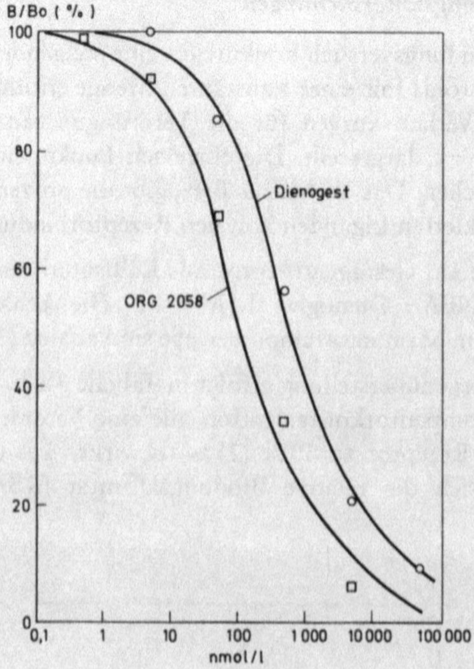

b

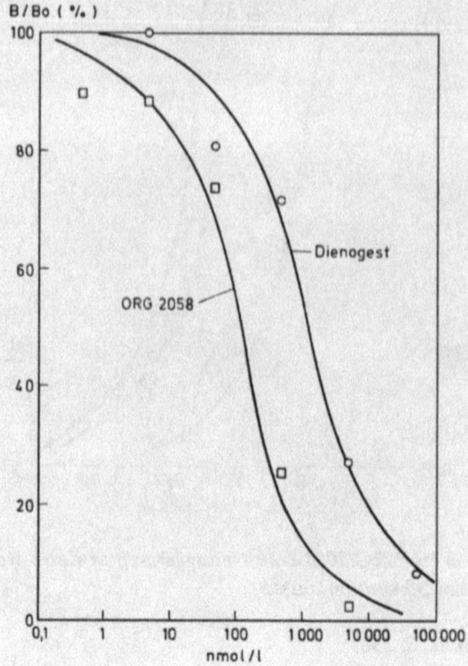

c

Stammliganden ORG 2058 errechnen. Die Bindungsaffinität von Dienogest schwankt gewebeabhängig in unseren Untersuchungen zwischen 2,7 und 22,8% (Tabelle 3 a).

Tabelle 3a IC-Werte und Bindungsaffinitäten: Gestagenrezeptor

	ORG 2058	Dienogest	NEA
Kalbsuterus			
IC_{50} (mol/l)	1,6 E-8	5,9 E-7	2,8 E-7
RBA (%)		2,7	5,7
hum. Endometrium			
IC_{50} (mol/l)	1,6 E-7	7,0 E-7	
RBA (%)		22,8	
Mammakarzinom			
IC_{50} (mol/l)	1,3 E-7	1,2 E-6	
RBA (%)		10,8	

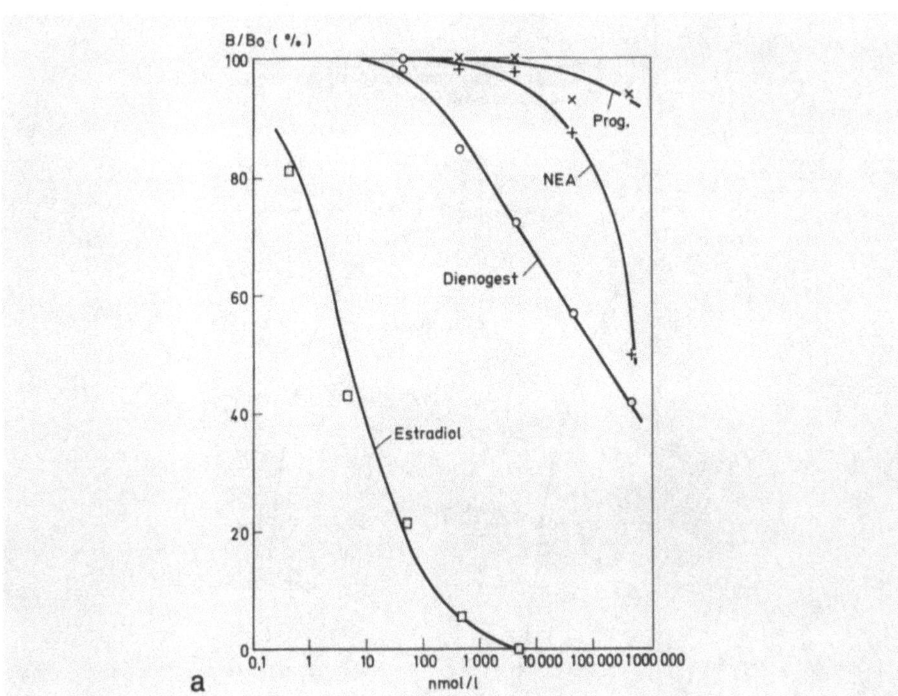

Abb. 3 Verdrängung von ^{3}H-Estradiol vom Estrogenrezeptor durch steigende Konzentrationen unmarkierter Steroide im Inkubationsansatz
a) Kalbsuterus
b) human. Endometrium (s. S. 238)
c) Mammacarcinom (s. S. 238).

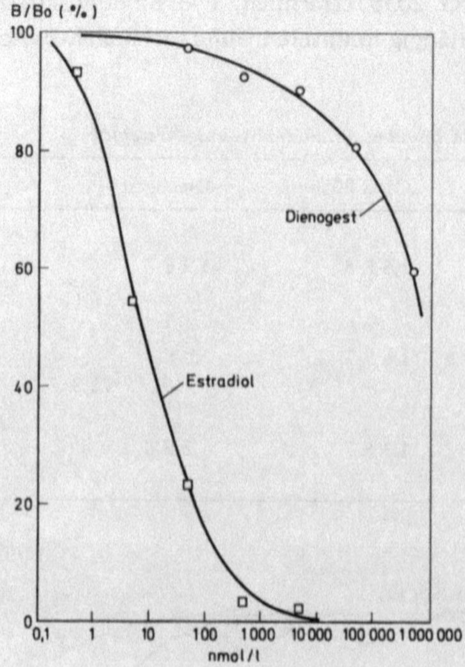
B / Bo (%)
100
80
60
40
20
0
0,1
1
10
100
1000
10000
100000
1000000
nmol / l
Dienogest
Estradiol

b

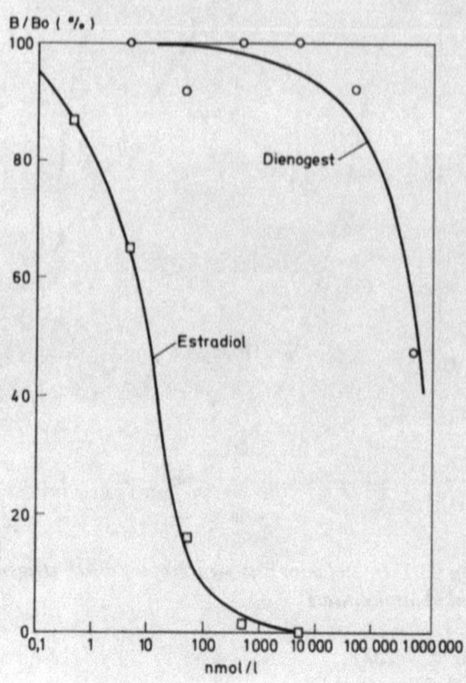
B / Bo (%)
100
80
60
40
20
0
0,1
1
10
100
1000
10000
100000
1000000
nmol / l
Dienogest
Estradiol

c

Am Estrogenrezeptor ist für Dienogest eine, wenn auch geringe, Bindungspotenz zu beobachten (Abb. 3 a–c). Der Unterschied zu Progesteron und NEA wird in Abb. 3 a deutlich. Die Angabe der Stärke der Verdrängungsreaktion ist aber auch für Dienogest nur als IC 25-Wert möglich (Tabelle 3 b).

Tabelle 3b IC-Werte und Bindungsaffinitäten: Estrogenrezeptor

	Estradiol	Dienogest	NEA
Kalbsuterus			
IC_{50} (mol/l)	4,6 E-9		
IC_{25}		2,6 E-6	1,1 E-4
hum. Endometrium			
IC_{50} (mol/l)	7,0 E-9		
IC_{25}		9,5 E-5	
Mammakarzinom			
IC_{50} (mol/l)	7,6 E-9		
IC_{25}		1,3 E-4	

Diskussion

„Endometriose – immer noch ein Buch mit sieben Siegeln“ überschreibt Schindler sein Fazit des ersten Deutschen Endometriose-Kongresses 1993 [7]. Das gilt sowohl für die Frage der Entstehung und die möglichen Auswirkungen als auch die Versuche zum verläßlichen und objektiv quantifizierbaren Nachweis und der optimalen Behandlungsstrategie.

Die vorliegenden Untersuchungen befassen sich mit dem Vergleich von zwei Gestagenpräparaten zur Endometriosebehandlung. Bei Hormontherapie wird in einer Vielzahl von Arbeiten übereinstimmend eine nur teilweise Regression der Herde und eine sehr hohe Rezidivrate beschrieben. Unter Berücksichtigung dieser eingeschränkten therapeutischen Potenz besteht das Hauptanliegen beim Einsatz der Gestagene bei Vorliegen einer milden bzw. moderaten Endometriose in einer maximalen Reduzierung der Beschwerden, in der Behandlung der begleitenden oder verursachten Sterilität unter gleichzeitiger Minimierung der Nebenwirkungen. Bei gleich guter Reduzierung der subjektiven Symptomatik wurde die Verträglichkeit von Dienogest von den Patientinnen höher eingeschätzt, androgenbedingte Nebenwirkungen wie Migräne blieben aus. Ein signifikant stärkeres Auftreten von Zwischenblutungen trat unter Dienogest bei der Minimaldosierung von 2 mg/d ein. Die Untersuchungen zur Rezeptorregulation und dem Bindungsverhalten der beiden Substanzen erklären die Unterschiede.

Die Abnahme der Rezeptorkonzentration im Endometrium haben Kauppila und Mitarbeiter sowohl für die Behandlung mit Danazol und Medroxyprogesteronacetat [5] als auch unter der Wirkung von Gestrinon [6] beschrieben. Unsere Befunde bestätigen diesen Effekt auf den Estrogen- und Gestagenrezeptor für Norethisteron und Dienogest.

Die Estrogenrezeptorkonzentrationen im Endometrium erreichen nach 3monatiger Dienogestgabe erst das Niveau normaler Sekretionsphasen. Gehäuft auftretende, histologisch gesicherte Reifungsverzögerungen im prätherapeutischen Zyklus führen zu Ausgangswerten auf dem Level der späten Proliferation eines Normalkollektivs [9].

Ein Vergleich mit dem Rezeptorbesatz des Endometriosegewebes war bei der Zielstellung unserer Studie nicht möglich. Einzelne Second Look-Laparoskopien unmittelbar nach Behandlungsende mit völlig unterschiedlichem Grad der Regression bestätigen die unterschiedliche Reaktion der Herde auf die supprimierende Wirkung infolge der differierenden Rezeptorexpression im Endometrium und ektopen Gewebe, wie sie u. a. von Bergquist beschrieben wird [1].

Die Schwangerschaftsrate nach Therapie ist nur bedingt als Effektivitätskriterium geeignet. Wie wir an unserem Patientengut feststellen, sind multifaktorielle Sterilitätsursachen unter Einbeziehung andrologischer Komponenten eher die Regel. Bei einigen unserer Patientinnen war die Schwangerschaft das Ergebnis einer IvF-Behandlung.

Die Bindungsexperimente bestätigen die Beobachtungen von Kaufmann und Mitarbeitern [4] für den Gestagenrezeptor prinzipiell auch an anderen Untersuchungsmaterialien. Die höchste Affinität von ORG 2058 wurde am Kalbsuterus bestimmt. In diesem Material liegt die relative Bindungsaffinität von Dienogest nur bei 2,7%. Norethisteronacetat erwies sich als stärkerer Kompetitor. Die relative Affinität des Dienogest gegenüber dem Gestagenrezeptor humaner Gewebe lag in der von Kaufmann beschriebenen Größenordnung. Die IC 50-Werte bewegen sich in den gleichen Konzentrationsbereichen, die von Ikegami für Danazol ermittelt wurden [3].

Im Gegensatz zu Norethisteronacetat und zu Progesteron ist Dienogest ein, wenn auch schwacher Kompetitor gegenüber Estradiol an dessen Rezeptor. Analoge Beobachtungen machte Tamaya für Gestrinon [10]. Diese Bindungsfähigkeit am Estrogenrezeptor könnte als Ursache für die von Göretzlehner [2] zitierte schwach antiestrogene Partialwirkung von Dienogest betrachtet werden.

Mit den vorgestellten Untersuchungen sollte die Berechtigung der Gestagentherapie als eine mögliche Variante der hormonellen Therapie der Endometriose im allgemeinen und der Einsatz von Dienogest im speziellen dokumentiert werden. Die Palette einsetzbarer Wirksubstanzen ist groß und wird immer wieder erweitert. Noch zu beantwortende grundsätzliche Fragen, wie die Auswirkung von GnRH-Analoga auf den Knochenmetabolismus oder die Suche nach dem optimalen, individuellen therapeutischen Ansatz erfordern mehr denn je umfassende Kenntnisse und kreatives Agieren des behandelnden Arztes.

Literatur

[1] Bergquist, A., G. Rannevik, J. Thorell: Estrogen and Progesterone Receptor Concentration in Endometriotic Tissue and Intrauterine Endometrium. Acta Obstet. Gynecol. Scand. (Suppl.) 101 (1981) 53–62.

[2] Göretzlehner, G.: Behandlung der Endometriose mit Gestagenen – Übersicht. Endometriose 11 (1993) 89–95.

[3] Ikegami, H., N. Terakawa et al.: Danazol Binds to Progesterone Receptors and Inhibits the Growth of Human Endometrial Cancer Cells in vitro. Am. J. Obstet. Gynecol. 155 (1986) 857–861.

[4] Kaufmann, G., J. Schlegel et al.: Receptor Binding of STS 557. Exper. Clin. Endocrinol. 81 (1983) 222–227.

[5] Kauppila, A., P. Vierikko et al.: Cytosol Estrogen and Progestin Receptor Concentrations and 17 Beta-OH-Dehydrogenase Activities in Endometrium and Endometriotic Tissue. Acta Obstet. Gynecol. Scand. (Suppl.) 123 (1984) 45–49.

[6] Kauppila, A., V. Isomaa et al.: Effect of Gestrinone in Endometriosis Tissue and Endometrium. Fertil. Steril. 44 (1985) 466–470.

[7] Schindler, A. E.: Endometriose 11 (1993) 83.

[8] Seliger, E., B. Seifert et al.: Die Bestimmung der Estradiolrezeptoren im Endometrium. Zentr. Bl. Gynäkol. 109 (1987) 493–500.

[9] Seliger, E., P. Kaltwaßer et al.: Steroidrezeptoren bei Gestagenbehandlung der Endometriose. Therap. Umschau 47 (1990) 945–950.

[10] Tamaya, T., J. Fujimoto et al.: Gestrinone (R 2323) Binding to Steroid Receptors in Human Uterine Endometrial Cytosol. Acta Obstet. Gynecol. Scand. 65 (1986) 439–441.

Die Therapie der Endometriose mit Dienogest: eine Renaissance der Gestagene

G. Köhler

Zusammenfassung

Dienogest (DNG, 17α-Cyanomethyl-17β-hydroxyestra-4,9-dien-3-on) wurde in einer klinischen Prüfung Stufe II und III bei 223 Patientinnen (Alter 17–45 Jahre) erstmals zur Behandlung einer durch Laparoskopie oder Laparotomie gesicherten Endometriose eingesetzt. Die Therapie erfolgte über 6 Monate mit einer täglichen Dosierung von 2 mg oral. Unmittelbar nach Absetzen von DNG wurden 199 Frauen endoskopisch bzw. operativ nachkontrolliert. Danach war in 63,9% der Fälle keine Endometriose mehr sichtbar, in 22,9% war eine Besserung und in 13,2% keine Beeinflussung erkennbar. Die vor der Behandlung angegebenen subjektiven Symptome hatten sich in 88,4% gebessert. Das Endokrinium und das Endometrium erholten sich prompt nach Behandlungsende. Die erste Regelblutung trat im Mittel 26,4 Tage nach Absetzen von DNG auf. Die posttherapeutische Schwangerschaftsrate aller sterilen Frauen (n = 116) betrug 40,5%. Als Nebenwirkungen wurden vor allem Spottings und eine Libidoabnahme registriert. Es wurden sowohl Gewichtszu- als auch -abnahmen gemessen, der arterielle Blutdruck blieb unbeeinflußt. DNG zeigte keinerlei Einfluß auf unterschiedliche Laborwerte einschließlich des Leber- und Fettstoffwechsels. Die Geringfügigkeit der Nebenwirkungen hebt DNG günstig von bislang zur Endometriosetherapie eingesetzten Steroiden und GnRH-Analoga ab.

Einleitung

Die Endometriose ist als endokrin abhängiges Krankheitsbild prinzipiell einer hormonellen Therapie zugänglich. Als therapeutische Optionen stehen Gestagene, Antigestagene, Danazol und GnRH-Analoga zur Verfügung. Bei vergleichbarer therapeutischer Effektivität besitzen alle ein mehr oder weniger spezifisches Nebenwirkungsprofil, das einerseits wesentlich die Indikation für ihre Anwendung mitbestimmt und andererseits zur Suche nach Alternativen Anlaß gibt. Dienogest (DNG, 17α-Cyanomethyl-17β-hydroxyestra-4,9-dien-3-

on), ein Steroid der 19-Nortestosteronreihe mit antigonadotropen, relativ starken gestagenen, schwachen antigestagenen, sehr geringen estrogenen und antiestrogenen, fehlenden androgenen und relativ starken antiandrogenen Eigenschaften und einer Plasmaeliminationshalbwertszeit von etwa 9 Stunden (Übersicht bei [17, 39]) bot sich aufgrund seiner endokrinologischen Charakteristik zur Gestagenmonotherapie der Endometriose an. Es sollen die zusammengefaßten Ergebnisse der offenen klinischen Prüfungen Stufe II und III vorgestellt werden.

Material und Methodik

In die zusammengefaßten klinischen Prüfungen Stufe II und III wurden insgesamt 223 freiwillige Frauen mit einer Endometriose in einem Alter zwischen 17 und 45 Jahren ($\bar{x} = 27$, s ± 8,1 Jahre) aufgenommen. Die Diagnose Endometriose war in 217 Fällen durch eine Laparoskopie und in 6 Fällen durch eine Laparotomie gestellt und entsprechend der EEC nach Semm [37] eingruppiert worden (EEC I 107, II 76, III 27, IV 13). An den Endometrioseherden wurden keine therapeutischen Zusatzmaßnahmen vorgenommen. Insgesamt 116 Frauen waren im Mittel 33,7 Monate steril. Davon ließen sich bei 41 Frauen mit einer durchschnittlichen Sterilitätsdauer von 29,7 Monaten keine weiteren pathologischen Befunde im kleinen Becken erheben. Alle Frauen erhielten, beginnend mit dem 5. Zyklustag über einen Zeitraum von 6 Monaten täglich 2 mg DNG oral. Klinische und paraklinische Kontrollen mit Erfragen der subjektiven Symptome erfolgten in der 2. Zyklushälfte vor Therapiebeginn, nach einem, 3 und 6 Monaten Behandlungsdauer sowie einen und 3 Monate nach deren Abschluß. Neben dem arteriellen Blutdruck, dem Körpergewicht, der BSG, dem Urinstatus, dem zytologischen Abstrich nach Papanicolaou und der vaginalen Biozönose wurden folgende Laborwerte bestimmt: Das rote, weiße und Differentialblutbild, die Elektrolyte, der Gerinnungsstatus, Leberenzyme (ASAT, ALAT, GGT, LDH, AP), Kreatinin, Bilirubin, Gesamtcholesterin, Triglyceride, HDLC und LDLC. Die Untersuchung der Laborwerte erfolgte nach den Methoden des AB (D. W.)/DDR 85, die Triglyceride wurden mittels Testbesteck nach Boehringer und LDLC nach der Friedewaldformel [8] ermittelt. Zur Evaluierung der optimalen Behandlungsvariante bei Durchbruchblutungen wurde bei einem Teil der Patientinnen während der Blutungen die Dosis beibehalten, in einer zweiten Gruppe wurde sie auf 3 mg erhöht und in einer 3. Gruppe auf 1 mg erniedrigt. Bei den beiden letztgenannten Kollektiven wurde einen Tag nach Blutungsstillstand wieder auf die Ausgangsdosis zurückgegangen. Bei über 7 Tagen persistierenden Blutungen wurde in jedem Fall eine 5tägige Einnahmepause eingelegt und am 6. Tag die 2 mg-Dosierung fortgeführt.

Unmittelbar nach Abschluß der Therapie konnten 199 Frauen endoskopisch oder operativ nachkontrolliert werden. Das Ergebnis wurde nach folgenden Kriterien bewertet:

- Unbeeinflußt: Zahl und Größe der Herde unverändert
- Teilweise zurückgebildet: Zahl und/oder Größe der Herde zurückgegangen
- Vollständig zurückgebildet: Keine Herde mehr oder nur noch Narben nachweisbar.

Die Bewertung des DNG-Effektes auf die Endometriosesymptomatik wurde bei allen Patientinnen nach der ersten posttherapeutischen Regel vorgenommen. Die statistischen Berechnungen erfolgten mit dem Fisher-Test bzw. Chi-Quadrat-Test.

Ergebnisse

Die endoskopisch-operative Einschätzung ergab in 63,9% eine vollständige und in 22,9% eine teilweise Rückbildung der Endometrioseherde, so daß in insgesamt 86,8% eine Besserung resultierte, während in 13,2% keine Beeinflussung erkennbar war. Die subjektiven Symptome waren in ihrer Gesamtheit in 40,6% verschwunden bzw. zeigten in 47,8% einen deutlichen Rückgang, woraus sich eine Besserungsrate von 88,4% ergab. 11,6% der Symptome blieben unbeeinflußt. Bei einem Teil der letztgenannten Patientinnen bestanden zusätzlich Myome und/oder genitale Malformationen bzw. stärkere Verwachsungen, die möglicherweise für die Symptome mitverantwortlich gemacht werden können. Die endometriosetypischen Beschwerden wie die Dysmenorrhoe und die prämenstruellen Schmerzen hatten sich in 87,5% und die Dyspareunie in 88,2% gebessert.

Das Endokrinium und das Endometrium erholten sich prompt nach Behandlungsende. Die erste posttherapeutische Regelblutung trat im Durchschnitt 26,4 Tage (s ± 7,6) nach dem Absetzen von DNG auf, und von 24 kontrollierten Zyklen war der Basaltemperaturverlauf in 21 Fällen biphasisch. Zusätzlich wurden 6 Schwangerschaften innerhalb des ersten Monats nach Beendigung der Therapie beobachtet. Von den 116 sterilen Frauen wurden 47 (40,5%) nach im Mittel 8,1 Monaten gravide, und von den 41 Frauen ohne weitere pathologische Befunde im kleinen Becken wurden 19 (46%) nach im Mittel 7,8 Monaten schwanger. Insgesamt erwies sich die Substanz als gut verträglich.

Alle der bei 116 (52%) Patientinnen beobachteten Nebenwirkungen (Tabelle 1) waren leichter und vorübergehender Art, die in 47% noch unter der Therapie wieder verschwanden. Im Gegensatz dazu blieb die von 62 (27,8%) Frauen empfundene Libidoabnahme relativ konstant über den gesamten Behandlungszeitraum bestehen. Daneben fielen bei 64 (29%) Frauen auch positive Effekte

(Tabelle 1) auf, von denen die Abnahme einer Akne bei 18 Patientinnen am eindrucksvollsten war.

40 (18,3%) Patientinnen waren von Beginn an amenorrhoisch, während 179 Frauen (81,7%) über eine oder mehrere Durchbruchblutungen berichteten (Tabelle 2) (4 Frauen ohne Uterus). Die Blutungen traten fast ausschließlich als Spottings auf und nahmen mit zunehmender Anwendungsdauer ab. In den entsprechend ausgewählten Fällen kamen die einzelnen Blutungsereignisse in 69% ohne Dosisveränderung, in 61,6% mit einer Dosiserhöhung auf täglich 3 mg und in 73,8% mit einer Dosisreduktion auf 1 mg innerhalb von 7 Tagen zum Stillstand. Bei über 7 Tagen persistierenden Blutungen ließen sich diese immer durch eine 5tägige Einnahmepause beherrschen, wobei es in dieser Zeit häufig zu einer kurzen Blutungsverstärkung kam. Es bestand kein Zusammenhang zwischen dem endoskopischen Behandlungsergebnis und der Zahl der Spottings.

Tabelle 1 Nebenwirkungen und positive Effekte unter der Endometriosetherapie mit Dienogest

Nebenwirkungen	Pat. %	Positive Effekte	Pat. %
Libidoabnahme	27,8	Kopfschmerzabnahme	8,0
Appetitsteigerung	23,7	Brustspannenabnahme	7,1
Hitzewallungen	12,5	Libidozunahme	4,4
Müdigkeit	12,1	Hirsutismusabnahme	4,0
Übelkeit	10,7	Abnahme Müdigkeit	4,0
Kopfschmerz	10,3	Leistungssteigerung	3,5
Nervosität	9,4	Nervositätsabnahme	3,1
Leistungsminderung	8,9	Andere	1,7
Brustspannen	5,3		
Hirsutismus	1,7		
Andere	2,6		

116 (52%) Patienten hatten leichte Nebenwirkungen
64 (29%) Patienten registrierten positive Effekte

Tabelle 2 Durchbruchblutungen und Management unter der Endometriosetherapie mit Dienogest

Blutungsereignisse Durchbruchblutungen	Patienten		Management der Durchbruchblutungen	
	n	%	Therapie/DNG-Dosis	Blutungsstillstand innerhalb 7 Tagen (%)
0	40	18,3		
1–3	67	30,6	Steigerung auf 3 mg	61,6
4–6	68	31,0	Reduktion auf 2 mg	73,8
6	44	20,1	Unveränderte Dosis	69,0

(4 Patienten ohne Uterus)

Während der Behandlung ließ sich keinerlei Einfluß auf den arteriellen Blutdruck, die Zervixzytologie, die vaginale Biozönose, das Urinsediment und die BSG finden. Das Durchschnittsgewicht der Patientinnen betrug vor Behandlungsbeginn 58,9 kg (s ± 6,76) und blieb im Mittel bis zum Therapieende ($\bar{x}$ 59,7 kg, s ± 6,9) statistisch unbeeinflußt. Dennoch wurde die stärkste Gewichtszunahme mit 8,5 und die stärkste Abnahme mit 9,1 kg gemessen. Die untersuchten Laborparameter – Hämoglobin, Hämatokrit, MCHC, Gesamteiweiß, Leberenzyme (AP, ASAT, ALAT, GGT, LDH), Thromboplastinzeit, Bilirubin, Kreatinin, Harnsäure – verblieben mit ihren Mittelwerten ohne signifikante Abweichungen vom Ausgangswert über den gesamten Behandlungszeitraum weit innerhalb der entsprechenden Referenzbereiche. Schwach signifikante Abweichungen ($p = 5\%$) vom Kontrollwert fanden sich jedoch bei folgenden Laborwerten, ohne daß der Referenzbereich verlassen wurde: Leukozyten, Thrombozyten, Fibrinogens (Abfall); partielle Thromboplastinzeit (Anstieg). Im Bereich der Lipoproteinfraktionen beobachteten wir unter DNG maximale Abweichungen vom Ausgangswert von −5,2% beim HDLC nach einem Monat und von +3,6% beim LDLC nach 6 Behandlungsmonaten. Das Gesamtcholesterol wich nur um +0,2% nach einem bzw. um −2,5% nach 6 Monaten Therapie ab. Alle Unterschiede waren statistisch nicht signifikant.

Diskussion

In den zusammengefaßten klinischen Prüfungen Stufe II und III fanden wir nach der DNG-Anwendung endoskopisch ein vollständiges Verschwinden der Endometriose in 63,9% und einen partiellen Rückgang in 22,9%, was einer Besserungsrate von insgesamt 86,8% entspricht. Die Versagerrate lag entsprechend bei 13,2%. Nach den Daten vergleichbarer Studien ist DNG damit den gegenwärtig zur Endometriosebehandlung eingesetzten Steroidhormonen und GnRH-Analoga ebenbürtig. Bei Anwendung von Danazol wird nach Einzelbeobachtungen und Sammelstatistiken in Dosierungen zwischen täglich 400–800 mg endoskopisch eine Besserungsrate zwischen 60 und 92% [1, 7, 10, 14, 28, 31, 36, 40] und für Medroxprogesteronacetat von 81,8% (20 mg) [41], 100% (30 mg) [32], 50–63% (100 mg) [12, 40] und 88,8% (250 mg) [41] angegeben. Nach 2 × 2,5 mg Gestrinon pro Woche hatten sich die Implantate insgesamt in 83% gebessert [3]. Mit 5 mg Lynestrenol lag die Erfolgsrate bei 60% [11], und mit täglich 10 mg Norethisteronacetat ließ sich ein Resultat von 85,4% erzielen [20]. Mit den GnRH-Analoga Buserelin, Nafarelin, Leuprorelin und Goserelin werden 48–88% Erfolge erreicht [2, 10, 13, 14, 15, 30, 36]. Nach der DNG-Anwendung hatte sich der Gesamtsymptomenkomplex in 88,4% gebessert. Das entspricht den Ergebnissen nach einer Danazolbehandlung, die nach einer Sammelstatistik mit 24 Literaturquellen [35] bei 88,9% lag. Mit Norethisteronacetat

10 mg konnte eine Rate von 95,6% [20], mit Medroxyprogesteronacetat von 80% [23], mit Gestrinon von 91% [4] und mit GnRH-Analoga eine solche zwischen 75 und 97% [10, 14, 15, 30] erreicht werden.

Nach Beendigung der DNG-Behandlung wird die normale Zyklustätigkeit bereits im ersten posttherapeutischen Monat wieder voll aufgenommen. Dafür sprechen das zeitgerechte Wiedereinsetzen der ersten Regel nach im Mittel 26,4 Tagen, der nachgewiesene biphasische Basaltemperaturverlauf und insgesamt 6 Konzeptionen innerhalb des ersten Monats. In noch unveröffentlichten histologischen Untersuchungen an Endometriumbiopsien, die an unterschiedlichen Tagen nach Absetzen von DNG von 54 Frauen entnommen wurden, konnte zudem eine zeitgerechte, dem Zyklustag entsprechende Endometriumsentwicklung nachgewiesen werden. Die Befunde resultieren mit hoher Sicherheit aus der niedrigen Plasmaeliminationshalbwertszeit und der fehlenden Kumulation von DNG im Serum (Übersicht bei [17]). Dazu bleibt unter der DNG-Anwendung die Reaktivität der Hypophyse gegenüber GnRH voll erhalten [21]. Nach Danazolanwendung zeigen sich die ersten Menses nach durchschnittlich 3–6 Wochen [14, 33] und nach Gestrinon nach im Mittel 35 Tagen [4]. Dagegen treten im Anschluß an die Therapie mit GnRH-Analoga die ersten Regelblutungen nach 38–60 Tagen, nach Depot-Präparaten häufig sogar noch später auf [2, 6, 14, 22, 34] und die ersten Ovulationen werden erst nach 1–3 Monaten, häufig auch später, registriert [9, 15, 30]. Die Ansicht, daß sich nach einer Behandlung mit Gestagenen langfristig anovulatorische Zyklen einstellen, bzw. eine langfristige Starre des Endometriums bestehen bleibt [5, 16, 24], läßt sich für Dienogest nicht aufrecht erhalten. DNG erscheint aus dieser Sicht sogar als besonders vorteilhaft.

Innerhalb von 22 Monaten nach Abschluß der DNG-Therapie betrug die kumulative Schwangerschaftsrate 40,5% (bereinigt 46%). In Sammelstatistiken und Einzelberichten liegt die Schwangerschaftsrate nach Danazol zwischen 33 und 74% [29], nach Gestagenen und Antigestagenen zwischen 32 und 72% [4, 13, 25, 26] und nach GnRH-Analoga zwischen 14 und 72% [2, 13, 15, 36]. Seit einiger Zeit wird jedoch darauf aufmerksam gemacht, daß bei milden Endometriosen ein expektatives Verhalten zu gleichen Resultaten führt [13, 29].

Keine der unter DNG bei 52% der Patientinnen beobachteten Nebenwirkungen gab Anlaß zum Abbruch der Behandlung, zumal fast 50% aller Beschwerden noch unter der Therapie wieder verschwanden. Als vorteilhaft hat sich das Auftreten auch von positiven Effekten (Tabelle 1) bei 29% der Frauen erwiesen. Die Beobachtungen sind wahrscheinlich zum Teil auf die antiandrogenen Eigenschaften von DNG zurückzuführen. Die Geringfügigkeit der Nebenwirkungen hebt DNG günstig von bislang zur Endometriosetherapie eingesetzten Steroiden und GnRH-Analoga ab.

Die relativ häufigen Durchbruchblutungen unter DNG sind ein allgemeines Gestagenproblem. Sie sind gegenwärtig in ihrer Häufigkeit und Dauer nicht vorherzusehen. Die Blutungen verschwinden in der Regel spontan (69%) innerhalb von 7 Tagen. Dosisveränderungen während der Blutungen führen nicht zu besseren Ergebnissen, können aber die Compliance verschlechtern. Bei über 7 Tagen anhaltenden Blutungen ist jedoch eine 5tägige Therapiepause sinnvoll.

Alle untersuchten Stoffwechselparameter einschließlich der Lipoproteinwerte verblieben unter der DNG-Therapie weit innerhalb der Referenzbereiche. Die nur geringgradigen Veränderungen des Leber- und Fettstoffwechsels sind bereits an anderer Stelle publiziert [18, 19]. Untersuchungen zum Glukosestoffwechsel im intravenösen Glukosetoleranztest unter der DNG-Behandlung ergaben bei einem geringgradig erhöhten Insulinresponse keine Veränderungen der nüchtern und der reaktiven Glukosespiegel [27].

Mit DNG lassen sich bei der Endometriosebehandlung endoskopisch und symptomatisch gleiche Ergebnisse wie mit anderen Steroidhormonen und den GnRH-Analoga erzielen. Trotz des noch weitgehend ungelösten Problems der häufigen Spottings müssen die geringen Nebenwirkungen und der nahezu fehlende Einfluß auf die unterschiedlichsten Stoffwechselparameter als vorteilhaft angesehen werden.

Literatur

[1] Biberoglou, K. O., S. J. Behrmann: Dosage aspects of danazol therapy in endometriosis: short-term and long-term effectiveness. Am. J. Obstet. Gynecol. 139 (1981) 645.

[2] Cirkel, U. et al.: Behandlung der Endometriose mit Buserelin. In: A. Schindler, K.-W. Schweppe (Hrsg.): Endometriose – neue Therapiemöglichkeiten durch Buserelin. Walter de Gruyter, Berlin–New York 1989, 75.

[3] Cooke, I. D., E. J. Thomas: The medical treatment of mild endometriosis. Acta Obstet. Gynecol. Scand. Suppl. 150 (1989) 27.

[4] Coutinho, E. M. et al.: Treatment of endometriosis with gestrinone – five years experience. In: J.-P. Raynaud et al. (Hrsg.): Medical management of endometriosis. Raven Press, New York 1984, 149.

[5] Distler, W.: Hormontherapie der Endometriose. Gynäkologie 22 (1989) 294.

[6] Dmowski, W. P.: Comparative study of buserelin versus danazol in the management of endometriosis. Gynecol. Endocrinol. 3 (Suppl. 2) (1989) 21.

[7] Döberl, A. et al.: Regression of endometriosis following shorter treatment with, or lower dose of danazol. Acta Obstet. Gynecol. Scand. 123 (Suppl.) (1984) 51.

[8] Friedewald, W. T. et al.: Estimation of the concentration of low-density lipoprotein cholesterol in plasma, without use of the preparative ultracentrifuge. Clin. Chem. 18 (1972) 499.

[9] Gerhard, I. et al.: Endometriosetherapie mit Enantone-Gyn Monats-Depot. In: B. Runnebaum, M. Breckwoldt (Hrsg.): Leuprorelinacetat – Ein neues GnRH-Analogon, Grundlagen und Klinik. Springer, Berlin–Heidelberg–New York 1992, 51.

[10] Henzl, M. R., L. Kwei: Efficacy and safety of nafarelin in the treatment of endometriosis. Am. J. Obstet. Gynecol. 162 (1990) 570.

[11] Kaiser, E., T. A. Wagner: Wie erfolgreich ist die Therapie der Endometriose mit Gestagenen? J. Ärzte 21 (1991) 220.

[12] Kauppila, A. J. L. et al.: Steroidal drugs in endometriosis. Acta Obstet. Gynecol. Scand. Suppl. 150 (1989) 7.

[13] Kauppila, A.: Changing concepts of medical treatment of endometriosis. Acta Obstet. Gynecol. Scand. 72 (1993) 324.

[14] Kennedy, S. H. et al.: A comparison of nafarelin acetate and danazol in the treatment of endometriosis. Fertil. Steril. 53 (1990) 998.

[15] Kiesel, L. et al.: Efficacy and safety of buserelin treatment in women with endometriosis – a multicentre open-label study. Gynecol. Endocrinol. 3 (Suppl. 2) (1989) 5.

[16] Kistner, R. W.: Newer synthetic progestins for the treatment of endometriosis. In: S. H. Sturgies, M. L. Taymor (Hrsg.): Progress in Gynecology, Vol. 5. Grune & Strutton, New York 1970, 283.

[17] Köhler, G., G. Göretzlehner: Neue Gestagene. Zentralbl. Gynäkol. 119 (1988) 801.

[18] Köhler, G. et al.: Das Verhalten von Parametern des Leberstoffwechsels unter Mittellangzeitanwendung des Gestagens Dienogest zur Behandlung der Endometriose. Zentralbl. Gynäkol. 111 (1989) 803.

[19] Köhler, G. et al.: Lipid metabolism during treatment of endometriosis with the progestin dienogest. Acta Obstet. Gynecol. Scand. 68 (1989) 633.

[20] Köhler, G.: Endometriosebehandlung mit Dienogest (2 mg) – Klinische Prüfung Stufe III – Offener Vergleich gegen Norethisteronacetat (10 mg). Gutachten, Greifswald 1991.

[21] Köhler, G., W. Wodrig: Endokrinologische Befunde und die Reaktivität der Hypophyse gegenüber GnRH unter Gestagenmonotherapie der Endometriose mit Dienogest (in diesem Buch).

[22] Lemay, A. et al.: LH-RH agonist treatment of endometriosis. Contr. Gynecol. Obstet. 16 (1987) 247.

[23] Luciano, A. A. et al.: Evaluation of oral medroxyprogesterone acetate in the treatment of endometriosis. Obstet. Gynecol. 72 (1988) 323.

[24] Ludwig, H.: Medikamentöse Behandlung der Endometriose. In: Litschgi, M. (Hrsg.): Genitalendometriose, Ätiologie, Pathologie, Klinik und Therapie. Karger, Basel 1985, 48.

[25] Mettler, L.: Dreistufentherapie der Endometriose. In: M. Litschgi (Hrsg.): Genitalendometriose, Ätiologie, Pathologie, Klinik und Therapie. Karger, Basel 1985, 66.

[26] Moghissi, K. S. et al.: Comparison of different treatment modalities of endometriosis in infertile women. Contr. Gynecol. Obstet. 16 (1987) 236.

[27] Nikschick, S., G. Köhler: Carbohydrate metabolism during treatment of endometriosis with the progestin dienogest. Exp. Clin. Endocrinol. 94 (1989) 211.

[28] Noble, A. D., A. T. Letchworth: Medical treatment of endometriosis: a comparative trial. Postgrad. Med. J. 55 (Suppl. 5) (1979) 37.

[29] Palacios, S. J.: An approach to endometriosis with infertility. Br. J. Clin. Pract. 45 (Suppl. 72) (1991) 27.

[30] Raitz von Frentz, M., K.-W. Schweppe: Ovarielle Suppression durch das GnRH-Analogon Buserelin zur Behandlung der Endometriose. Geburtsh. Frauenheilkd. 50 (1990) 634.

[31] Rannevik, G.: Hormonal, metabolic and clinical effects of danazol in the treatment of endometriosis. Postgrad. Med. J. 55 (Suppl. 5) (1979) 14.

[32] Roland, M. et al.: Endometriosis therapy with medroxyprogesterone acetate. J. Reprod. Med. 17 (1976) 249.

[33] Rönnberg, L. et al.: Effects of danazol in the treatment of severe endometriosis. Postgrad. Med. J. 55 (Suppl. 5) (1979) 21.

[34] Schriock, E. et al.: Treatment of endometriosis with a potent agonist of gonadotropin-releasing hormone (nafarelin). Fertil. Steril. 44 (1985) 583.

[35] Schweppe, K.-W.: Morphologie und Klinik der Endometriose. Schattauer, Stuttgart–New York 1984.

[36] Schweppe, K.-W.: Current medical therapies for endometriosis: a review. In: R. W. Shaw (Hrsg.): Advances in Reproductive Endocrinology, Vol. 1, Endometriosis. Parthenon Publishing Group, Casterton Hall, Carnforth 1990, 67.

[37] Semm, K.: Die Klassifikation der Endometriosis genitalis. Endometriose 3 (1985) 21.

[38] Shaw, R. W.: Nafarelin in the treatment of pelvic pain caused by endometriosis. Am. J. Obstet. Gynecol. 162 (1990) 574.

[39] Stoelzner, W. A. et al.: Tierexperimentell-endokrinologische Charakterisierung des Gestagens Dienogest (STS 557) II. Antigonadotrope, gestagene, androgene und antiandrogene Wirkungen. In: III. Jenaer Symposium zur hormonalen Kontrazeption. Wiss. Beitr. Friedrich-Schiller-Univ. Jena 1985, 165.

[40] Telimaa, S. et al.: Placebo-controlled comparison of danazol and high-dose medroxyprogesterone acetate in the treatment of endometriosis. Gynecol. Endocrinol. 1 (1987) 13.

[41] Willemsen, W. N. et al.: Low- versus high-dose medroxyprogesterone acetate in the treatment of endometriosis. Arch. Gynecol. 237 (1985) 306.

Endokrinologische Befunde und die Reaktivität der Hypophyse gegenüber GnRH unter Gestagenmonotherapie der Endometriose mit Dienogest

G. Köhler, W. Wodrig

Zusammenfassung

Bei 19 Frauen (Alter 18–44 Jahre), die wegen einer endoskopisch nachgewiesenen Endometriose über 6 Monate mit täglich 2 mg des Gestagens Dienogest behandelt wurden, wurden vor sowie 1, 3 und 6 Monate nach Therapiebeginn FSH, LH, Estradiol und Progesteron im Serum bestimmt. Zusätzlich wurde bei 13 Patientinnen (Alter 24–31 Jahre) zu den gleichen Zeitpunkten ein GnRH-Doppelstimulationstest mit jeweils 25 µg GnRH durchgeführt. Neben einer Suppression von FSH, LH und Progesteron lagen die Estradiolspiegel unter der Therapie im postmenopausalen Bereich bzw. im Bereich der frühen Follikelphase. Es ließ sich kein Zusammenhang zwischen der Höhe der Estrogenspiegel und dem Behandlungsergebnis herstellen. Im GnRH-Test blieb bei leichter Suppression der LH-Werte während des Behandlungszeitraumes die Reagibilität der Hypophyse voll erhalten. Die prompte Wiederaufnahme der Zyklustätigkeit nach Therapieende ist unter anderem auch auf diese Befunde zurückzuführen.

Einleitung

Der wesentliche Wirkungsmechanismus der hormonellen Endometriosetherapie basiert mit hoher Wahrscheinlichkeit auf der Erzeugung eines azyklischen hypoestrogenen Zustandes [2, 7]. Die Estrogenproduktion läßt sich wirkungsvoll über eine Suppression der FSH- und LH-Produktion unterdrücken. Die Hemmung der Gonadotropinproduktion kann über den negativen Feedback durch Steroidapplikation oder durch eine Down-Regulation vermittels GnRH-Analoga realisiert werden. Von den Steroiden kommen zur Erzeugung einer hypoestrogenen Situation nur Gestagene, Antigestagene und Danazol in Betracht [8, 12]. Obgleich bei der Behandlung postmenopausale Werte angestrebt werden, ist gegenwärtig noch nicht entschieden, auf welche Höhe die Estrogenspiegel wirklich abgesenkt werden müssen, um einen therapeutischen Effekt zu erzielen.

Die insbesondere für sterile Frauen wichtige, möglichst schnelle Wiederaufnahme der normalen Zyklustätigkeit nach Behandlungsende ist unter anderem aber auch abhängig vom Grad der hypophysären Suppression unter der Therapie. Das Gestagen Dienogest (DNG, 17α-Cyanomethyl-17β-hydroxyestra-4,9-dien-3-on) hat sich in klinischen Prüfungen [9] als effektives Steroid zur Behandlung der Endometriose erwiesen, wobei sich die prompte Wiederherstellung eines regelrechten Zyklus als besonders vorteilhaft erwies. Mit den vorliegenden Untersuchungen soll das Ausmaß der Estradiolsuppression bzw. der Unterdrükkung der Hypophysentätigkeit unter der Endometriosetherapie mit DNG untersucht werden.

Material und Methode

Bei 19 Frauen in einem Alter von 18–44 Jahren ($\bar{x}$ = 26,2; s ± 6,4 Jahre), die wegen einer endoskopisch nachgewiesenen Endometriose über 6 Monate mit täglich 2 mg DNG behandelt wurden, wurden in der 2. Zyklushälfte vor sowie 1, 3 und 6 Monate nach Therapiebeginn FSH, LH, Progesteron und 17β-Estradiol im Serum bestimmt. Die Blutentnahmen erfolgten morgens zwischen 7.00 und 8.00 Uhr aus der Cubitalvene. FSH und LH wurden mit einem Enzymimmunoassay (Synelisa FSH/LH, ELIAS-Medizintechnik GmbH), 17β-Estradiol mit einem 125-J-Estradiol-RIA (Laborchemie Apolda) und Progesteron mit einem Enzymimmunoassay von Serono bestimmt. Den Meßmethoden waren folgende Referenzwerte zugrundegelegt: FSH und LH in der Follikelphase 1,5–11 bzw. 1,5–10 E/l und in der Corpus-luteum-Phase 1–10 E/l, Progesteron in der Lutealphase 7,7–25,6 ng/ml und Estradiol in der frühen Follikelphase 27–163 sowie in der Postmenopause 27–82 pg/ml. Der minimal meßbare Wert für Estradiol lag meßtechnisch bei 27 pg/ml. Alle < 27 pg/ml angegebenen Werte wurden für die Erstellung der Mittelwertberechnungen und Diagramme als 26,9 angenommen. Es muß davon ausgegangen werden, daß ein Teil der gemessenen Werte noch tiefer gelegen hat, so daß die wahren Estradiolmittelwerte unter der Behandlung geringfügig unter den errechneten liegen können. Die ermittelten Estradiolwerte wurden zu dem endoskopischen Therapieresultat in Beziehung gesetzt.

Zusätzlich wurde bei 13 Patientinnen in einem Alter von 17–32 Jahren ($\bar{x}$ = 26,0; s ± 4,0), die gleichzeitig steril waren, zu denselben Zeitpunkten ein GnRH-Doppelstimulationstest [11, 14] durchgeführt. Die Untersuchungen erfolgten morgens nüchtern zwischen 8.00 und 9.00 Uhr. Die Blutproben für LH und FSH wurden unmittelbar vor der Erstinjektion von 25 μg GnRH (Relefakt) sowie 30, 60, 90, 120 und 150 Minuten danach abgenommen. Sofort nach der 90-Minuten-Blutabnahme erfolgte die zweite GnRH-Applikation in gleicher

Dosierung. Als regelrecht wurden ein 4–8facher Anstieg von LH und ein etwa zweifacher Anstieg von FSH gegenüber dem Basiswert nach der Erstinjektion und ein weiterer Anstieg nach der Zweitinjektion angesehen. Dabei wird der Erstanstieg als Ausdruck der Reserve- und der Zweitanstieg als der der Biosynthesekapazität interpretiert. Die statistischen Berechnungen erfolgten mit dem t-Test.

Ergebnisse

Unter der Behandlung waren die mittleren FSH- und LH-Werte im Bereich der frühen Follikelphase bzw. der Corpus-Luteum-Phase arretiert (Abb. 1). Für LH überschritten einige Einzelwerte geringfügig die genannten Referenzbereiche, ohne jedoch präovulatorische Spiegel zu erreichen. Sowohl die gemittelten als auch die Progesteroneinzelwerte entsprachen alle den Befunden eines anovulatorischen Zyklus (Abb. 2). In den ersten 4 Behandlungswochen fiel der Estradiolmittelwert von prätherapeutisch 145 auf 38 pg/ml. Im weiteren Therapieverlauf verblieben die mittleren Estrogenspiegel innerhalb des Referenzbereiches der Postmenopause (Abb. 2). Dabei muß berücksichtigt werden, daß für einen Teil der Einzeldaten nur ein Minimalwert von < 27 angegeben wurde, so daß die tatsächlichen Mittelwerte möglicherweise noch etwas tiefer gelegen haben. Von den Einzelwerten überschritten im ersten Behandlungsmonat 1 Wert (6,3%), im dritten 6 (33,3%) und im 6. Behandlungsmonat 3 Werte (16,7%) den Bereich der Postmenopause, wobei nur in 3 Fällen die Spiegel auch der frühen Follikelphase verlassen wurden.

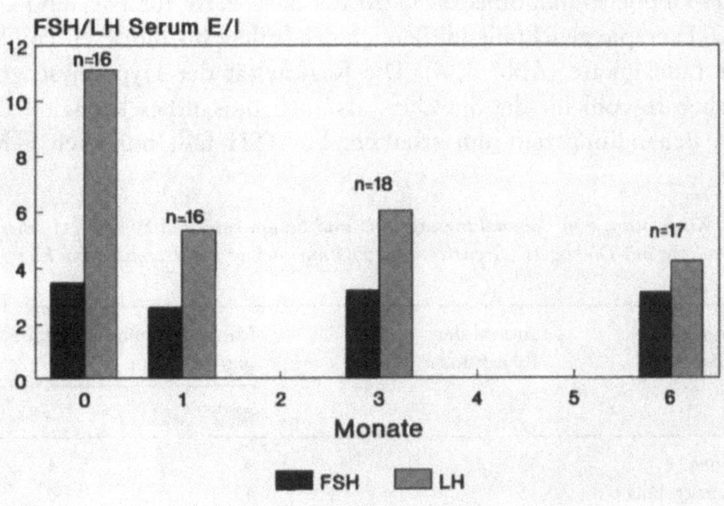

Abb. 1 Verhalten von FSH und LH vor und unter der Endometriosetherapie mit Dienogest.

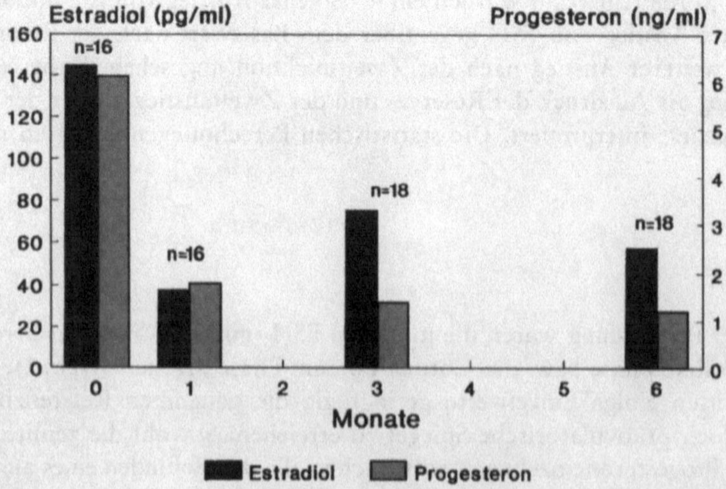

Abb. 2 Verhalten von Progesteron und Estradiol vor und unter der Endometriosetherapie mit Dienogest.

Nach Abschluß der Therapie waren bei 13 Frauen (68,4%) keine Endometrioseherde mehr nachweisbar, bei 5 Patientinnen (26,3%) waren noch Restherde vorhanden, während in einem Fall (5,3%) die Endometriose unbeeinflußt blieb. Es ließ sich kein Zusammenhang zwischen Behandlungserfolg bzw. Teil- oder Mißerfolg und der Höhe der insgesamt supprimierten Estradiolspiegel der einzelnen Patientin herstellen (Tabelle 1).

Im GnRH-Doppelstimulationstest lagen die Basiswerte für FSH und LH unter der DNG-Therapie gleichfalls im Bereich der frühen bis mittleren Follikelphase bzw. der Lutealphase (Abb. 3, 4). Die Reaktivität der Hypophyse gegenüber GnRH blieb sowohl für die Speicher- als auch Biosynthesekapazität über den gesamten Behandlungszeitraum erhalten. Für FSH fällt nur nach 6 Monaten

Tabelle 1 Korrelation von Behandlungsergebnis und Serum-Estradiol-Spiegel bei einer Endometriosebehandlung mit Dienogest (Grenzwert für Postmenopause meßtechnisch bei 82 pg/ml Estradiol)

Therapieergebnis Endometriose	Anzahl der Patientinnen	Mittlere Serum-Estradiol-Spiegel (pg/ml)	
4		≦82	>82
verschwunden	13	9	4
partiell zurückgebildet	5	4	0
unbeeinflußt	1	1	0

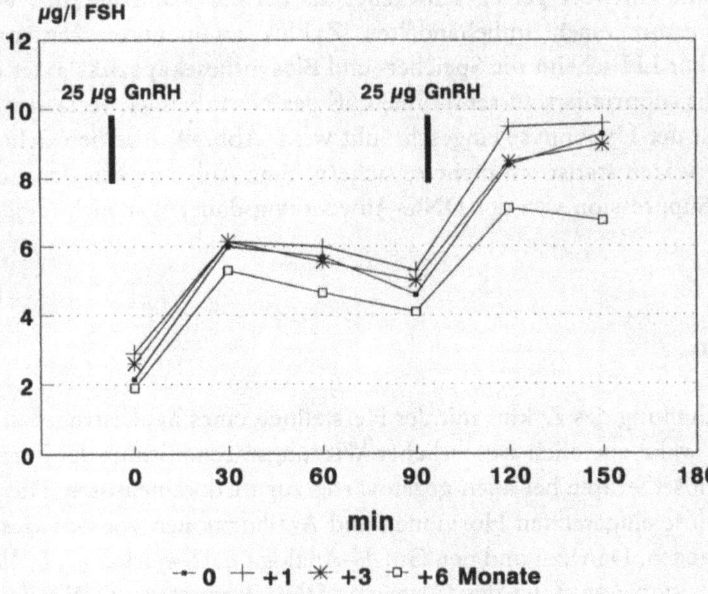

Abb. 3 Verhalten von FSH im GnRH-Doppelstimulationstest vor und unter der Endometriosetherapie mit Dienogest.

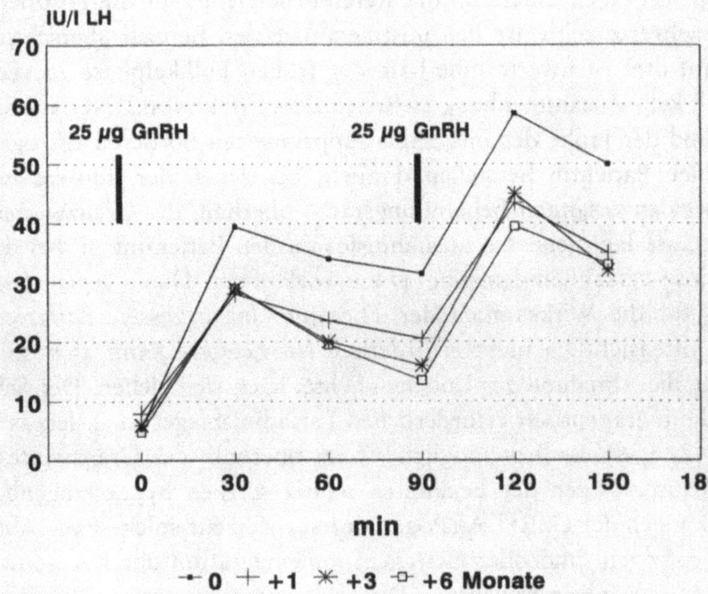

Abb. 4 Verhalten von LH im GnRH-Doppelstimulationstest vor und unter der Endometriosetherapie mit Dienogest.

Therapie die Antwort gering schwächer als bei der Kontrolle aus, wobei die Normwerte für einen unbehandelten Zyklus nicht unterschritten werden (Abb. 3). Für LH scheint die Speicher- und Biosynthesekapazität unter der Therapie leicht supprimiert zu sein, ohne daß der Normbereich verlassen bzw. die Reaktivität der Hypophyse eingeschränkt wird (Abb. 4). Alle beobachteten Unterschiede waren statistisch nicht zu sichern. Eine Abhängigkeit der nur geringgradigen Suppression von der DNG-Anwendungsdauer war nicht eindeutig erkennbar.

Diskussion

Die Ausschaltung des Zyklus mit der Herstellung eines hypoestrogenen Zustandes ist als wahrscheinlich wesentlicher Wirkungsmechanismus der hormonellen Endometriosetherapie bei allen gegenwärtig zur medikamentösen Therapie der Endometriose eingesetzten Hormonen und Antihormonen wie den Gestagenen, Antigestagenen, Danazol und den GnRH-Analoga nachweisbar [7, 8, 10]. Unter der Applikation von 2 mg des Gestagens DNG kommt es gleichfalls zu einer zuverlässigen Ausschaltung des Zyklus, wie sich anhand der supprimierten FSH- und LH-Werte und den durchgehend stark reduzierten Progesteronspiegeln nachweisen läßt. Die während der Behandlung gemessenen mittleren Estradiolspiegel lagen innerhalb des Referenzbereiches für die Postmenopause, wobei Einzelwerte zeitweise den postmenopausalen Bereich überschritten, um aber bis auf drei Meßwerte innerhalb der frühen Follikelphase zu verbleiben. Es ließ sich kein Zusammenhang zwischen dem Effekt von DNG auf die Endometriose und der Höhe der insgesamt supprimierten mittleren Estrogenspiegel der einzelnen Patientin herstellen. Frauen, bei denen der mittlere Estradiolspiegel über den gesamten Behandlungsraum oberhalb des Grenzwertes für die Postmenopause lag, gehörten ausnahmslos zu den Patientinnen, bei denen die Endometriose verschwunden war. Diese vorläufigen Daten legen den Schluß nahe, daß für die Wirksamkeit der Therapie eine exzessive Suppression der Estrogene offensichtlich nicht erforderlich ist. Letztere kann aber somatische Folgen, wie die Abnahme der Knochendichte, nach sich ziehen. Der Schwellenwert für die therapeutisch erforderlichen Estradiolspiegel ist in letzter Zeit im Gespräch [2, 3, 6]. Er liegt möglicherweise oberhalb des Grenzwertes für die Postmenopause. Wegen der bekannten relativ starken hypoestrogenbedingten Nebenwirkungen der GnRH-Analoga wird zur Zeit für solche Fälle zunehmend auch eine Estrogen- und/oder Gestagensupplementation unter Ausnutzung des sogenannten estrogenen Fensters – Differenz zwischen den somatischen Folgen provozierenden und therapeutisch erforderlichen Estrogenspiegel – diskutiert [1, 4, 6, 13]. Die nur geringgradig hypoestrogenbedingten Nebenwirkungen [9], wahrscheinlich infolge der nicht so exzessiv unterdrückten Estradiolspiegel unter DNG, machen eine solche Supplementation allerdings nicht erforderlich.

Unmittelbar nach Abschluß der 6monatigen Endometriosebehandlung mit DNG wird die normale Zyklustätigkeit sofort wieder aufgenommen. Die erste posttherapeutische Menstruation tritt im Mittel 26,4 Tage nach der letzten DNG-Einnahme bei meist ovulatorischem Zyklus wieder auf [9]. Die Ursache für die schnelle Erholung des Endokriniums liegt zum einen in der nur geringen Plasmaeliminationshalbwertszeit von etwa 9 Stunden und der damit verbundenen fehlenden Kumulation von DNG im Serum [5] und zum anderen in der nachgewiesenen Erhaltung der Reaktivität der Hypophyse gegenüber GnRH unter der DNG-Therapie. Die nur geringe Beeinflussung der Hypothalamus-Hyphophysen-Achse durch DNG ist auch von anderen Untersuchern beobachtet worden (Beiträge von Schleußner et al. sowie Moore et al. in diesem Buch). Auch aus dieser Sicht stellt DNG eine gute Alternative in der medikamentösen Therapie der Endometriose besonders bei sterilen Frauen dar.

Literatur

[1] Barbieri, R. L.: Gonadotropin-releasing hormone agonists and estrogen-progestogen replacement therapy. Am. J. Obstet. Gynecol. 162 (1990) 593.

[2] Barbieri, R. L.: Hormone treatment of endometriosis: the estrogen threshold hypothesis. Am. J. Obstet. Gynecol. 166 (1992) 740.

[3] Barbieri, R. L., A.-M. C. Gordon: Hormonal therapy of endometriosis: the estradiol target. Fertil. Steril. 56 (1991) 820.

[4] Cedars, M. I., J. K. H. Lu, D. R. Meldrum et al.: Treatment of endometriosis with a long acting gonadotropin-releasing hormone agonist plus medroxyprogesterone acetate. Obstet. Gynecol. 75 (1990) 641.

[5] Hobe, G.: Zur Pharmakokinetik des Gestagens Dienogest (STS 557). In: III. Jenaer Symposium zur hormonalen Kontrazeption. Wiss. Beitr. d. Friedrich-Schiller-Universität Jena 1985, 183.

[6] Judd, H. L.: Gonadotropin-releasing hormone agonists: strategies for managing the hypoestrogenic effects of therapy. Am. J. Obstet. Gynecol. 166 (1992) 752.

[7] Kauppila, A.: Changing concepts of medical management of endometriosis. Acta Obstet. Gynecol. Scand. 72 (1993) 324.

[8] Kiesel, L., B. Runnebaum: Mechanisms involved in the hormonal treatment of endometriosis. In: D. R. Chadha, V. C. Buttram (Hrsg.): Current concepts in endometriosis. Alan R. Liss, New York 1990, 179.

[9] Köhler, G.: Die Therapie der Endometriose mit Dienogest: eine Renaissance der Gestagene (in diesem Buch).

[10] Robyn, C., J. Delogne-Desnoek, P. Bourdoux et al.: Endocrine effects of gestrinone. In: J.-P. Raynaud, T. Ojasoo, L. Martini (Hrsg.): Medical management of endometriosis. Raven Press, New York 1984, 207.

[11] Römmler, A.: Regulation der menschlichen Gonadotropin-Sekretion durch Gonadotropin-Releasing-Hormon (GnRH) und Geschlechtshormone. Medizinische Verlagsgesellschaft, Marburg 1984.

[12] Schweppe, K.-W.: Current medical therapies for endometriosis, a review. In: R. W. Shaw (Hrsg.): Advances in reproductive endocrinology, Vol. 1, Endometriosis. Parthenon Publishing group, Casterton Hall, Carnforth 1990, 67.

[13] Surrey, E. S., J. C. Gambone, J. K. H. Lu et al.: The effects of combining norethindrone with a gonadotropin-releasing hormone agonist in the treatment of symptomatic endometriosis. Fertil. Steril. 53 (1990) 620.

[14] Wang, C. F., B. L. Lasley, A. Lein et al.: The functional changes of the pituitary gonadotrophs during the menstrual cycle. J. Clin. Endocrinol. 42 (1976) 718.

Der klinische Stellenwert von Dienogest

T. H. Lippert, A. O. Mück

Zusammenfassung

Im Vergleich mit dem klinischen Verhalten anderer synthetischer Gestagene schneidet Dienogest hervorragend ab. Als Gestagenkomponente eines Kombinationspräparates mit Ethinylöstradiol erfüllt es weitgehend die als ideal geltenden Anforderungen, die an eine Gestagenkomponente oraler Kontrazeptiva heute gestellt werden muß, nämlich hohe antiovulatorische Wirksamkeit, sehr gute Zykluskontrolle, weitestgehend fehlende Beeinflussung relevanter Stoffwechselparameter und sehr gute Verträglichkeit. Von den endokrinen Partialwirkungen spielt nur die antiandrogene Wirkung eine bedeutende Rolle. Da es somit die Vorteile der C_{21}-Gestagene mit denen der 19-Norgestagene vereint, nimmt es eine Spitzenstellung bei den derzeit zur Verfügung stehenden synthetischen Gestagenen ein.

Umfangreiche Untersuchungen haben gezeigt, daß seine Verwendbarkeit als Gestagen nicht nur auf die orale Kontrazeption beschränkt ist. Erfolgversprechende Ergebnisse liegen bereits bei Verwendung in den Anwendungsgebieten Endometriose und Hormonsubstitution bei Menopausalsyndrom vor. Auch hier erscheinen die antiandrogenen Eigenschaften klinisch relevant. Die weitestgehende Nichtbeeinflussung relevanter Stoffwechselparameter insbesondere bei Langzeitbehandlung und Therapieregimen mit täglichen Gestagengaben ist klinisch von besonderer Bedeutung.

Endokrine Eigenschaften, Pharmakokinetik, Rezeptorbindungsfähigkeit und Verstoffwechselung

Da Progesteron, das körpereigene Gestagen, rasch in der Leber metabolisiert wird und sich deshalb als ungeeignet für die orale Anwendung erwiesen hat, muß für den therapeutischen Gebrauch auf synthetische Gestagene zurückgegriffen werden. Es stehen zwar mehrere Substanzen zur Verfügung, allen gemeinsam ist jedoch nur die gestagene Wirkung; das übrige Wirkungsprofil ist wegen der Komplexität der Nebeneffekte von Substanz zu Substanz sehr unterschiedlich. Die Suche nach einem synthetischen Gestagen, das allen Ansprüchen, insbesondere dem der weitgehenden Nebenwirkungsfreiheit, gerecht wird, ist wegen des steigenden Sicherheitsbedürfnisses in letzter Zeit größer geworden.

Nebenwirkungen, die bei temporärer Anwendung eines Präparates zu vernachlässigen sind, gewinnen selbst bei nicht sehr gravierendem Ausmaß bei Daueranwendung an Bedeutung, da sie zu langanhaltenden Gleichgewichtsveränderungen im Organismus führen können. Die frühere Forderung, bei einer Anwendung Progesteronderivaten gegenüber Nortestosteronderivaten den Vorzug zu geben, konnte in letzter Zeit nicht mehr aufrechterhalten werden. Gewisse Teilaspekte wie z. B. die androgene Partialwirkung wurden fälschlicherweise als gruppenspezifisch für Nortestosteronderivate betrachtet und außerdem die Dosisabhängigkeit von gestagenen Effekten zu wenig berücksichtigt.

Dienogest, das der chemischen Struktur nach ebenfalls zur Gruppe der 19-Nortestosteronderivate gehört, ist ein Gestagen mit einem außerordentlich günstigen Wirkungsprofil. Die klinisch-pharmakologische Bewertung eines entwickelten Gestagens zwingt dazu, die Qualitätsmerkmale dieser Substanz denjenigen der bereits etablierten Präparate gegenüberzustellen. In zahlreichen aufwendigen Studien wurden solche Vergleichsuntersuchungen durchgeführt.

In Tabelle 1 sind die wichtigsten Charakteristika von Dienogest bezüglich der endokrinen Eigenschaften, der Pharmakokinetik, der Rezeptorbindungsfähigkeit sowie der Verstoffwechselung zusammengestellt.

Endokrine Eigenschaften

Seine gestagene Wirkung betreffend ist Dienogest als sehr potentes Gestagen einzustufen. Mit einer Endometriumtransformationsdosis von 6,3 mg pro Zyklus liegt es mit an der Spitze der derzeit verwendeten Substanzen; nur Gestoden und Desogestrel, beide ebenfalls Nortestosteronderivate, sind mit Dosen von 3 mg bzw. 2 mg pro Zyklus noch etwas effektiver [5, 23]. Während Levonorgestrel etwa gleich potent ist, sind die Dosen, der Reihe nach ansteigend, für Norgestimat, Chlormadinonacetat, Norethisteronacetat, Lynestrenol, Medroxyprogesteronacetat und Dydrogesteron höher. Letzteres weist mit 100–300 mg pro Zyklus die höchste Transformationsdosis auf.

Die Ovulationshemmdosis ist bei Dienogest allerdings mit 1 mg/Tag im Vergleich zur Transformationsdosis relativ hoch; dies ist bedingt durch die kurze Halbwertszeit der Substanz. Damit rangiert Dienogest vor Norethisteronacetat, Norgestimat, Levonorgestrel, Desogestrel und Gestoden. Letzteres hat mit 0,03 mg pro Tag die wohl geringste Hemmdosis aller bisher bekannten synthetischen Gestagene. Eine höhere Hemmdosis als Dienogest weisen Lynestrenol, Chlormadinonacetat, Medroxyprogesteronacetat und Dydrogesteron auf.

Von besonderer Bedeutung für das Wirkungsprofil der Gestagene sind die endokrinen Partialwirkungen. Als äußerst ungewöhnlich und untypisch für einen Vertreter der Gruppe der 19-Nortestosteronderivate ist die Tatsache, daß es keine androgene, sondern vielmehr eine sehr ausgeprägte antiandrogene Wirk-

Tabelle 1 Charakteristika von Dienogest (Chemische Struktur: 19-Nortestosteronderivat)

Endokrine Eigenschaften		
Progestagene Wirkung:	Haupteffekt	
Endometriumtransformationsdosis	= 6,3 mg/Zyklus	
Ovulationshemmdosis	= 1,0 mg/Tag	
Östrogene Partialwirkung:	sehr gering	
Antiöstrogene Partialwirkung:	sehr gering	
Androgene Partialwirkung:	keine	
Antiandrogene Partialwirkung:	ausgeprägt	
Antigonadotrope Wirkung:	moderat	
Pharmakokinetik, Rezeptorbindungen und Verstoffwechselung		
Bioverfügbarkeit:	ca. 95%	
Plasmahalbwertszeit:	9,1 ± 1,7 Stunden	
Plasmabindung:	Albumin ca. 90% ungebunden ca. 10% SHBG <0,1%	
Gewebebindung:	Progesteronrezeptor	ca. 10% von Progesteron
	Estradiolrezeptor	<0,1%
	Glucocorticoidrezeptor	<1%
	Mineralocorticoidrezeptor	<0,01%
	Androgenrezeptor	<1%
First-pass-effect:	sehr gering	
Ausscheidung nach Metabolisierung:	vorwiegend durch Niere	
Metabolisierungsprozesse:	– Hydroxylierung, Hydrogenisierung – Konjugation und Aromatisierung	
Metabolite:	weitgehend endokrinologisch inaktiv	
Metabolische Clearancerate:	40 ml/h/kg	

samkeit besitzt. Es verfügt somit über eine Eigenschaft von Progesteronderivaten, die häufig deshalb den Nortestosteronderivaten vorgezogen werden.

Als weitere Besonderheit von Dienogest ist hervorzuheben, daß es keine antiöstrogene Partialwirkung besitzt, eine Eigenschaft, die allen übrigen C_{21}- und C_{19}-Gestagenen zugeschrieben wird. Auch eine östrogene Partialwirkung, wie z. B. bei Norethisteronacetat und Lynestrenol vorhanden, ist bei Dienogest nicht in nennenswertem Maße zu beobachten. Die sexualhormonellen Partialwirkungen betreffend besitzt somit Dienogest neben seiner gestagenen Hauptwirkung nur noch die für einen therapeutischen Einsatz bedeutsame antiandrogene Wirkung. Dies ist insofern von klinischer Bedeutung, als viele sich im Reproduktionsalter befindende Frauen – es werden Zahlen von 5 bis 11% in Mitteleuropa genannt [6] – unter androgenen Symptomen, wie Hirsutismus, Akne und Seborrhoe leiden.

Eine antigonadotrope Eigenschaft, die sowohl bei Östrogenen als auch bei fast allen anderen Vertretern synthetischer Gestagene nachzuweisen und als Teilaspekt der kontrazeptiven Wirkung anzusehen ist, wurde auch bei Dienogest registriert [24]. Vergleichende Untersuchungen liegen hier nicht vor; es wurde lediglich festgestellt, daß diese Wirkung bei gleicher Dosierung bei Dienogest etwas geringer als bei D-Norgestrel ausgeprägt ist [27].

Pharmakokinetik und Rezeptorbindungsfähigkeit

Die Pharmakokinetik, der eine wichtige Rolle für die Wirkung der Gestagene zukommt, zeigt bei Dienogest gegenüber anderen synthetischen Präparaten einige Besonderheiten auf. So wird Dienogest nach oraler Gabe nahezu vollständig resorbiert und weist dadurch eine überdurchschnittlich hohe Bioverfügbarkeit von ca. 95% auf. Die Plasmahalbwertszeit liegt dagegen mit 9,1 ± 1,7 Std. sehr niedrig (s. Beitrag von Hoffmann et al. in diesem Buch). Beim Vergleich mit anderen Gestagenen dürfte Dienogest zusammen mit Norethisteronacetat, bei dem ähnliche Werte registriert wurden, über die kürzeste Halbwertszeit verfügen; Chlormadinonacetat mit ca. 80 Stunden weist hier den höchsten Wert auf. Im Gegensatz zu einigen anderen Präparaten ist somit die Gefahr einer Kumulation sehr gering.

Als Besonderheit ist auch der vergleichsweise hohe ungebundene Anteil von Dienogest im Plasma von ca. 10% zu bezeichnen; ca. 90% sind an Albumin gebunden. Der ungebundene Anteil anderer synthetischer Gestagene liegt im allgemeinen unter 2% [4, 18]. Dienogest ist somit in vergleichsweise hoher Konzentration am Erfolgsrezeptor verfügbar. Von klinischer Bedeutung ist auch, daß Dienogest nicht an SHBG gebunden wird. In diesem Punkt unterscheidet sich Dienogest von anderen 19-Nortestosteronpräparaten wie z. B. Norethisteronacetat und Levonorgestrel, die aufgrund einer erheblichen Affinität zu SHBG einen Teil des Testosterons aus der Proteinbindung zu verdrängen vermögen; dies wird als Teilaspekt des Wirkungsmechanismus androgenwirkender synthetischer Gestagene angesehen.

Die Serum-SHBG-Bindung wurde von Kaufmann, Juchem und Pollow [9] ausführlich untersucht, wobei sie als relative Bindungsaffinität (Dihydrotestosteron = 100%) für Progesteron und Dienogest gleiche Werte, nämlich weniger als 0,1% fanden. Während auch 3-Keto-Desogestrel mit 4% nur eine relativ geringe Bindung aufwies, zeigten Levonorgestrel und Gestoden mit 45 bzw. 65% hohe Affinitäten auf.

Für Serum-CBG wurde mit Ausnahme von Progesteron für alle vorher genannten Gestagene keine nennenswerte Bindungsaffinität nachgewiesen. Dieselbe Arbeitsgruppe befaßte sich auch mit der Affinität von Gestagenen zu verschiedenen Gewebehormonrezeptoren. Demnach wird Dienogest nur zu etwa 3,6% (verglichen mit Progesteron = 30%) an den Progesteronrezeptor gebunden. Gestoden, 3-Keto-Desogestrel und Levonorgestrel zeigten hier sogar höhere Bindungsaffinitäten als Progesteron. Die hohe progestagene Aktivität von Dienogest bei niederer Bindungsaffinität zum Erfolgsrezeptor läßt sich nur dadurch erklären, daß sich ein hoher Anteil von Dienogest ungebunden im Plasma befindet und somit ein hohes Angebot an den Rezeptor vorhanden ist.

Die für das klinische Wirkungsspektrum wichtigen Bindungsaffinitäten an Östrogen-, Glukokortikoid-, Mineralokortikoid- und Androgenrezeptor zeigten für Dienogest mit Werten zwischen $< 0{,}1-1\%$ vernachlässigbar geringe Bindungen [9]. Auffallend waren hier die erhöhten Werte anderer neuerer Gestagene wie Gestoden an Glukokortikoid-, Androgen- und Mineralokortikoidrezeptor sowie für Levonorgestrel an Mineralokortikoid- und Androgenrezeptor.

Anhand der In-vitro-Rezeptoruntersuchungen zeigte sich somit eine hohe Spezifität für Dienogest zur Bindung, und zwar nur an den Progesteronrezeptor, ein Faktum, das eine gewisse Überlegenheit von Dienogest über andere synthetische Gestagene aufzeigt.

Die Diskrepanz zwischen niederer Bindungsaffinität von Dienogest zum uterinen Progesteronrezeptor und seiner hohen progestagenen Wirkung läßt sich mit dem hohen Angebot an ungebundenem Dienogest im Blut zwar erklären, gab jedoch Anlaß zur weiteren Abklärung. Die Frage lag nahe, ob es sich ähnlich wie bei Desogestrel und einigen anderen Gestagenen bei Dienogest um ein Pro-Drug handeln könnte. Als Metabolisierungswege wurden bei Dienogest Hydroxylierung an C-Atom 1, 2, 6, 7 und 16, Hydrogenisierung an C-Atom 3, 4 und 10 sowie Konjugierung an der 3-Keto-Gruppe und der 17-β-Hydroxygruppe, außerdem Veränderungen der 17α-Seitenkette und Aromatisierung des A-Ringes gefunden [7]. Es zeigte sich somit ein sehr diverses Metabolisierungsmuster dieser Substanz.

Die Testung von Metaboliten ergab jedoch im Tierversuch keine nennenswerten endokrinologischen Aktivitäten [22]. Es wird daher geschlossen, daß die gestagene Aktivität aller Wahrscheinlichkeit nach auch beim Menschen alleine auf die von Dienogest zurückzuführen ist.

Verstoffwechselung

Den Stoffwechsel von Dienogest betreffend ist wichtig, daß nach oraler Gabe eine hohe Bioverfügbarkeit gewährleistet ist. Dies ist unter anderem darauf zurückzuführen, daß der First-pass-Effekt vernachlässigbar gering ist. Die Ausscheidung erfolgt vorwiegend durch die Niere. Die Niere dürfte möglicherweise auch an der Metabolisierung von Dienogest beteiligt sein. Dienogest interferiert nicht wie andere Gestagene, z. B. Gestoden oder Norgestrel, mit den wichtigen Abbausystemen der Leber, insbesondere dem Enzymsystem der Cytochrom-P-450-Familie [1, 2].

Klinische Erfahrung mit Dienogest

Klinische Studien mit dem Gestagen liegen bisher für die Indikationsgebiete orale Kontrazeption, Behandlung hyperandrogener Symptome (wie Akne vulgaris, Hirsutismus und Seborrhoe), Endometriose und hormonale Substitution zur Behandlung des Menopausalsyndroms vor.
Die umfangreichsten Erfahrungen wurden auf dem Gebiet der Kontrazeption mit einem Kombinationspräparat, das sich seit 1991 im Handel befindet, gewonnen. Es handelt sich dabei um eine monophasische Kombination – 2 mg Dienogest und 0,05 mg Ethinylöstradiol – die unter dem Präparatenamen Certostat® zur Verfügung steht.

Die Entwicklungsarbeiten hatten gezeigt, daß die von der Transformationsdosis her errechnete tägliche Dienogestdosis von 0,225 mg wegen einer zu hohen Rate an Blutungsstörungen für den klinischen Gebrauch auf 2 mg/die erhöht werden mußte. Es wird angenommen, daß die sehr niedrige antiöstrogene Potenz und die kurze Plasmaeliminationhalbwertszeit von Dienogest für die notwendige Dosisanhebung verantwortlich waren [10].

Kontrazeptive Sicherheit

In Tabelle 2 sind die wichtigsten Ergebnisse der klinischen Studien kurz zusammengefaßt. Certostat® wurde jeweils ab dem 4. Zyklustag für 21 Tage eingenommen. Anschließend folgte eine Woche Pause. Kürzlich wurde berichtet, daß

Tabelle 2 Klinisches Profil des Kontrazeptivum Certostat®, eines Kombinationspräparates mit Dienogest

Kontrazeptive Sicherheit	
bei bisher über 10.000 Einnahmezyklen Pearlindex = 0	
Zyklusstabilität	
nach 4 Zyklen nur noch in 1,3% der Fälle leichte Blutungsstörungen	
Stoffwechselverhalten	
Intermediärstoffwechsel:	ohne negativen Einfluß
Lipidstoffwechsel:	ohne negativen Einfluß
Kohlehydratstoffwechsel:	keine Änderung der Glukosetoleranz
Gerinnungssystem:	ohne negativen Einfluß
Verträglichkeit	
Subjektive Beschwerden:	gering, nach 3 Zyklen weitgehende Beschwerdefreiheit
Objektivierbare Beschwerden:	lediglich geringer Anstieg des systolischen Blutdruckes (Östrogeneffekt?)
Antiandrogene Wirksamkeit	stark ausgeprägt

bei mehr als 10.000 klinisch überwachten Zyklen bei einer maximalen Einnahmedauer von 54 Zyklen keine Schwangerschaft aufgetreten war; mit Pearl-Index 0 wurde somit eine uneingeschränkte kontrazeptive Sicherheit erreicht [23].

Zyklusstabilität

Ein wichtiger Parameter für die Akzeptanz eines Kontrazeptivums ist die Zyklusstabilität bei Einnahme des Präparates. Bei einer Endauswertung von 2740 Zyklen wurden in den ersten 4 Monaten blutungsgestörte Zyklen in 6,7% registriert, wobei in den ersten 3 Monaten die Mehrzahl der Zwischenblutungen beobachtet wurden [10]. Beim Vergleich mit anderen Kontrazeptiva, z. B. Marvelon® mit 10,4% Störungen in 6 Zyklen sowie Cilest® mit 8,2% Störungen in 6 Zyklen, schnitt Certostat® sehr gut ab [10]. Neuere Daten über Certostat® von 3018 untersuchten Zyklen zeigten, daß nur die ersten 3 Zyklen erhöht mit 12,7% blutungsgestört waren, ab dem 4. Einnahmezyklus jedoch nur noch 1,3% Blutungsstörungen auftraten. Während es sich bei den ersten 3 Zyklen vorwiegend um Durchbruchsblutungen handelte, wurden bei Langzeitapplikation fast nur noch Spottings beobachtet. Silent menstruation, d. h. Ausbleiben der Blutung, wurden nur in 7 der 3018 Zyklen registriert [23].

Stoffwechselverhalten

Von weiterer ausschlaggebender Bedeutung für die Beurteilung eines modernen Kontrazeptivums ist sein Stoffwechselverhalten, wobei als Idealfall ein stoffwechselneutrales Verhalten gefordert wird.

Intermediärstoffwechsel: In groß angelegten Studien wurden Veränderungen des Intermediärstoffwechsels nach Gabe von Dienogest mit denjenigen nach Gabe von Chlormadinonacetat, Desogestrel, Levonorgestrel und Norethisteronazetat verglichen. Mit einbezogen wurde die Gabe von 50 µg Ethinylöstradiol allein und in Kombination mit dem jeweiligen synthetischen Gestagen [11, 12]. Blut wurde vor und nach 14 Tagen [11] bzw. vor und nach 10 und 20 Tagen [12] täglicher Steroideinnahme entnommen. Es wurden über 30 verschiedene Serumproteinfraktionen sowie mehrere Enzyme, Vitamine und Spurenelemente untersucht.

Die gestageninduzierten Effekte erwiesen sich im Vergleich zu den Östrogenwirkungen als weitaus geringer und bewegten sich stets in physiologischen Grenzen. Beim Vergleich aller in die Prüfung einbezogenen Gestagene wurden graduelle Abstufungen der Steroideffekte sichtbar, am gravierendsten waren die von Levonorgestrel und von Norethisteronazetat. Chlormadinonacetat und Dienogest verhielten sich am unauffälligsten.

Hervorzuheben ist das Verhalten von SHBG, das unter Östrogenwirkung erhöht, unter Gestagenen mit androgener Partialwirkung erniedrigt wird. Mit

Östrogen kombiniert bewirken Chlormadinonacetat, Desogestrel und Dienogest keine nennenswerten Änderungen der östrogeninduzierten SHBG-Erhöhung, im Gegensatz dazu führte Norethisteronazetat und Levonorgestrel zu statistisch signifikantem Abfall der SHBG-Serumwerte.

Lipidstoffwechsel: Während die Bedeutung vieler anderer Proteinfraktionen einer klinischen Bewertung heute noch nicht voll zugänglich ist, gilt für die Lipide, daß das Ausmaß der graduellen Beeinflussung durch synthetische Sexualsteroide als ein entscheidendes Qualitätsmerkmal jedes neuen Präparates mit heranzuziehen ist. Der Einfluß von Dienogest auf den Lipidstoffwechsel wurde in ähnlicher Weise wie oben untersucht und mit den Wirkungen von Chlormadinonacetat, Desogestrel, Levonorgestrel und Norethisteronazetat verglichen [12].

3wöchige Medikation von Ethinylöstradiol allein führte erwartungsgemäß zu einem Cholesterinanstieg; ein weiterer Anstieg wurde nach Zugabe von Dienogest und Desogestrel registriert. HDL-Cholesterin wurde sowohl durch Dienogest als auch durch Chlormadinonacetat erhöht. Levonorgestrel zeigte eine hemmende Wirkung, Norethisteronacetat bewirkte keine signifikante Änderung. Bei Erhöhung der Dienogestdosis von 2 auf 4 mg wurde allerdings eine geringe Reduzierung von HDL-Cholesterin registriert. Die LDL-Cholesterin-Bestimmungen zeigten nur bei Zugabe von Levonorgestrel eine signifikante Erhöhung und blieben bei den anderen Gestagenen unbeeinflußt. Der Triglyceridanstieg, bedingt durch die Ethinylöstradiolzufuhr, wurde durch Dienogest selbst in hoher Dosierung nicht verändert. Chlormadinonacetat und Norethisteronacetat zeigten ebenfalls keinen Einfluß, Levonorgestrel führte zu einer Reduzierung, Desogestrel zu einem weiteren, zwar geringen, aber signifikanten Anstieg.

Die Effekte von alleiniger Dienogestgabe wurden im Rahmen von Studien bei Endometriose untersucht [17]. Bei Alleingabe von 2 mg Dienogest über 6 Monate wurden keine wesentlichen Veränderungen registriert. Es wurden zwar HDL- und LDL-Abfälle in geringem Ausmaße beobachtet, die Unterschiede zum Ausgangswert lagen jedoch unter 10% und erwiesen sich als statistisch nicht signifikant. Auch die Triglyceride zeigten nach 6 Monaten keine wesentlichen Veränderungen [15, 16]. Im krassen Gegensatz dazu stehen die Ergebnisse nach Behandlung mit Danazol, die zu sehr erheblichen, ungünstigen Veränderungen des Fettstoffwechsels führte.

In einer weiteren Studie [28], in welcher Dienogest in verschiedenen Dosierungen, und zwar von 2 bis zu 20 mg über 21 Tage verabreicht wurde, kam es nur zu einer geringen Cholesterinabnahme von 6,16 zu 5.58 mMol/l. Die Triglyceridspiegel blieben unverändert.

Kohlehydratstoffwechsel: Im i.v .-Glukose-Belastungstest nach 1, 3 und 6 Einnahmezyklen von Certostat® konnten Lembke et al. keine signifikanten Unterschiede zum Vorwert feststellen [19]. Bei der Endometriosebehandlung nach

Dienogest-Alleineinnahme von 2 mg über 6 Monate zeigten der i. v.-Glukose-Belastungstest und die Bestimmung der Plasmainsulinwerte ebenfalls keine Veränderungen [21]. Es wurde lediglich eine geringe Erhöhung der Insulinsekretion 20–30 Min. nach Glukosebelastung nach 6monatiger Behandlung registriert; die Unterschiede zum Vorwert waren auch hier nicht signifikant. Bei höherer Dienogest-Dosierung, von bis zu 20 mg pro die über 21 Tage, wie von Wagner et al. getestet [28], wurde allerdings eine geringe signifikante Erhöhung der Blutzuckerwerte gemessen.

Gerinnungssystem: Gerinnungsuntersuchungen nach Certostat®-Behandlungen wurden bei einer großangelegten multizentrischen Studie Phase III der Firma Jenapharm durchgeführt. Die Befunde Antithrombin III, Fibrinogen, Quick und PTT lagen im Normbereich und ließen steroidbedingte Veränderungen nicht erkennen [13]. Bei Untersuchungen nach Alleingabe von Dienogest in höherer Dosierung – bis zu 20 mg – zeigte die zusätzliche Bestimmung von Fibrinspaltprodukten sowie von Thrombozyten ebenfalls keine Unterschiede zwischen den Werten vor und nach der Behandlung [28].

Leberstoffwechsel: Die Beeinflussung des Leberstoffwechsels, die bereits in Lipid- und Glukosestoffwechsel zum Ausdruck kommen kann, ist bei Steroiden von besonderer Bedeutung. Bestimmungen von 10 verschiedenen leberspezifischen Serumenzymen vor und nach 14tägiger Dienogestgabe (2 mg täglich) zeigten keinerlei behandlungsbedingte Veränderungen. Im Gegensatz dazu wurde durch Levonorgestrel eine leichte, jedoch signifikante Erhöhung von GPT, LAP und Gamma-GT beobachtet [11]. Bei Certostat®-Behandlung – der Kombination mit Ethinylöstradiol – wurde in einigen Fällen eine geringgradige Erhöhung der SGOT und SGPT registriert; die Veränderungen waren jedoch passager [13].

In speziellen Studien wurde abgeklärt, ob eine hepatozelluläre Belastung durch Dienogest aufgrund einer Beeinflussung des Cytochrom-P-450-Systems erfolgt. Es konnten keine negativen Einflüsse registriert werden (Böcker et al., Balogh et al., in diesem Buch).

Carol et al. [3] untersuchten die Serumspiegel von Dienogest und Ethinylöstradiol bei Probandinnen, die das Präparat mindestens 12 Monate einnahmen. Vergleiche wurden mit Kontrazeptiva, die Levonorgestrel enthielten, gezogen. Es kam zu einer zyklisch reversiblen Kumulation von Ethinylöstradiol und Levonorgestrel unter dem Einfluß der Vergleichspräparate. Bei Certostat® waren keine Kumulationseffekte zu registrieren. Diese Ergebnisse lassen sich dahingehend interpretieren, daß die Metabolisierungsprozesse der Leber durch Dienogest nicht beeinflußt werden. Kumulationseffekte, die auf eine Leberbeeinträchtigung zurückzuführen sind, wurden beim Vergleich zweier östrogenäquivalenter Präparate mit Gestoden bzw. Desogestrel als Gestagenkomponente auch von Jung-Hoffmann und Kuhl beschrieben [8].

Verträglichkeit

Die Verträglichkeitsuntersuchungen von Certostat® bezogen sich auf subjektiv geäußerte und objektivierbare Beschwerden, die im Vor- und Nachwertvergleich beurteilt wurden. Im *subjektiven* Nebenwirkungsspektrum lag bei einem Kollektiv von 192 untersuchten Frauen das Symptom Kopfschmerzen mit 14,5% der Fälle an der Spitze, gefolgt von Übelkeit 13,5%, Beschwerden von Seiten der Brust 8,8% und Nervosität in 7,2% der Fälle. Alle übrigen Symptome wie Mattigkeit, Antriebsschwäche, Reizbarkeit, Schlaflosigkeit, Herzschmerzen, Bauchschmerzen, Appetitsteigerung, Verstopfung, sexuelle Störungen sowie Wadenkrämpfe wurden nur in Einzelfällen registriert. Da eine Reihe dieser Beschwerden bereits im Prämedikationszyklus angegeben wurden, war die Anzahl der neuauftretenden Symptome wesentlich geringer und die Reihenfolge der Beschwerden insofern verändert, als Übelkeit mit 13,5% an der Spitze stand, gefolgt von Kopfschmerzen 7,8% und Beschwerden von Seiten der Brust 7,8%. Nervosität kam danach nur noch in 0,5% der Fälle vor. Nach den ersten drei Zyklen waren die oben angegebenen subjektiven Beschwerden fast auf einen Nullwert zurückgegangen [13].

An *objektivierbaren* Nebenwirkungen wurde eine geringgradige, aber signifikante Erhöhung des systolischen Blutdruckes im gesamten Kollektiv beobachtet. Für die Pulsfrequenz ließ sich eine geringfügige Erniedrigung beobachten. Die Beeinflussung des Körpergewichtes wurde als unbedeutend eingestuft, wobei sowohl Gewichtszunahmen als auch Gewichtsreduktionen registriert wurden, die sich im allgemeinen die Waage hielten. Schwere ernsthafte Nebenwirkungen wurden keine verzeichnet [13].

Insgesamt gesehen waren somit die Beschwerden bei Certostat®-Verabreichung geringgradig; dies dokumentiert die allgemein gute Verträglichkeit dieses Präparates. Das Verhalten von Certostat® dürfte weitgehend demjenigen anderer Ovulationshemmer gleichen, wobei subjektiv erfahrbare Nebenwirkungen im Verdacht stehen, weniger durch eine diesbezügliche Hormonwirkung verursacht zu sein als vielmehr durch eine entsprechende Erwartungshaltung sowie durch psychische Faktoren [26]. Die bisher in den Studien zur Behandlung der Endometriose mit Dienogest als Monosubstanz beobachteten Nebenwirkungen zeigten wenig Auffälligkeiten. Diesbezügliche dosisabhängige Untersuchungen sind derzeit noch im Gange.

Antiandrogene Wirksamkeit

Bereits im Rahmen der ersten klinischen Prüfung von Certostat® konnten antiandrogene Wirkungen der Gestagenkomponente beobachtet werden. Von 30 Patientinnen mit Akne vulgaris kam es bei 24 Patientinnen innerhalb der ersten 3 bis 6 Zyklen zu einer erheblichen Besserung bzw. zur vollständigen Beschwerdefreiheit. Nur bei 4 Frauen blieb die Besserung aus, zwei Frauen gaben eine Verschlechterung an [23]. Gute Ergebnisse wurden auch von Klinger et al. [14] beschrieben. Hagen et al. [6] untersuchten den antiandrogenen Effekt von Certostat® bei Frauen mit Hirsutismus. Es wurden Haarschaftdickemessungen, Volumenbestimmungen der Haarfollikel und Messungen von Talgdrüsenvolumina über einen Zeitraum von 2 Jahren durchgeführt. Bei allen drei Meßparametern konnte ein antiandrogener Effekt beobachtet werden. Es kam insbesondere zu einer stabilen statistisch gesicherten Reduktion der Talgdrüsenvolumina. Die Effekte auf Follikelapparat und Drüse entsprachen bei vergleichbaren Studien dem Wirkungsmechanismus von Cyproteronacetat; nach Einschätzung der Autoren lag die Effektivität bei etwa 30–50% dieses als am potentesten antiandrogen wirkenden Gestagens, das zur Zeit zur Verfügung steht.

Interessant sind hier auch die Ergebnisse von Studien, die sich mit der Einwirkung verschiedener Kontrazeptiva auf die Stimmfunktion von Patientinnen befaßten. Mit sehr empfindlichen Meßtechniken wurden Veränderungen des Stimmapparates (Auflockerung der Stimmlippen, Glottisinsuffizienz und Einschränkung des Stimmumfanges) nach Einnahme von Certostat® sowie von Levonorgestrel und Chlormadinonacetat-haltigen Kontrazeptiva untersucht (s. Beitrag v. Klinger et al. in diesem Buch). Nach 12monatiger Anwendung waren die Veränderungen nach Certostat® wesentlich geringer als bei den vergleichend getesteten Kontrazeptiva. Da keine berufliche Stimmbelastung der Frauen vorlag, wurden die diskreten Veränderungen von keiner der Patientinnen wahrgenommen. Die Studie ist somit ein weiterer Beweis für die Abwesenheit androgener Partialwirkungen von Dienogest. Nach unserer Einschätzung der vorliegenden Studien beim Menschen, mit Einbeziehung von tierexperimentellen Ergebnissen [23], dürfte die antiandrogene Potenz von Dienogest zwischen der von Chlormadinonacetat und Cyproteronacetat liegen.

Ausblick

Da Certostat® mit 50 µg Ethinylöstradiol eine relativ hohe Östrogenkomponente besitzt, die möglicherweise für einen Teil der beschriebenen Nebenwirkungen, wie z. B. geringe Blutdruckerhöhung, verantwortlich zeichnet, sind derzeit Studien über ein Dienogest-haltiges Kontrazeptivum mit niedrigerem Ethinylöstradiolgehalt im Gange. Wie an anderer Stelle berichtet wird, wurden mit einer Kombination von 30 µg Ethinylöstradiol bereits sehr gute Ergebnisse erzielt (s. Beiträge v. Moore et al. sowie Golbs et al. in diesem Buch).

Für die Indikationsgebiete *„Endometriose“* und *„Hormonelle Substitutionstherapie beim Menopausalsyndrom“* laufen derzeit noch umfangreiche Studien. Bisherige Ergebnisse der *Endometriosetherapie* zeigen, daß ähnliche Erfolge wie bei anderen Gestagenbehandlungen oder bei Anwendung von GnRH-Analoga zu verzeichnen sind (s. Beitrag Köhler, in diesem Buch). Der Stellenwert der Dienogest-Behandlung rückt dabei ziemlich weit nach vorne, da die Behandlung gegenüber Danazol, anderen Gestagenen und auch gegenüber GnRH mit weniger Nebenwirkungen behaftet ist. Besonders hervorzuheben ist die fehlende antiöstrogene Partialwirkung von Dienogest und damit der Erhalt von niederen Östrogenbasalspiegeln, die die Gestagenwirkung nicht beeinflussen, aber zur Aufrechterhaltung des guten Allgemeinbefindens der Patientin beitragen.

Studien mit Dienogest in Kombination mit dem natürlichen 17β-Östradiol zur *Therapie des Menopausalsyndroms* sind derzeit noch im Gange. Besonders interessant erscheint hier das Continuous-Combined-Prinzip, d. h. kontinuierliche Kombination beider Komponenten entweder in fixen Dosen oder nach abgestuftem Regime, mit dem Ziel einer Atrophisierung des Endometriums verbunden mit Amenorrhoe. Erste Ergebnisse einer eigenen Dosisfindungsstudie weisen darauf hin, daß dies in der Postmenopause mit einer Dienogest-Dosis zwischen 2–4 mg bei Kombination mit 2 mg Östradiol erreicht werden kann [20]. Für dieses Behandlungsprinzip ist aus mehreren Gründen die Verwendung eines verträglichen Gestagens besonders wichtig: die Dauerzugabe des Gestagens entspricht einer mindestens doppelt so hohen Gesamtdosis gegenüber der herkömmlichen sequentiellen Therapie! Die Frage, inwieweit die kardiovaskuläre Protektion durch Östradiol aufgrund der bei Frauen mit stimulierbarem Endometrium notwendigen Zugabe eines Gestagens negativ beeinflußt werden kann, ist immer noch offen – Gestagene, die weitestgehend relevante Stoffwechselparameter nicht beeinflussen, sind in jedem Fall zu bevorzugen. Für diese Indikation sollten allerdings auch direkte Gefäßwirkungen untersucht werden. Eine diesbezügliche erste experimentelle Studie mit Dienogest wurde von unserer Arbeitsgruppe durchgeführt (s. Beitrag v. Mück et al. in diesem Buch).

Es gibt inzwischen tierexperimentelle Hinweise zu einer direkten *Knochenwirksamkeit*, nämlich Erhalt der Knochensubstanz nach Ovarektomie durch Dienogest [25]. Falls beim Menschen reproduzierbar, wäre ein Continuous-Combined-Prinzip somit auch aus Gründen der Wirksamkeit im fortgeschrittenen Postmenopausenalter zu bevorzugen. Eine weitere, auch bei dieser Indikation wichtige Eigenwirkung des Dienogest sind seine antiandrogenen Eigenschaften: Bekanntlich überwiegen nach der Menopause endogene Androgene, da die Nebennierenrinden-Aktivität auch nach Erlöschen der ovariellen Funktion weiter anhält. Auch andere, in Tabelle 1 gelistete Charakteristika des Dienogest wie die kurze Halbwertszeit und das hepatisch unproblematische Metabolisierungsverhalten erscheinen für eine Continuous-Combined-Therapie besonders günstig: Mit Kumulation oder hepatischen Interferenzen ist trotz der Dauermedikation mit Gestagen auch bei Langzeitbehandlung nicht zu rechnen, was bei der häufigen Polymorbidität in dieser Altersgruppe von klinischer Relevanz sein kann.

Literatur

[1] Balogh, A., F. K. Splinter, G. Klinger et al.: Vergleichende Untersuchungen zum Einfluß von Norgestrel und Dienogest auf die Aktivität von Biotransformationsreaktionen. IV. Jenaer Symposium zur hormonalen Kontrazeption. Verlag der Universität Jena 1989, 87–91.

[2] Böcker, R., B. Kleingeist (Beitrag in diesem Buch).

[3] Carol, W., G. Klinger, W. Michels et al.: Untersuchungen zur Pharmakokinetik kontrazeptiver Steroide unter den Bedingungen der Langzeiteinnahme. Zentralbl. Gynäkol. 113 (1991) 1298–1303.

[4] Dibbelt, L., R. Knuppen, W. Kuhnz et al.: Pharmacokinetics and protein binding of gestodene under treatment with a low-dose combination oral contraceptive for three months. Arzneim. Forsch./Drug Res. 42 (1992) 1146–1152.

[5] Göretzlehner, G., G. Köhler: Charakteristik der Estrogene und Gestagene. Z. ärztl. Fortbildung 84 (1990) 7–12.

[6] Hagen, H., A. Hagen, W. Lehnert et al.: Klinische und paraklinische Ergebnisse mit einem Dienogest-Kombinationspräparat – antiandrogene Wirksamkeit. IV. Jenaer Symposium zur hormonalen Kontrazeption Verlag der Universität Jena 1989, 161–172.

[7] Hobe, G., R. Schön, W. Schade et al. (Beitrag in diesem Buch).

[8] Jung-Hoffmann, C., H. Kuhl: Pharmacokinetic and pharmacodynamic properties of contraceptive steroids; interactions between ethinylestradiol and 13 ethylgonanes. Acta Endocrinol. 120 (Suppl. 1 u. 2) (1989) 169.

[9] Kaufmann, G., M. Juchem, K. Pollow: Binding of the progestin dienogest to steroid receptors and to serum proteins. Arch. Pharmazie 326 (1993) 701.

[10] Klinger, G.: Wirksamkeit eines neuen Kombinationspräparates mit dem Gestagen Dienogest – Einführung zum Thema. IV. Jenaer Symposium zur oralen Kontrazeption. Verlag der Universität Jena 1989, 141–144.

[11] Klinger, G., W. Carol: Vergleichende Untersuchungen zur Wirksamkeit verschiedener Gestagene auf metabolische Parameter. III. Jenaer Symposium zur hormonalen Kontrazeption. Verlag der Universität Jena 1985, 125–141.

[12] Klinger, G., W. Carol: Einfluß sequentieller Estrogen-Gestagen-Applikation auf metabolische Parameter. IV. Jenaer Symposium zur hormonalen Kontrazeption. Verlag der Universität Jena 1989, 30–51.

[13] Klinger, G., R. Preiß: Klinische Erprobung Stufe IIIA – Dienogest als Gestagenkomponente eines Kombinationspräparates zur temporären Kontrazeption. Unveröffentlichte Ergebnisse 1988.

[14] Klinger, G., G. Schreiber, H. Rath et al.: Klinische und paraklinische Ergebnisse mit einem Dienogest-Kombinationspräparat – Beeinflussung androgenbedingter Hautveränderungen. IV. Jenaer Symposium zur hormonellen Kontrazeption. Verlag der Universität Jena 1989, 154–160.

[15] Köhler, G., K. Brachmann: Das Verhalten von Parametern des Lipidstoffwechsels unter Anwendung von Dienogest zur Endometriosebehandlung. Wiss. Z. der Univ. Greifswald, Med. Reihe 35 (1986) 1.

[16] Köhler, G., K. Brachmann: Veränderungen von Parametern des Fettstoffwechsels unter der Endometriosebehandlung von Dienogest. Z. Klin. Med. 23 (1987) 2103–2105.

[17] Köhler, G., G. Göretzlehner, K. Brachmann: Lipid metabolism during treatment of endometriosis with the progestin dienogest. Acta Obstet. Gynecol. Scand. 68 (1989) 633–635.

[18] Kuhnz, W., G. Al-Yacoub, J. Power et al.: Pharmacokinetics and serum protein binding of 3 keto-desogestrel in women during three cycles of treatment with a low-dose combination oral contraceptive. Arzneim. Forsch./Drug Res. 42 (1992) 1142–1146.

[19] Lembke, S., G. Köhler, B. Kalmar et al.: Klinische und paraklinische Ergebnisse mit einem Dienogest-Kombinationspräparat – Einfluß auf den Glukosestoffwechsel und die Stimmfunktion. IV. Jenaer Symposium zur hormonalen Kontrazeption. Verlag der Universität Jena 1989, 179–184.
[20] Mück, A. O., T. Gräser, M. Oettel et al.: Continuous Combined-Prinzip mit einem neuen Gestagen – Dosisfindungsstudie mit Dienogest in kontinuierlicher Kombination mit Östradiol (in Vorbereitung).
[21] Nikschick, S., G. Köhler, E. Männchen: Carbohydrat metabolism during treatment of endometriosis with the progestin dienogest. Exp. Clin. Endocrinol. 94 (1989) 211–214.
[22] Oettel, M., G. Kaufmann, A. Kurischko: Das endokrinologische Profil von Metaboliten des Gestagens Dienogest. Pharmazie 48 (1993) 541–545.
[23] Oettel, M., G. Klinger, J. Schröder: Präklinik und Klinik des Gestagens Dienogest. Gynäko-Endokrinologie 2 (1993) 17–29.
[24] Rüting, M., K. Rudolf: Klinische und paraklinische Ergebnisse mit einem Dienogest-Kombinationspräparat – Einfluß auf die Gonadotropinsekretion. IV. Jenaer Symposium zur hormonalen Kontrazeption. Verlag der Universität Jena 1989, 173–178.
[25] Schneider, B., W. Elger, M. Ernst: Assessment of gestagen effects on metabolism in the rat. Exper. Clin. Endocrinol. 101 (Suppl. 1) (1993) 71.
[26] Teichmann, A. T.: Kontrazeption. Wissensch. Verlagsgesellschaft Stuttgart 1991, 131.
[27] Traeger, A., R. Amlacher, R. Hartwich et al.: Klinisch-pharmakologische Prüfung von Verträglichkeit und Wirksamkeit des Steroids STS 557. Zbl. Pharm. 122 (1983) 225.
[28] Wagner, F. et al.: Untersuchungen zu pharmakologischen Nebenwirkungen von Dienogest. Frauenklinik der Med. Akademie Erfurt. Unveröffentlichte Ergebnisse 1990.

Autorenverzeichnis

Annegret Balogh, Priv.-Doz. Dr. med.
Institut für Klinische Pharmakologie
Klinikum der Friedrich-Schiller-Universität Jena
Bachstraße 18
07743 Jena

Silke Bethge, cand. med.
Klinik für Frauenheilkunde und Geburtshilfe
Klinikum der Friedrich-Schiller-Universität Jena
Bachstraße 18
07743 Jena

R. Böcker, Prof. Dr. med.
Institut für Experimentelle und Klinische Pharmakologie und Toxikologie
Universität Erlangen–Nürnberg
Universitätsstraße 22
91054 Erlangen

Heike Börrnert, Dr. med.
Klinik für Gynäkologie und Geburtshilfe
Klinikum „Ernst von Bergmann" Potsdam
Charlottenstraße 72
14467 Potsdam

T. Braunschweig
Klinik und Poliklinik für Hals-, Nasen- und Ohrenheilkunde
Abteilung für Phoniatrie und Pädaudiologie
Erlanger Allee 101
07747 Jena

W. Carol, Prof. Dr. med.
Klinik für Frauenheilkunde und Geburtshilfe
Klinikum der Friedrich-Schiller-Universität Jena
Bachstraße 18
07743 Jena

C. Claussen, Dr. rer. nat. habil.
Jenapharm GmbH
Bereich Forschung & Entwicklung
Otto-Schott-Straße 15
07745 Jena

R. P. Das, Dr.
National Institute of Health & Family Welfare
New Mehrauli Road
New Delhi – 110076 / India

E. Deml, Dr. rer. nat.
Institut für Toxikologie
GSF-Forschungszentrum für Umwelt und Gesundheit GmbH Neuherberg
85758 Oberschleißheim

D. Di Lorenzo, Dr.
Universita Degli Studi Di Brescia
Facolta Di Medicina E Chirurgia Cattedra
Di Chimica Applicata Alle Scienze Biomedichi
Via Valsabbina 19
25123 Brescia / Italia

W. Elger, Dr. med.
EnTec GmbH
Adolf-Reichwein-Straße 20
07745 Jena

M. Ernst, Dipl.-Biol.
Jenapharm GmbH
Bereich Forschung & Entwicklung
Otto-Schott-Straße 15
07745 Jena

Gudrun Frankenberg, Chem.-Ing.
EnTec GmbH
Adolf-Reichwein-Straße 20
00745 Jena

Regina Freund
EnTec GmbH
Adolf-Reichwein-Straße 20
07745 Jena

G. Golbs, Doz. med. vet.
Jenapharm GmbH
Bereich Forschung & Entwicklung
Otto-Schott-Straße 15
07745 Jena

N. P. Goncharov, Prof. Dr. med.
Department of Biochemistry
Experimental Endocrinology
All-Unions-Center
Uljanova Street 11
W-36 Moscow / Russia

Antje Hagen, Dr. med.
Klinik für Gynäkologie und Geburtshilfe
Klinikum „Ernst von Bergmann" Potsdam
Charlottenstraße 72
14467 Potsdam

H. Hagen, Priv.-Doz. Dr. med.
Klinik für Gynäkologie und Geburtshilfe
Klinikum „Ernst von Bergmann" Potsdam
Charlottenstraße 72
14467 Potsdam

H. G. Hillesheim, Dr. med. vet.
Hans-Knöll-Institut für Naturstoff-Forschung e. V.
Beutenbergstraße 11
07745 Jena

Marion Hippius, Dr. rer. nat.
Institut für Klinische Pharmakologie
Klinikum der Friedrich-Schiller-Universität Jena
Bachstraße 18
07743 Jena

G. Hobe, Dr. sc. rer. nat.
Hans-Knöll-Institut für Naturstoff-Forschung e. V.
Beutenbergstraße 11
07745 Jena

Cläre Hörhold-Schubert, Prof. Dr. rer. nat.
Institut für Pharmazie der Friedrich-Schiller-Universität Jena
Forschungsgruppe Mikrobielle Biochemie
Wöllnitzer Straße 7
07749 Jena

Annemarie Hoffmann, Prof. Dr. med.
Institut für Klinische Pharmakologie
Klinikum der Friedrich-Schiller-Universität Jena
Bachstraße 18
07743 Jena

G. Hoffmann, Priv.-Doz. Dr. med.
Abteilung für Experimentelle Endokrinologie
Johannes-Gutenberg-Universität
Semmelweisweg, Gebäude 104
55131 Mainz

H. Hoffmann, Prof. Dr. med.
Jenapharm GmbH
Bereich Forschung & Entwicklung
Otto-Schott-Straße 15
07745 Jena

M. Juchem, Dr. rer. nat.
Abteilung für Experimentelle Endokrinologie
Johannes-Gutenberg-Universität
Semmelweisweg, Gebäude 104
55131 Mainz

Petra Kaltwaßer, Dr. med.
Zentrum für Frauenheilkunde und Geburtshilfe der Martin-Luther-Universität Halle–Wittenberg
Magdeburger Straße 24
06112 Halle

G. Kaufmann, Dr. rer. nat.
Jenapharm GmbH
Bereich Forschung & Entwicklung
Otto-Schott-Straße 15
07745 Jena

Britta Kleingeist, Dipl.-Biol.
Institut für Experimentelle und Klinische Pharmakologie und Toxikologie
Universität Erlangen–Nürnberg
Universitätsstraße 22
91054 Erlangen

Cornelia Klinger, cand. med.
Klinik für Frauenheilkunde und Geburtshilfe
Klinikum der Friedrich-Schiller-Universität Jena
Bachstraße 18
07745 Jena

G. Klinger, Prof. Dr. med.
Klinik für Frauenheilkunde und Geburtshilfe
Klinikum der Friedrich-Schiller-Universität Jena
Bachstraße 18
07745 Jena

G. Köhler, Prof. Dr. med.
Klinik und Poliklinik für Frauenheilkunde und Geburtshilfe
Ernst-Moritz-Arndt-Universität Greifswald
Wollweberstraße 1
17 489 Greifswald

Rosemarie Knappe, Chem.-Ing.
Hans-Knöll-Institut für Naturstoff-Forschung e. V.
Beutenbergstraße 11
07745 Jena

E. Kuchling, Dr. med. vet.
ehem. VEB Versuchstierproduktion Schönwalde
Hauptstraße 62
16 352 Schönwalde

H. Kuhl, Prof. Dr. rer. nat.
Abteilung für Gynäkologische Endokrinologie
Frauenklinik der Johann-Wolfgang-Goethe-Universität Frankfurt
Theodor-Stern-Kai 7
60 596 Frankfurt/Main

A. Kurischko, Dr. rer. nat.
EnTec GmbH
Adolf-Reichwein-Straße 20
07745 Jena

Maria Theresia Lautenschlager
Institut für Klinische Pharmakologie
Klinikum der Friedrich-Schiller-Universität Jena
Bachstraße 18
07745 Jena

W. Lehnert, Dr. med.
Hautklinik des Klinikums der Charité
Alexander v. Humboldt-Universität Berlin
Schumannstraße 20–21
10 117 Berlin

F. A. Leidenberger, Prof. Dr. med.
IHF Institut für Hormon- und Fortpflanzungsforschung
Grandweg 64
22 529 Hamburg

T. H. Lippert, Prof. Dr. med.
Sektion für Klinische Pharmakologie in Gynäkologie und Geburtshilfe
Universitäts-Frauenklinik Tübingen
Schleichstraße 4
72 076 Tübingen

W. Michels, Dr. rer. nat.
Klinik für Frauenheilkunde und Geburtshilfe
Klinikum der Friedrich-Schiller-Universität Jena
Bachstraße 18
07743 Jena

Claudia Moore, Dr. med.
Jenapharm GmbH
Bereich Forschung & Entwicklung
Otto-Schott-Straße 15
07745 Jena

U. Mellinger, Dipl. Math.
Jenapharm GmbH
Bereich Forschung & Entwicklung
Otto-Schott-Straße 15
07745 Jena

A. O. Mück, Dr. med. Dr. rer. nat.
Sektion für Klinische Pharmakologie und Gynäkologie und Geburtshilfe
Universitäts-Frauenklinik Tübingen
Schleichstraße 4
72 076 Tübingen

N. Nassr, Dr. med.
Institut für Klinische Pharmakologie
Klinikum der Friedrich-Schiller-Universität Jena
Bachstraße 18
07743 Jena

Doris Oesterle, Dr. rer. nat.
Institut für Toxikologie
GSF-Forschungszentrum für Umwelt und Gesundheit GmbH Neuherberg
85758 Oberschleißheim

M. Oettel, Prof. Dr. med. vet.
Jenapharm GmbH
Bereich Forschung & Entwicklung
Otto-Schott-Straße 15
07745 Jena

K. Pollow, Prof. Dr. med.
Abteilung für Experimentelle Endokrinologie
Johannes-Gutenberg-Universität
Semmelweisweg, Gebäude 104
55 131 Mainz

K. Ponsold, Prof. Dr. rer. nat.
ehem. Zentralinstitut für Mikrobiologie und Experimentelle Therapie Jena der Akademie der Wissenschaften der DDR
Beutenbergstraße 11
07745 Jena

C. P. Puri, Dr.
Institute for Research in Reproduction
Jehangir Merwanji Street, Parel
Bombay 400012 / India

Ilselore Reimann, Dr. med.
Institut für Klinische Pharmakologie
Klinikum der Friedrich-Schiller-Universität Jena
Bachstraße 18
07743 Jena

J. Richard, Dr.
Centre International de Toxicologie (C. I. T.)
Miserey
27005 Evreux / France

Petra Ritter, Dipl.-Biol.
EnTec GmbH
Adolf-Reichwein-Straße 20
00745 Jena

J. Römer, Dr. rer. nat.
ehem. Zentralinstitut für Kernforschung Rossendorf
der Akademie der Wissenschaften der DDR
01474 Rossendorf

W. Römer, Prof. Dr. rer. nat.
Jenapharm GmbH
Bereich Forschung & Entwicklung
Otto-Schott-Straße 15
07745 Jena

F. Röpke, Prof. Dr. med.
Zentrum für Frauenheilkunde und Geburtshilfe
der Martin-Luther-Universität
Halle–Wittenberg
Magdeburger Straße 24
06112 Halle

K. Rothe, Prof. Dr. med.
Zentrum für Frauenheilkunde und Geburtshilfe
der Martin-Luther-Universität
Halle–Wittenberg
Magdeburger Straße 24
06112 Halle

W. Schade, Dr. rer. nat.
Hans-Knöll-Institut für Naturstoff-Forschung e. V.
Beutenbergstraße 11
07745 Jena

M. Schaffrath, Dipl.-Biol.
Abteilung für Experimentelle Endokrinologie
Johannes-Gutenberg-Universität
Semmelweisweg, Gebäude 104
55131 Mainz

Petra Schelhorn-Neise, Dr. med.
Klinik und Poliklinik für Hals-, Nasen- und Ohrenheilkunde
Abteilung für Phoniatrie und Pädaudiologie
Erlanger Allee 101
07747 Jena

E. Schleußner, Dr. med.
Klinik für Frauenheilkunde und Geburtshilfe
Klinikum der Friedrich-Schiller-Universität Jena
Bachstraße 18
07743 Jena

Birgitt Schneider, Dipl.-Biol.
EnTec GmbH
Adolf-Reichwein-Straße 20
07745 Jena

Felicitas Schneider, Dipl.-Med.
Zentrum für Frauenheilkunde und Geburtshilfe
der Martin-Luther-Universität
Halle–Wittenberg
Magdeburger Straße 24
06112 Halle

Renate Schön
Hans-Knöll-Institut für Naturstoff-Forschung e. V.
Beutenbergstraße 11
07745 Jena

Gertrud Schumann, Dr. rer. nat.
Friedrich-Schelling-Straße 2
07745 Jena

W. Schumann, Dr. rer. nat.
EnTec GmbH
Adolf-Reichwein-Straße 20
07745 Jena

H. Seeger, Dr. rer. nat.
Sektion für Klinische Pharmakologie in Gynäkologie und Geburtshilfe
Universitäts-Frauenklinik Tübingen
Schleichstraße 4
72 076 Tübingen

E. Seliger, Dr. rer. nat.
Zentrum für Frauenheilkunde und Geburtshilfe der Martin-Luther-Universität Halle–Wittenberg
Magdeburger Straße 24
06 112 Halle

C. Siegert, Prof. (em.) Dr. med. †

L. Sobek, Dr. rer. nat.
Jenapharm GmbH
Bereich Forschung & Entwicklung
Otto-Schott-Straße 15
07 745 Jena

F. K. Splinter, Dr. rer. nat.
Institut für Pharmakologie und Toxikologie
Klinikum der Friedrich-Schiller-Universität Jena
Löbdergraben 1
07 743 Jena

W. Stölzner, Dr. sc. rer. nat.
Apogepha Arzneimittel GmbH
Kyffhäuser Straße 27
01 309 Dresden

G. Sykes, Dr.
Pharmaco – Life Research Ltd.
Eye, Suffolk
IP 23 7 PX / U. K.

G. Teichmüller, Chem. Ing.
Jenapharm GmbH
Bereich Forschung & Entwicklung
Otto-Schott-Straße 15
07 745 Jena

H. Wagner, Dr. sc. rer. nat.
Hans-Knöll-Institut für Naturstoff-Forschung e. V.
Beutenbergstraße 11
07 745 Jena

F. Walter, Dr. rer. nat.
Jenapharm GmbH
Bereich Forschung & Entwicklung
Otto-Schott-Straße 15
07 745 Jena

K. Wehrberger, Chem. Ing.
EnTec GmbH
Adolf-Reichwein-Straße 20
07 745 Jena

W. Wodrig, Dr. rer. nat.
Klinik und Poliklinik für Frauenheilkunde und Geburtshilfe
Ernst-Moritz-Arndt-Universität Greifswald
Wollweberstraße 1
17 489 Greifswald

H. P. Zahradnik, Prof. Dr. med.
Abteilung Frauenheilkunde und Geburtshilfe II
Klinikum der Albrecht-Ludwig-Universität Freiburg
Hugstetter Straße 55
79 106 Freiburg

H. Zimmermann, Dr. med. vet.
Jenapharm GmbH
Bereich Forschung & Entwicklung
Otto-Schott-Straße 15
07 745 Jena

www.fsc.org
MIX
Papier | Fördert gute Waldnutzung
FSC® C083411

Zeitfracht Medien GmbH
Ferdinand-Jühlke-Straße 7
99095 Erfurt, Deutschland
produktsicherheit@kolibri360.de